U0332512

王静波眼科临床经验集

陈美荣　刘　玲　主编

天津出版传媒集团

天津科学技术出版社

图书在版编目（CIP）数据

王静波眼科临床经验集 / 陈美荣, 刘玲主编 . -- 天津 : 天津科学技术出版社 , 2019.6

ISBN 978-7-5576-6809-9

Ⅰ.①王… Ⅱ.①陈… ②刘… Ⅲ.①中医五官科学－眼科学－中医临床－经验－中国－现代 Ⅳ.① R276.7

中国版本图书馆 CIP 数据核字 (2019) 第 140477 号

王静波眼科临床经验集
WANGJINGBO YANKE LINCHUANG JINGYANJI

责任编辑： 梁　旭　吴文博

责任印制： 兰　毅

出　　版： 天津出版传媒集团

　　　　　天津科学技术出版社

地　　址： 天津市西康路 35 号

邮　　编： 300051

电　　话： （022）23332369

网　　址： www.tjkjcbs.com.cn

发　　行： 新华书店经销

印　　刷： 济南精致印务有限公司

开　　本： 880×1230　1/32　印张 10.50　字数 330 000
　　　　　2019 年 6 月第 1 版第 1 次印刷

定　　价： 48.00 元

编 委 会

(按姓氏笔画排序)

主　审：王静波

主　编：陈美荣　刘　玲

副主编：王高峰　李　岩　张小平
　　　　高延娥　宿　艳　董　凯

编　委：王　哲　王高峰　邓秀芳
　　　　刘　玲　杨亚男　李　岩
　　　　李梦霞　李燕辉　张小平
　　　　陈美荣　郝永龙　高延娥
　　　　宿　艳　董　凯

编写说明

　　本书共分为七章，第一章为王静波教授生平简介，简述王教授医学生涯，由陈美荣和王高峰根据王教授口述整理完成；第二章为王静波教授学术思想，由陈美荣、郝永龙执笔；第三章为王静波教授学术经验，由陈美荣、李岩执笔；第四章为常用中药，其中选用眼科常用中药，主要写眼科常用的功效，临床应用，与眼科应用有关的药理及眼科古籍相关文献摘要，由董凯执笔；第五章为常用方剂，该章分为两部分，第一部分为经验方，主要介绍王静波教授临床总结行之有效的方剂，并都已进行过实验和临床研究，形成院内制剂的方子，王教授无偿地公之于众，让读者学习，让广大读者及患者受益，这一部分由王高峰执笔；另一部分为眼科常用方剂，主要介绍了王静波教授多年以来临床应用之方剂，由张小平执笔；第六章为临床经验，也分为两部分，第一节介绍王教授善治病种，由王高峰执笔，第二节至第七节为宿艳执笔，第八节到第十二节为高延娥执笔；第七章为王教授主要发表的论文和主持参与的科研，由陈美荣、刘玲执笔。在该书的编写过程中，研究生李梦霞、邓秀芳、李燕辉、刘亚男在读期间收集整理了大量的资料，李岩在最后的校稿过程付出了辛勤的劳动，一并致谢！

　　本书的编写人员大部分是王静波教授的学生，鉴于每个人跟师的体会及所写重点有所不同，难免不能完全概述王老师的思想，而且繁忙的临床工作，加上现代眼科日新月异的发展，以及本书编写医师有限的知识和学术水平，总结的知识难免疏漏或以偏概全，请广大读者批评指正！

编　者

目　录

第一章　医学生涯

　　王静波（1950~），山东莱州市人。1971年3月进入山东医学院中医系学习，1974年8月毕业后留校任教，1976年12月至1984年12月任山东中医学院中医系眼科教研室助教；1985年1月至1991年2月任山东中医学院附属医院医教科主任、主治医师；1991年3月至今任山东中医药大学附属医院眼科副主任医师、主任医师，博士研究生导师，曾担任眼科副主任、主任职务。从事中医眼科专业医教研工作40年，为首批全国名老中医药专家衣元良主任医师学术继承人，第五批全国老中医药专家学术经验继承工作指导老师。兼任世界中医药学会联合会眼科专业委员会理事，中华中医药学会山东分会常务理事，中华中医药学会眼科专业委员会常务委员，中国中西医结合学会眼科专业委员会委员，山东中医五官科专业委员会第二、第三届主任委员。擅长中医、中西医结合治疗青光眼、弱视、结膜炎、角膜炎及各种眼底疾病。主持设计科研课题6项，完成科研课题5项，并分获省厅级二、三等奖，在省级以上刊物发表专业学术论文50余篇，主编、副主编著作7部，参编著作9部。

一、幼年志向，潜心学医

　　中学时代的一堂语文课上，"你的志向是什么"的作文题目摆在十几岁的老师面前。20世纪60年代的中国尚处在一种要解决温饱问题的状态下，没多少未来的路可供选择，但老师还是小心翼翼写下了："我的志向是当一名医生。"当时就认为"治病救人"是最崇高的职业。

　　命运给了老师美梦成真的机会。1971年，作为第一届工农兵大学生，老师被推荐进入了山东医学院中医系学习中医。三年的学习生涯，她很珍惜，从不轻易浪费一分一秒的时间。每天学习到晚上的熄灯号吹起，然后躺在开始静谧下来的黑夜中回味一天的所得，也使一身的疲乏安歇在睡梦中。她那时想得最多的就是，以后是要给别人看病的，要是学不好，万一哪一天出现了失误，那得给病人带去多大的痛苦啊！1974年，她从山东医学院顺利毕业，留在了山东医学院的眼科教研室做老师，到1985年，又进入山东中医学院附属医院担任医教科主任一职。

相较于临床医生的辛苦和奉献，医教科主任的职位实在算是安逸平稳了，但六年之后的她还是做出了一个让许多人有些难以理解的选择：到眼科一线工作。不做医教科主任不是放弃，而是成为一名真正意义上的眼科医生的开始。想起当年的决定，她回忆说从没有丝毫后悔。而她也庆幸，多亏那时无悔的选择，使她成为一名真正的眼科医生。

从主任"降格"成为一名普通医生，从行政管理到临床一线，这对她来说，无论从心理上还是从技术上说，这样的转折并没有产生什么落差。在她还做医教科主任的时候，医院眼科医务人员正处在青黄不接的状态，年轻医生很少。而她正年轻，也是干事业的时候，所以，科里有什么手术，老主任总是会喊她一起上台。她也会定期在眼科看门诊，个人订阅了中医、西医眼科各种杂志，平时没事的时候就翻翻眼科杂志，那时的眼科，就是工作的第二"阵地"。六年来的"不放松"，使得在跟随衣元良老教授学习时没有感觉多吃力。

衣元良老教授是著名的中医眼科专家，也是全国第一批师带徒传承的名老中医药专家。1991年，因对眼科的热爱，她郑重地向衣老报上了自己的名字，以精勤不倦的态度再次开启了一个与众不同的三年学习生涯。三年后以优异的成绩毕业，也从此开始真正以一名眼科医生的身份展现在患者面前。南怀瑾在《南怀瑾谈心兵难防》中说："学问最难是平淡，安于平淡的人，什么事业都能做好。"到如今，从事中医眼科专业医教研工作已跨进了第40个年头的门槛，兢兢业业治学，谨谨慎慎医病，是几十年来未变的坚持。

现在的老师还是每天要看书、要学习，经常会让我从网上买她需要看的书，内容不仅仅局限于眼科，还涉及中药药理学、肿瘤病理学等诸多方面，这不是一种迫不得已，而是已经成为一种追求习惯。

为了学习，已经年过花甲的老师手机上开通了微信，"齐鲁青光眼论坛""国际眼科时讯""尖峰眼科"等，都是她每天所高度关注的。这样就能随时了解眼科发展新动向，毕竟这一块儿的学习是终生的。

二、热爱眼科，潜心研究

工作中的门诊、病房、教学、科研的循环几乎成了她几十年全部的记忆。与专业研究人员相比，大夫做研究更难。这是她的真实体会，大夫太忙了，要看门诊，要查病房，还要教学，然后才能挤时间做研究。她母亲在世的时候，总说她："你怎么这么忙？整天加班。"但为了老师热爱的这份事业，她始终无怨无悔。

在山东中医学院附属医院眼科发展初期，各种设备都比较落后，没有足够资金买先进医疗、科研机器，但作为眼科发展的必须，她们不断提出申请，医院也努力调度经费，那时候是真不容易啊，她们都是创造条件搞科研。经过不懈的努力，我们医院的眼科在中医眼科界声誉鹊起，几十年下来，在中医药治疗小儿弱视、青光眼、葡萄膜炎等领域进行了研究和探讨，近十余年又主要对小儿弱视、青光眼的病因病机、临床治疗方药及其作用机理进行了相关研究。

在继承衣元良老教授学术思想的基础上，首先对衣老应用30余年的处方"视明宝"进行了一系列临床研究，观察了各年龄组患儿"视明宝"治疗前后的变化情况。研究结表明，视明宝治愈率为73.2%，有效率为96.3%，治愈后三年视力保持在0.9以上者占88.1%。该研究领域在20世纪90年代是无人涉及的，处于国内领先水平，"中药治疗弱视的临床研究"课题也获得了1995年山东卫生科技二等奖。

不过，虽然大量的基础研究工作充分证实了"视明宝"的开发价值，但由于中药汤剂服用不方便，不利于推广应用，也陷入了为难境地。到底该怎样使这项工作更有意义？老师和她的团队与山东中医药研究院协作，在中医药理论的指导下，根据处方中各味药主要活性成分的性质，确定了合理可行的提取工艺，将汤剂改为颗粒冲剂。完成了冲剂弱视治疗观察，其临床基本治愈率为72.6%，有效率为94.7%，与汤剂效果比较无显著差异。而"视明宝颗粒治疗弱视研究"课题也获得了2004年山东中医药科技进步二等奖。后期课题组又进行了深入的实验研究，探明了中医药治疗弱视的机理，这些成果在全省乃至全国都处于领先地位。老师团队的这些研究成果在全国中医眼科是被公认的，集合了在中医学科、各领域全国领先的知名专家编写的《今日中医》之分册《今日中医眼科》，特别邀请老师撰写了"斜视、弱视"章节，而此后的新世纪本科生全国统一教材"弱视"章节也是邀请老师编写的，并且采用了她对弱视的辨证分型及治疗方案。

三、益气养阴，独特见解

青光眼是致盲的主要疾病之一，是不可治愈性的，而且在提高青光眼手术后患者的视功能和预防其术后眼压再升高方面，目前仍然没有有效、可靠的方法。如何保护和提高青光眼病人的视功能是每一名患者期待解决的疑难问题，也是摆在我们面前的重要课题。

经过大量研究，用"益气养阴开窍"治则治疗青光眼取得初步成效后，便立即进行了深入研究。结果显示，此治疗方法对中晚期青光眼的提高视力、稳定眼压、扩大视野等方面都有很好的作用，青光眼全国重点专病的研究将我们的研究成果列为青光眼中医辨证的主要证型之一。可以说，"益气养阴开窍法"开创了中医药治疗青光眼的独特思路，在国内尚未见到同类研究报道。对于中晚期青光眼"益气养阴开窍法"的提出，源于老师多年来对青光眼的一些认识和分析。

1. 中医发展要与时俱进：原发性急性闭角型青光眼之急性发作是造成目盲的急症，现阶段多中西医结合治疗，在急性发作期多以缩瞳药及局部全身降压西药为主，因其能在短时间内降低眼压，控制症状。虽然 20 世纪 80 年代初期也曾有"丁公藤碱""槟榔碱"等中药滴眼液问世，但因与毛果芸香碱比，无独特优势，未被临床广泛应用，其研究成果被束之高阁。另外，现代西医手术方法的改进，有效地预防了并发症的发生，大大提高了手术成功率，亦使能早期就诊的青光眼病人避免了目盲的发生。中西医结合治疗手段的开展，使许多中医师掌握了青光眼手术技术，同时，辨证治疗有其许多不确定因素，目前在闭角型青光眼，特别是急性闭角型青光眼已很少应用，仅在手术后或视功能严重损害时应用。所以，老师说："中医治疗的优势不在降眼压，而是保护视功能。中西医发展要优势互补、与时俱进。"

2. 中医治疗优势在于开窍明目：中医治疗青光眼治则的变化源于治疗病种的不同。如前所述，目前闭角型青光眼多用西药或手术治疗，而中药的治疗多用于开角型青光眼、正常眼压性青光眼及青光眼手术后或出现视神经萎缩、小视野的晚期青光眼等。老师认为，青光眼属中医"五风内障""雷头风""偏头风"范畴，对本病中医认识多为情志不舒致肝胆火炽，风火升扰，或由阴虚火旺等，其诱因与七情有关，多为气郁，日久化火，火动阳亢则风自内生。而引起阳亢还和其他脏腑功能失调有关，如肾水不涵肝木、心血不濡肝木及肺气虚不能制约肝木，土壅侮木等。又因瞳孔属肾，肝肾同源，肝肾阴阳偏盛，肝脾气机郁滞，痰浊内生，导致气血不和，目内气血阻滞，玄府闭塞，神水瘀滞为患，所以肝经阴阳失调是主要发病机理。在其治疗上应分缓急、别虚实，辨证施治。病急者多属实证，风、火、痰饮为病，治当平肝熄风、清肝泻火、化痰降浊。病缓者，多属虚中夹实或虚证，以气血失和、阴阳失调、肝肾亏虚为主，治疗多用养肝疏肝、滋阴潜阳、补益肝肾之法。对术后视神经萎缩、小视野等晚期青光眼，近年来多从益气活血、健脾利水治之，认为术后多有瘀滞。老师认为，晚期青光眼主要是因为肝风耗伤阴液，阴虚阳亢日久，气阴双亏，气阴亏损，目之窍道无以为通，无物以养而视物不清，所以制定了益气养阴开窍治则。益气药可提高视神经的耐缺氧、抗损伤能力；养阴药可增加视网膜功能，提高视网膜敏感性，增加视网膜抗损伤功能。中医学认为，青光眼是玄府闭塞，而广义的"玄府"指所有窍道，目为肝窍，目内房水流通之道亦为窍道之一，《外台秘要·卷二十一·眼疾品类不同候》在论五风内障病因时曰："此病之源，皆从内肝管缺，眼孔不通所致。"老师认为，佐以开窍药可配合益气药开玄府闭塞之气道不通，与养阴药配合可通过开通窍道以濡养眼目。现代中药药理研究实验证实，滋阴药能改善血液中环核苷酸，能使甲高模型脑及肾中升高的 β 受体数降低。肾上腺素能 β - 受体阻断剂有降低房水生成率，增加房水流出率而降低眼压的作用。我们曾用本治则在临床对术后晚期青光眼的低视力、小视野患者进行了观察。结果显示，其对晚期青光眼的提高视力、稳定眼压、扩大视野有较好作用。

中医学多以重功能、轻形质为特点，故"神水"一词不仅指眼内水之形质，还包含维持此水正常生成和运行的多因素。因此，不能将消除神水瘀滞单纯理解为机械性地增加眼内水液的排除量，而是具有调节脏腑功能紊乱、消除眼内气血瘀滞、改善局部营养的作用。因此，中药治疗青光眼的巨大潜力有待进一步挖掘。

四、关心患者，以心交心

带着感情做医生，是老师取得患者信任的根本。老师给他们治疗，他们就是老师的病人；老师去帮助他们，他们就是老师的朋友。

记着有一次，一个外地的患者晚上回家后，发现拿的药比病历上所写的要少，便给老师打了电话。后来才明白，原来是医院启用HIS 系统后，病人交钱拿药的信息都在就诊卡上，这位患者开始使用时并不熟悉流程，也没有询问导医，药没拿全就回家了。但患者打电话时已经在几百里之外的家里了，来回拿药花钱不说，还耽误工作。第二天一大早，老师就赶到了医院，让我陪着去窗口询问解决办法。但该窗口的药学人员告知，如果没有就诊卡，不知道具体的药物信息，就没法拿药。犯愁之际，一旁的另一位药学人员提了个醒：如果重新办一张就诊卡，将患者的信息调出，或许就能解决这个问题。老师一听，赶忙跑到挂号缴费窗口，此时已经有很多人在排队了，她就让我排在最后面等着。排到后，却又被告之需要患者本人的准确信息，又赶紧和患者联系。一顿紧张地忙碌后，终于办好了一张和患者原就诊卡一样的新卡，然后又返回取药窗口继续排队，此时她已经忙得满头大汗了。拿到药后，老师让我尽早把药给患者寄过去，并坚持自己出邮费。由于患者是一个小孩子，先天性弱视，为了给她治病，家里求医问药已经产生了很大经济负担。加上孩子的母亲所在单位管理比较严格，请假困难，如果再跑一趟，既浪费时间，又多了一些不必要的开销。老师为她跑这一个多小时，免去患儿妈妈一天的奔波。

还有一个家长给孩子看病，希望孩子不要耽误上课，说下课以后5点左右到医院，让老师等她一下，但路上堵车，一直到7点多才急急忙忙赶到，她以为老师一定下班走了，跑到诊室看见老师还在等她，激动万分。病人在老师眼里没有高低贵贱，全部一视同仁，老师的手机24小时不关机，常常是晚上在电话中解答患者的疑问；她为了不让需要按照病情变化调药方的患者来回奔波，让患者把拍摄的眼部、舌苔及当地的检查结果图片发过来，然后再把调好的药方发过去。有的病人还替老师着想，说："你这不是把你的处方秘密都让别人知道了吗？"老师说："没关系，只要你们的病好了就行。"

四十年的医生职业生涯，老师就是在干一个良心活儿。其实患者是最讲感情的，你对他们好一分，他们会对你好十分。老师说医患关系，就是件以心交心的事儿！在这物欲横流的时代，她就像一股清流，让我们受益匪浅！

五、教书育人，甘为人梯

作为研究生导师，老师近年来培养了6名博士研究生，近20名硕士研究生，现在都是各个医院的业务骨干。见到毕业多年的学生，在各自的工作岗位上干得很有成绩，老师经常会表扬我们。有师妹会开玩笑说："没有给老师丢人吧？我可记住老师的话了，不论什么时候都不给你丢人"，因为老师常对我们说"不论什么时候，什么地方别给我丢人"。这当然指人品和学术两个方面。前几年老师遇到了一所眼科专科医院的院长，这位院长在了解到自己的医院几个技术过硬的青年医生竟是老师的学生时，说道："你的学生真是个顶个的棒！"老师对我们每个研究生而言，身传重于言教，她的一言一行，会深深牢记我们心中，并将影响我们的终生。她对我们的要求不仅是学术上有所建树，还要求做人也要端正。我们跟老师上临床，要求一点一滴地学习，在门诊上碰到典型的病人会让我们仔细观察症状，再回去看书，然后下次上门诊的时候会提问。在病房查房之前，要求我们将每个病人的病例准备好，自己理解的，该做的检查做好。到了查房的时候进行提问，所以我们都很怕她，但是老师常说："医疗本身就是严格的，作为学生，在学习阶段不能稀里马虎的。我的学生不能混！"老师常以自己的严谨学术态度影响着我们，如为我们修改论文，最多的时候曾改到七遍。严于律己，督学严厉，才能培养出优秀人才，也才能为我们的中医事业尽一点微薄之力。老师时常将自己认为好的学习资料推荐给学生，也将自己的成才之路的一些体会讲述给学生，希望我们青出于蓝而胜于蓝。我们也谨遵老师的教导，不论在学术上还是在人品上都严于律己，一步一个脚印，争取做出一番成就，不给老师丢人！

第二章 学术思想

　　王静波教授在从医 40 余年治疗眼病的过程中，积累了丰富的临床经验，形成了自己独特的学术思想。余从师 10 余年，逐渐领会其精髓，现总结如下。

一、未病先防，既病防变

　　"未病先防，即病防变"是中医学的精髓，同时又是治未病的主要思想。在眼科疾病的防治中，也发挥重要作用。

　　自《黄帝内经》提出"圣人不治已病治未病""上工治未病，不治已病"以来，隋代杨上善撰注的《黄帝内经太素》将"治未病"内容列入卷首，称为"摄生"，元代朱震亨在《丹溪心法》中提出"摄生"以"治未病"，明代张介宾所撰《类经》亦认为摄生是"治未病"的主要内容。"摄生"以治"未病"与西医的预防医学相比有其自身的特点，中医学的整体理论认为人自身是一个有机的统一整体，人体的脏腑、筋骨、肌肉、经络等组织器官及其功能活动相互依存、相互影响，形成一个密不可分的有机体，而且人还与外界息息相关，既与天地自然相通相应，又同社会现实相融相通，这包括了生理、心理、社会适应力、道德等方面，所以一个健康强壮的躯体必须处在一种和畅流转的系统中，一个生机勃勃的生命应该处在一种交流沟通的环境中，才能发挥正常的生理机能。五脏六腑之精气皆上注于目，眼与全身关系密切，特别是肝开窍于目，肝气不舒往往可以影响形成目病。现代生活节奏快，压力大，更容易形成肝气不舒上犯于目。临床常见大怒或久生闷气后眼病发病的患者，王教授认为这些患者一定要多和其交流，争取解其心结，调其情志，畅其肝气，达到未病先防，即病防变的效果。

　　特别是在青光眼患者，其属于身心疾病范畴，治未病思想贯穿其诊治全过程。早在 1947 年就有人发现青光眼患者有性格偏移现象

（男性有抑郁症或癔症气质，女性有偏执狂倾向），还发现大部分青光眼患者有其人格特性，情绪易波动，焦虑，对环境适应困难，强迫性格等。青光眼急性发病，不仅仅是房角关闭的结果，还与副交感和交感神经活动有很大关系，两者处于最大活动状态时，易引起房角关闭。血管神经调节中枢失调，血管舒缩功能紊乱，其结果是：睫状体充血、渗出、水肿，造成睫状突前旋并顶压虹膜根部，向小梁网贴近；睫状体房水分泌增加，增高后房压力；瞳孔开大，引起瞳孔阻滞和周遍虹膜堆积，以上因素都会造成房角关闭、眼压升高。所以全身功能失调及精神受挫时，急性闭角型青光眼急性发作明显增加。如果能有效地开展相关的预防工作研究，从整体观点兼顾心理（改善心理状态，消除造成患者心理紧张或不良情绪的社会刺激因素，指导其改变个性特征，增强社会适应能力）与躯体（根据病情进行药物或手术治疗）两方面治疗，可能会得到更好的预防和治疗效果。这将是一个细致而长期的青光眼防治过程，亦是中医眼科"治未病"应涉足的"工程"。青光眼的预防，主要预防青光眼患者致盲。措施主要有，（1）进行广泛宣传，提高人们对青光眼的认识。大力普及青光眼的防治知识，动员全社会关心和支持青光眼的防治工作。对青光眼患者应当详细介绍青光眼的知识，使他们树立信心，配合治疗，提高保健的能力，以便长期保存有用的视功能。（2）定期复查眼压、视野，如眼压控制不满意应当每隔3~6个月复查一次视野。(3)视神经乳头检查：是判断青光眼控制情况的重要手段。（4）血压：血压与眼压的比例会影响视神经乳头的血液供应。及时调整血压对稳定青光眼患者的视功能有一定作用。如有必要应复查前房角及前房深度、瞳孔和晶状体的情况。一旦发现青光眼患者，应积极治疗，包括药物、激光或手术治疗。由于青光眼是致盲的高危因素，应当对他们进行长期随访。这是由于：（1）多数青光眼患者的病程漫长，进展缓慢，即使眼压升高，也感觉不到任何痛苦。如不进行长期的定期随诊复查，他们可能会丧失有用的视功能。（2）一部分青光眼患者即使采取了治疗措施，但不一定满意的控制眼压。定期随诊复查可以发现这种情况，及时调整治疗措施。（3）各种青光眼治疗可能会有副作用和并发症。如不随诊复查将会对青光眼患者造成伤害。
（4）即使青光眼患者经过治疗后眼压正常，但视功能还会继续恶化
（靶眼压问题）。而且青光眼视功能还会受到其他一些因素的影响，
如糖尿病、高血压等影响小动脉的疾病时，会影响视神经乳头的血
液供应，加重视功能的恶化。这些情况也只有通过长期随访来发现
和处理。（5）青光眼是慢性病，长期用药会使患者感到不便，治疗
的依从性降低。只要通过定期复查便能提高他们的依从性，接受和
配合治疗。

二、先天不足，补肾填精

对于一些先天性疾病，老师认为多和先天不足有关，先天不足
不仅包括肾精不足，还包括脑髓空虚，因此提出了肾脑目系统在视
觉系统发育中的作用。肾、脑、目之间关系密切，肾藏先天之精和
后天之精，先天之精为脑和目的生成、发育提供物质基础，促使其
正常发育，目才能黑白分明，肝管无滞，脑才能具有正常的神识功能，
在"三光"的刺激下完成正常的视觉过程，而后天之精的灌注滋养
是脑目功能得以完善的保证，促使正常的视觉功能逐渐完善。

首先肾主藏精，包括先天之精和后天之精，先天之精是禀受于
父母的生殖之精，与生俱来，主生长发育，是人体自身生长发育的
根本，肾中精气的盛衰决定人体的生长壮老已，目和脑的生长发育
同样也受肾精调控。肾中精气充足，则生髓充脑，髓海得养，神机
运转如常；肾精不足，脑失所养则会出现五迟五软，记忆力减退等。
目因精而明，精乃目之体，明乃目之用。精不仅是目生长发育的根本，
同时也是目维持其视瞻功能正常活动的物质保证。

目黑白分明，肝管无滞，外托三光，内因神识，故有所见。视
觉发育需要三个条件，一是黑白分明，肝管无滞，目的结构正常，
二是外托三光，必须接受外界光线的刺激，三是内因神识，即视路、
视觉中枢发育正常。目结构正常，才能够接受外界光线的刺激，而
目的发育与肾同步，视觉的发育同肾中精气的发育一样，也具有由
成到盛而衰的过程。目的正常视瞻，不仅需要接受光线本身的结构
正常，而且需要视路、视觉中枢之分析识别视觉信号功能即神识功

能正常方可。目系是脑系的重要组成部分，目通过目系与脑相连，发挥正常的视瞻功能，同时目的神光是脑神的一部分，目的视瞻功能也是脑主感觉运动功能的一部分。

这三者之间还通过经络互相联系，目为经脉之所聚，五脏六腑之精微物质通过经络注目入脑，为目与脑发挥正常生理功能提供物质基础。

《中国医药汇海·论脑为肾本》明确指出肾脑目的关系，"脑为髓之总汇，而目系即发生于此，凡目所见之物，无一不留影于脑中，故脑性最灵，尚能记忆，人之灵固莫灵于脑矣，然其灵根实起于肾"。

综上所述，肾、脑、目之间关系密切，肾藏先天之精和后天之精，先天之精为脑和目的生成、发育提供物质基础，促使其正常发育，目才能黑白分明，肝管无滞，脑才能具有正常的神识功能，在"三光"的刺激下完成正常的视觉过程，而后天之精的灌注滋养是脑目功能得以完善的保证，促使正常的视觉功能逐渐完善。

因此在治疗先天性疾病时，在辨证论治的基础上，以补益肝肾为主，结合相应的疾病或填精生髓，或补脾益气，或清肝明目……

三、止血消瘀，宁血补虚

《审视瑶函》云："夫目之有血，为养目之源，充和则有生发长养之功，而目不病，少有亏滞，目病生矣。"目得血而能视，只有精血充足，目才能发挥其正常视万物，别黑白，审长短之功。而且，《审视瑶函》认为，与肌肉间清浊相干之血不同，此血为肝中升运于目之轻清之血，乃滋目经络之血也，因其清清上行于高而难得，故谓之真也。但是眼为人体视觉器官，直接与外界接触，内与脏腑、经络、气、血、津液等关系密切，故外感六淫、内伤七情、饮食劳倦、外伤、衰老等都可以导致脏腑、经络、气血津液功能失调，发生眼部出血，或血运不畅，或瘀血内停的内外障眼病，统称为眼科血证。相当于现代医学的各种出血性疾患，血循环障碍，尤以微循环障碍所致的缺血、出血、水肿等病理改变。临床常见的有外眼血证：眼睑出血、结膜下出血等，内眼血证：前房积血、玻璃体积血、视网膜静脉阻塞、糖尿病视网膜病变、黄斑变性、高血压视网膜病变以及全身各种疾病引起的眼底出血性疾病，还有外伤等引起的眼眶或眼前后节同时出现的眼部出血等。

王教授治疗此类出血性眼病，遵循清·唐容川提出的治血大法"止血、消瘀、宁血、补血"，在长期的临床实践中，根据不同疾病及不同病因总结了自己一套独特的理论。

1. 出血证期：眼科血证在出血早期，血液的凝血功能尚不能够完整建立，故以止血为主。唐容川指出："止血为第一要法"，又说"所谓止血者，即谓此未经溢出，仍可复原之血，止之使不溢出，则存得一分血，便保得一分命"。在眼科来讲出血量不会大到危及生命，但是出血量过大，在外眼血证可以导致眶压过高，引起眼眶组织坏死，进而损伤视神经等，引起失明等严重并发症；在内眼血证，出血量大，多影响黄斑区，继而引起黄斑水肿，继发新生血管形成，导致新生血管性青光眼等危证。故出血早期定要止血，常用生蒲黄汤加减，外眼血证配合冷敷。生蒲黄汤出自陈达夫老先生之《中医眼科六经法要》，处方为生蒲黄、墨旱莲、生地、荆芥炭、丹皮、郁金、丹参、川芎。原方主治少阴里热实证，主要表现为眼前觉有红色，视力随之模糊，甚至失明。此属热伤有形之血，类似我们现在常见的各种原因引起之玻璃体积血。玻璃体积血原因众多，如果是年轻人，多见于视网膜静脉周围炎，常属阴虚火旺，在原方加仙鹤草加强凉血止血之功；加知母、黄柏滋阴降火，使血不妄行。老年人发病多和糖尿病视网膜病变、视网膜中央或分支静脉阻塞有关，多有原发病的基础，多为本虚标实，故在凉血止血的时候要注意滋阴降火或平肝潜阳。

2. 瘀血证期：眼科血证在出血一定时期（一般是出血 7~10 天左右）后，血管功能已经恢复，但是离经之血却未能吸收，积存在眼部组织如视网膜或玻璃体或眼眶等部位，影响组织功能，而影响视力。唐容川指出，"血止之后，其离经而未吐出者，是为瘀血，既与好血不相合，反与好血不相能，或壅而成热，或变而为痨，或结瘕，或刺痛，日久变证，未可预料，必亟为消除，以免后来诸患。"这是血证用消瘀法的重要理论依据。眼科血证虽不同吐血，但是离经之血不吸收，可以引起玻璃体增殖，视网膜水肿等痰湿内蕴的变证。止血后，用消瘀之法可让旧血去，新血生。旧血去，脉道通，血液运行和畅，可防再次出血，消除瘀血之后遗症。老师治疗瘀血多用血府逐瘀汤或桃红四物汤加减，血府逐瘀汤较桃红四物汤活血力宏，多用视网膜静脉周围炎或视网膜静脉阻塞者，而糖尿病视网膜病变患者周围循环差，毛细血管功能薄弱，容易有出血倾向，因此虽然在瘀血证期也要注意勿用力量较强之活血药物。

3. 宁血证期：眼科血证经活血化瘀后，一部分疾病，例如前房积血、结膜下出血、外伤引起的眼眶出血等，出血吸收，不影响其功能，疾病痊愈。然而例如糖尿病视网膜病变、视网膜静脉周围炎等疾病，本身血管功能不健全，就容易反复出血，使视功能很难恢复。唐容川指出"其血复潮动而吐者，乃血不安其常故也，必用宁血之法，使血得安乃愈。"同时指出"肝经风火，鼓动煽炽，而血不能静者"，用丹栀逍遥散加减以清肝、疏肝而宁血。故老师在治疗糖尿病视网膜病变等反复出血的疾病时，多用丹栀逍遥散加减治疗，往往能收到奇效。

4. 气虚血瘀证期：对于老年人发生的出血性疾病，多和本虚有关，常伴有高血压或糖尿病，这些人群素有基础疾病，久病必定耗伤气血，加之出血加重气血耗伤，纵然止血化瘀均不能使出血迅速吸收，日久视功能损伤严重，对患者造成难以恢复的伤害。唐容川指出"治血者必以脾为主，乃为有要，至于治气，并宜以脾为主"，强调补气健脾的重要性。老师治疗出血后期，久不吸收的眼科血证，多用补阳还五汤加减，对于年龄相关性黄斑变性多在补气活血化瘀的基础上加上乳香、没药。

唐容川的血证论多运用于全身出血性疾病，老师根据其学术思想运用在眼科血证中，往往能收到奇效。

四、久病多瘀，扶正祛邪

疑难杂症多病因复杂、病程漫长，眼病也不例外。许多难治性眼病多是全身慢性疾病的眼部并发症。而全身慢性疾病多为本虚标实，气血亏虚，精血不足，造成气血痰瘀等病理产物停于目窍，形成出血、渗出、水肿等病例改变，治疗此类疾病多采用扶正祛邪的方法。

　　临床常见糖尿病眼部并发症——糖尿病视网膜病变，即为本虚标实之典型病种。《秘传证治要诀·三消》曰："三消久之，精血既亏，或目无视，或手足偏废如风疾……"现代医学也认为消渴总的病机为阴虚为本，燥热为标，作为糖尿病全身并发症之一的眼病，也是在此本虚标实的基础上发展而来。本虚以阴虚、气阴两虚、脾肾两虚为多见。消渴久病伤阴，肾阴不足，阴虚血燥致虚火上炎，灼伤脉络可见出血、渗出改变，日久旧血不去，新血再生，反复出血，造成痰瘀互结，形成机化条索病理产物，更加损伤正气，形成恶性循环，造成视力损失的严重后果；也可为气阴两虚，气虚水湿运化乏力，生痰生湿，可见眼底水肿、渗出，气虚不能摄血，可见眼底出血等眼部络脉受阻的表现，全身可有兼证；还可为脾肾阳虚，多伴有糖尿病肾病，形寒肢冷、面色黧黑、眼睑浮肿，脾肾阳虚，不能温煦形体，阴寒内盛，气机凝滞，不能温化水湿，可见视网膜水肿、棉絮斑等眼底改变。日久出血、渗出、水肿等病理产物不吸收，有形之物阻滞，痰瘀互结，故可见玻璃体增生条索、视网膜增生性改变等。治疗方面在补虚基础上分别加以祛湿消肿、止血化瘀、软坚散结、化痰祛瘀等药物治疗。补虚以滋阴补肾之知柏地黄丸、益气养阴之自拟方、补脾益肾之金匮肾气丸加减，临床效佳。

　　年龄相关性黄斑变性作为老年人常见的退行性眼病，其病机也属本虚标识的范畴。《证治准绳·杂病·七窍门》认为本病"有神劳、有血少、有元气弱、有元精亏而昏渺者。"但是随着现代医学及检查设备的飞速发展，我们对眼底疾病有了更精确的认识，现代医学认为年龄相关性黄斑变性分为干性和湿性，干性者眼底以玻璃膜疣、色素紊乱及色素上皮萎缩为主要表现，湿性者主要是眼底出现视网膜下新生血管，引起视网膜出血、渗出及水肿等改变。根据这些眼底表现，对其病因病机也有了新的认识。干性者仍以气虚、阴虚及肝肾亏虚为主，湿性者在本虚的基础上根据眼底出血、水肿及渗出的情况分别加凉血止血、活血化瘀、利水消肿、化痰散结等药物。具体方剂及治法将在第三章临床经验中详细介绍。

第三章 学术经验

王静波教授在 40 多年的工作中，临床、科研、教学齐头并进，总结了丰富的经验，对许多疾病都有自己独到的见解，特别是在青光眼、弱视、眼底病等方面，现介绍如下。

一、治疗青光眼经验

青光眼属中医五风内障（青风、绿风、黄风、乌风、黑风）、雷头风、偏头风的范畴。

临床上青光眼都会造成视野、视神经损害，导致视功能发生不可逆的改变，中晚期青光眼成为青光眼治疗的难点。

1. 气阴双亏、目窍不通成为中晚期青光眼的重要病机之一

祖国医学认为青光眼的发生多因情志不舒，肝火可以生风，肝阳可以化风，肝开窍于目，所以本病的发生发展与肝关系最大。又因瞳神属肾，肝肾同源，故肝胆风火上攻，肝肾阴阳偏盛，肝脾气机瘀滞，痰浊内生，皆可引起气血失和，目窍不利，神水瘀积而发生本病。病急者多属实证，风、火、痰饮为病，病缓者，多虚中夹实或虚证，以气血失和，阴阳失调，肝肾亏虚为主。

王教授深入研究古代医家的相关论述，结合个人多年的临床经验，认为中晚期青光眼及术后视神经萎缩、小视野者，这类患者眼压稳定，多属于中医眼科学"青风内障"范畴。《审视瑶函》中提到"此症专言视瞳神内有气色昏朦，如青山笼淡烟也。然自视尚见，但比平时光华则昏朦日进……阴虚血少之人，及竭劳心思，忧郁忿怒，用意太过，每有此患。"加之目内血络纤细，此病睛珠内气血运化失常，玄府郁闭，脉道不利，进一步脉络幽闭，血脉亏盈，目失阴血滋养而目系受损，或因肝风耗伤阴液，阴虚阳亢，日久气阴双亏，目之窍道无力以通，无物以养而视物不清。经云："阳胜阴者暴，阴胜阳者盲"，认为视物不见之盲目，多系精阳气不能升运于目所致。

《素问·生气通天论》又曰"阳不胜其阴，则五脏气争，九窍不通"。朱丹溪认为凡眼目昏花之人，多为虚症，是由于"肾经真水之微"的缘故。在临床青光眼多见于中老年，内外合因，致气阴双亏；或暴怒伤肝，肝气郁结，肝风内动，耗伤气阴，或肝郁气滞，玄府郁闭，水道不通，络脉幽微，易发生郁阻滞涩，脉道空虚，日久目失濡养，又或脾虚气陷，清阳不升，同样可致目窍不通，目失所养而神光暗淡。

古人还注意到本病的局部因素，王焘《外台秘要·卷二十一·眼疾品类不同候》中说："此病之源，皆从内肝管缺，眼孔不通所致。"这与现代研究认为的青光眼主要是由于各种原因导致房水各途径排出不畅之机理相吻合。认为佐以开窍药可以配合益气药开玄府闭塞之气道不通，与养阴药配合可通过开通窍道以濡养眼目。

2. 益气养阴开窍法成为中晚期青光眼的治疗大法

基于上述机理王教授制定了益气养阴开窍治疗中晚期青光眼的治则，并创制了益气养阴、开窍明目的益阴明目合剂。通过十余年的临床验证和实验研究，证实益阴明目合剂确实是治疗中晚期青光眼有效的方法。

益阴明目合剂组成主要是黄精、五味子、枸杞、麦冬、当归、党参、知母、石菖蒲等。方中黄精味甘，性平，归脾、肺、肾经，为君药，具养阴润肺，补脾益气，滋肾填精之功。五味子味酸，性温，归肺、心、肾经，具有收敛固涩，益气生津，宁心安神之功。《本经》曰：五味子"主益气，咳逆上气，劳伤羸瘦，补不足，强阴，益男子精。"石菖蒲味辛、苦，性微温，归心、肝、脾经，具有化痰开窍、化湿行气、祛风利痹，消肿止痛之功。枸杞子具有养阴明目之功。五味子、石菖蒲、枸杞子三药共为臣药，协助君药补助正气，兼能开窍明目。当归养血和营，知母清降虚火，党参益气，麦冬养阴，共为佐使。全方共具益气养阴开窍之功。诸药合用，攻补兼施，以补为主。方中以黄精、党参、五味子、枸杞、麦冬等大量益气养阴之品，来补益正气，一方面取其"正气存内，邪不可干"之意，扶助正气以祛邪外出；另一方面，用补助正气之品，可以防治攻邪之品损伤正气。方中用知母来清泄虚火，石菖蒲开窍，开启玄府，石菖蒲走十二络，宁心安神，清心火，对肝火偏旺者可兼取"实则泻其子"的原理。全方攻补兼施，使目中脉道通利，气血调和，则诸症俱解。同时方中注重开窍药物的应用。青光眼的病机主要是由于各种原因导致气血失和，经脉不利，目中玄府闭塞，神水瘀积所致。玄府闭塞是本病发病的病机关键之一。所以方中重用石菖蒲，化痰开窍、开启玄府，以达到标本兼治的功效。

临床应用益阴明目合剂观察 20 例 38 眼符合要求的病历，证实治疗前后视力、视敏度均有明显改善，且有统计学意义。为进一步研究其作用机理，我们进行了实验研究，观察益阴明目合剂对实验性缺血大鼠视神经的超微结构及血清一氧化氮（NO）和超氧化物歧化酶（SOD）活性的影响。用高眼压方法制作 Wister 大鼠眼缺血模型，分为五组，分别为空白组、造模组、预防组、益阴明目合剂低剂量组(低剂量组) 和益阴明目合剂高剂量组（高剂量组）。用硝酸还原酶法测定各组大鼠 NO 水平，比色法测定 SOD 活性，电镜观察各组大鼠的视神经超微结构，结果发现预防组，高 / 低剂量组视神经的显微结构均优于空白组和造模组，NO 水平升高，SOD 无统计学意义。由此我们可以证实益阴明目合剂能有效改善视神经缺血缺氧状况，对青光眼造成的视神经损害有一定的作用。

王教授认为气阴双亏、目窍不通是中晚期青光眼主要的病机之一，大量临床观察和实验研究表明，应用益气养阴开窍法治疗中晚期青光眼疗效显著，由此为中医治疗青光眼提出了一条宝贵的思路，丰富了中医对青光眼的理论体系。根据这一理论创制的益阴明目合剂为中晚期青光眼提供了一个行之有效的方药，值得我们进一步研究、发掘。

3. 从脾论治正常眼压性青光眼

王教授认为正常眼压性青光眼无明显眼胀眼疼，往往发现时已有明显的视神经损害及视野缺损的情况，同中晚期青光眼情况类似，故同属于五风内障之"青风内障"范畴。

王教授二十余年前就在思考这个问题：中晚期青光眼病人的现状与传统中医辨证分型往往不符，大多数病人经过了高眼压—手术—局部及全身降眼压药物治疗，临床上并无眼胀头痛等实证的表现，而全身及局部均表现为虚证（气血虚、气阴虚及肝肾阴虚）及眼视功能的慢性损伤。分析病人临床表现多有：身体瘦弱，面色㿠白或萎黄，气短懒言，头晕、心悸失眠，精神倦怠，腰膝无力等。中晚期眼压稳定的青光眼病人类似于正常眼压性青光眼，虽然其病程和前期的治疗方法不同，但后期表现及病理改变应与正常眼压性青光眼相同。

王宁利教授对正常眼压性青光眼研究发现：正常眼压性青光眼患者多气虚，身体瘦弱；又发现这些病人的颅压低于正常人；因正常颅压与眼压之间有一定的压差：颅内压一般为 9~10mmHg，而眼压在 10~20mmHg 之间。正常情况下：眼内压恒高于颅内压。异常情况下：如视神经乳头前方的压力过于增高（青光眼），则视神经乳头可以产生明显的凹陷。反之如果视神经乳头后方的压力增高（颅内占位性病变—颅内压增高）则将引起视神经乳头向前突出—视神经乳头水肿。而如果颅内压偏低，此时的正常眼压对身体来说便处于一个相对高的环境下，日久视神经乳头可以产生明显的凹陷，同青光眼引起的视神经乳头的凹陷。

我们观察中晚期青光眼病人发现：前期青光眼病人反复的病程及手术损伤致眼组织、视神经视网膜对压力的耐受性降低，眼压虽在正常范围但视功能持续下降。这是因为这个正常范围的眼压并非是他的目标眼压，所以我们要采取的措施是：（1）寻找病人的目标眼压；（2）增加眼球对压力的耐受性；（3）稳定 24 小时眼压。后两者是我们中医能着手解决的问题。近年来我们在这方面做了一些工作。正常眼压性青光眼目前越来越引起眼科界的重视。

正常眼压性青光眼中医的辨证多为虚证。王教授认为有以下几个类型：

脾虚肝郁证：多表现为目昏头胀，情志不悦，食欲下降，时有胸胁胀满，口苦咽干，苔白或薄黄，脉弦细。方用逍遥散加减，此为疏肝理脾常用方。方中柴胡疏肝解郁，当归、白芍补血活血，白术、茯苓、甘草和中健脾，生姜、薄荷条达肝气。

脾虚湿泛证：患者多视物昏蒙，头重眼胀，胸闷泛恶，苔质淡，苔薄白或白腻，脉滑。法当益气健脾理湿，方用参苓白术散（人参、白术、茯苓、炙甘草、山药、桔梗、白扁豆、莲子肉、薏苡仁、砂仁)加减,水湿停滞有寒湿的可酌加桂枝、干姜、牛膝以温通消滞,散寒行水;湿热偏重可用三仁汤加减。

气血两虚证:患者一般视力渐降,伴面部缺乏华泽,心悸失眠,气短懒言,舌淡苔薄,脉细弱。治宜益气养血宁神,方用人参养荣汤(人参、茯苓、白术、炙甘草、当归、熟地、白芍、肉桂、黄芪、远志、陈皮、五味子)。

脾肾阳虚证:多病程日久,目无所见,形寒面白,腰膝酸软,少气无力,食少便溏,阳痿早泄。舌淡,苔薄,脉沉细。应补益脾肾,温阳通窍,方用补中益气汤(黄芪、甘草、人参、当归、陈皮、升麻、柴胡、白术)和右归饮(熟地、山药、山萸肉、枸杞子、杜仲、肉桂、炙甘草、附子)加减。

气阴双亏证:多见视力渐降,双眼干涩,伴头晕耳鸣,神疲乏力,懒言少语。舌质红,苔薄白,脉细。益气养阴,开窍明目,方用益阴明目合剂:黄精、党参、当归、石菖蒲、枸杞子、麦冬、五味子、知母。

正常眼压性青光眼有以上不同症状者可以参证用药。

二、治疗小儿弱视经验

弱视是对凡眼部无明显器质性病变,以功能性因素为主所引起的远视力低于0.9且不能矫正眼病的总称。由于历史的原因,中医至今尚无有关弱视的明确名称,因弱视发病多与远视、近视、散光、斜视以及其他影响视觉发育的因素有关,在古代文献中,前人将其归结到如"视瞻昏渺""青盲""目暗不明"等相关的眼病中。对发病机理的认识也相应体现在能引起弱视的"能近怯远""能远怯近""小儿通睛"和"小儿眼生翳"中。如《审视瑶函》称近视可因"肝经不足肾经病",并有"禀受生成近视"和"久视伤睛成近视"。《此事难知》在论述远视病因病机时说:"不能近视,责其无水,法当补肾"。对小儿斜视的治疗也多按肝肾不足和脾气虚弱等证型加以治疗。明·王肯堂在《证治准绳杂病·七窍门·能远视不能近视》中论述与弱视形成关系最为密切的远视时说:"东垣云:能远视不能近视者,阳气有余,阴气不足也,乃血虚气盛。秘要云:阴精不足,阳光有余，病于水者，故光华发见，散乱而不能收敛近视，治之在心肾，心肾平则水火调……阴精不能制伏挽回，故越于外而远照"。尽管古人对病因病机的认识多样，由于上述眼病多见于视觉的发育阶段，结合长期的临床实践观察，我们认为，弱视的发生在于先天禀赋不足，后天摄养失宜，肾气不充，导致肝肾阴精亏损，脾胃化生不足，气血精液不能上承于目，目失所养，神光发生无源，日久则成弱视。

1. 病因病机

王教授认为肝肾阴精亏损，神光发生无源为弱视的病机基础，同时要重视脑神的作用。具体表现在以下几个方面：

（1）禀赋不足、元精亏虚是弱视发病之本

精是构成人体的基本物质，与生俱来。《灵枢·本神篇》："故生之来谓之精"。《灵枢·决气篇》说："两神相搏合而成形，常先身生，是谓精"。目之形成，与身体其他组织器官一样是人体之精上聚的产物。《审视瑶函》曰："目乃先天之窍，肇始之元明"。目之先天之精禀受父母，先天之精的盛衰取决于父母五脏之精的盛衰。五脏六腑之精充盛而溢，则下归于肾，成为生殖之精。《素问·上古天真论》："肾者主水，受五脏六腑之精而藏之。"此精即目之原始之精。父母之精的盛衰决定了先天之精的强弱，从而影响了包括眼在内的先天禀赋。原始之精既是形成人体及目的物质基础，又是其发生、发展的原动力。元精上聚，使目形初具，又不断发挥其原动力作用，推动目的形、神的不断发育、完善。先天禀赋对目形成的影响主要表现在三个方面。

第一，先天之精来源于父母肾中所藏之精，只有肾中精气充盛，阴阳和，始有子而目形随之初俱。先天之精匮乏，精微物质则不能上聚以形成目，更不能促进眼视觉功能的发育，其结果必然形成弱视。

其次，先天之精不仅是目发生和发展的物质基础，也是抵抗不良因素影响，保证视觉正常发育的根本。现代医学中形成弱视主要原因的屈光参差、屈光不正和斜视等都与先天禀赋不足有关。先天禀赋不足又可导致眼珠畸形，如临床所见的上胞下垂、胎患内障和小儿通睛等。眼部畸形可因妨碍外界光线进入眼内又可成为弱视的继发因素。先天之精这种作用不仅体现在眼球在母体内的形成阶段，对出生后视觉的发育也是必不可少的。

第三，先天禀赋的强弱，元精的盛衰对目发育的影响，不仅表现在其外形，更重要的在于目对外界光线刺激的反应性上。《内经》云："黑白分明，肝管无滞，外托三光，内因神识，故有所见。"指出眼的视物功能除了眼的结构正常和外界光线的刺激外，内在的反应性（内因神识）尤为重要。眼只有不断接受外界光线的刺激才能使视觉得以发育。对接受同等光线刺激却未获得正常视觉功能的眼球则应归结于先天之精不足、发育不良所导致的反应性低下。

（2）后天失养、精虚不能上荣是弱视发病之源

人禀受于先天之精而生，既生之后则依赖后天营养的不断滋养。先天之精只有不断得到后天之精的补养，包括目在内的机体才能在形态和功能上不断发育成熟。后天之精匮乏则精微物质不能上达于目而影响眼视瞻功能的发挥。由于人生之后，目形虽俱，神却未全，此时尚不具备完善的视觉功能，必须随着人体的发育，不断接受后天之精的滋养。与机体的其他组织器官相比，眼的发育和成熟要早得多，这就要求更加充足的精微物质，而精微物质则完全来源于后天的补给，这意味着眼的发育极易受到后天因素的影响。五脏为后天之精化生和储藏的场所，《审视瑶函》云："眼乃五脏六腑之精上注于目而为光明"。因此，只有脏腑功能正常，化生有源，精有所藏，眼才能源源不断地得到精微物质的滋养，形成形神兼备的眼睛。对此，《灵枢·大惑论》做了更加全面的论述："五脏六腑之精气皆上注于目而为之精，精之窠为眼，骨之精为瞳子，筋之精为黑眼，血之精为络，其窠气之精为白眼，肌肉之精为约束"。可以看出眼在形成发育过程中对后天之精的依赖作用。同时，来源于不同脏腑的精微物质的缺乏可以不同的方式影响视觉的发育。

后天之精对促进人出生以后视觉发育的作用表现得尤为突出。良好的先天禀赋使眼形初俱，称之为"黑白分明，肝管无滞"。在此基础上，与形体发育一样，眼的视瞻功能是得到后天之精不断补养而逐渐发展起来的。与出生前的营养物质依赖于父母相比，出生

以后则完全来源于后天的补养。各种能引起精微物质摄入不足的因素都将严重妨碍眼球形态和功能的发育而形成弱视。临床所见幼儿由于后天失养，营养匮乏而导致的视觉异常即是很好的证明。视觉异常既可表现为"至瞑则不见"的肝虚雀目，也可表现为目视不明的弱视。

后天失养除了调摄失宜，精微物质摄入不足外，还涉及众多的其他因素。在整个视觉发育成形阶段，许多不良影响都会诱发弱视。祖国医学所谓的"外托三光，目有所见"有两方面的含义。一是光线是诱导眼视瞻万物的必不可少的外在条件，而更重要的是，良好视觉的形成不仅需要来源于先后天的精微物质的濡养，同样不能缺乏自然光线的刺激。与先天禀赋不足所成的胎患内障一样，后天失养，诸如久居暗处，用目不当等都会因三光的剥夺而形成弱视。这也是中医学天人相应理论在眼部的体现。

（3）先天与后天不能相互为用是发病的首要原因

人禀先天而生，受后天而成，先天之精依赖后天之精的不断补养，后天之精则以先天之精为基础和原动力不断产生并发挥其濡养作用。因此二者相互依存，相互为用，不可分割。

先天之精内涵后天之精。禀受于父母的先天之精从根本上来源于五脏六腑之精，五脏六腑之精满而下溢而成生殖之精，也即子代之先天之精。《素问·上古天真论》说："肾主水，受五脏六腑之精而藏之，故五脏盛乃能泻"。而脏腑之精则是由脏腑接受外源性精微物质所化生、储藏的后天之精。从这个意义上讲，后天之精是先天之精的本源。肾藏元阴元阳，具有温煦、推动的作用，为一身之原动力。因此后天之精需先天之精的推动，而先天之精则需得到后天之精的涵养。如果二者不能协调一致，相互为用，将给视觉的发育带来不良影响。

精是构成和维持人体生命活动的物质基础，而目中之精为人体之精之精纯者。目为清窍，其位最高，精中非轻清精纯者不能上达。《素问·阴阳应象大论》曰："故清阳出上窍，浊阴出下窍"。"清阳"即指精中之清纯的部分，是脏腑之轻清精微物质经幽深脉道和细微经络升于目中，非一般精气可比，在人的视觉发育过程中具有非常重要的作用。这些物质是在先后天的共同作用下，在眼中化生为其特有的精、血、津液，发挥其涵养瞳神的作用。"真精者，乃先后二天元气所化精汁，先起于肾，次施于胆，而后及乎瞳神也"。可以看出，良好的视觉功能的形成，是先后二天共同作用的结果。而弱视的形成必然是二者不能互用所致。

(4) 气血不荣是弱视的直接因素

气血流行全身，是人体生命活动的动力与源泉，也是脏腑功能活动的物质基础。《灵枢·邪气脏腑病篇》说："十二经脉，三百六十五络，其血气皆上于面而走空窍，其精阳气上走于目而为之睛"。《审视瑶函》说："夫目之有血，为养目之源，充和则有发生长养之功，而目不病，少有亏滞，则目病生矣"。而"目得血而能视"和"气脱者，目不明"则更加明确地阐明了气血在视觉发育过程中的作用。

气为血帅，真气则是来往于目中经络之元气，为眼活动的原动力，"乃先天真一发生之元阳"，瞳神"乃先天之气所生"。真气升降出入，推动精、血、津液源源不断上注以涵养目窍；真气不足，推动无力，精血不能上荣于目，必然延迟视觉的发育，导致弱视。气虚，不仅精微化生不足，而且影响精微的输布上达。目以血为本，目中真血为升运于肝中之轻清之血，不仅富于营养，而且能载气并输送津液上行目中。真血又可化为神水，涵养神膏和瞳神，以形成正常的视觉功能。

气血失调虽有虚实，但在幼儿的视觉发育阶段，气血亏虚不荣则是其最常见的病理性改变。幼儿脏腑稚嫩，功能尚未健全，易受各种因素的影响，导致脏腑功能失调，影响气血化生不足。气血不能上荣，目失所养，则目视不明。

(5) 弱视在脏责之于肝肾脾

眼作为一视觉器官，"所以视万物，别黑白，审长短"为人体之外窍，与其他组织器官一样，其视瞻功能也是脏腑功能的外在表现。视瞻功能的正常与否从根本上取决于脏腑的功能状态，精液气血的功能都是通过脏腑的活动得以实施。《灵枢·大惑论》说："目者，五脏六腑之精也，营卫魂魄之所营也，神气之所生也。"说明眼之所以能发挥正常的视瞻功能是在脏腑的功能活动下，精气、营卫魂魄不断上输，营养于目的结果。在视觉的发育和弱视的形成过程中，脏腑之中以肝肾脾的失调最为引人重视。

肾为一身之本，内藏元阴元阳，最具活力。肾虚包含肾气虚和肾精虚两方面。肾气为一身之气之根，也是目中真气之本。"真气者，盖目中经络中往来生用之气，乃先天真一发生之元阳也"。目中肾气（真气）充盛，才能确保目中经络通畅，目得滋养。《秘传眼科龙木论》说"眼虽属五脏，而五脏之中肾最为贵……肾气衰则五脏皆病，攻于眼目之病，其系首重"。

对目来说，精是构成和维持眼视觉功能的物质基础。目之能视，有赖于精气的濡养。肾为藏精之脏，既藏先天之精，又藏后天之精，受五脏六腑之精而藏之。古人特别强调眼与肾精的关系——"五脏六腑之精气皆上注于目而为之精，肾藏精，故治目者，以肾为主"。因此肾精的盛衰将直接关系到目的发育和视觉功能的形成。虽然经云"五脏六腑之精气皆上注于目而为之精"，但"骨之精为瞳子"，主水轮。《审视瑶函》说："肾主水，故曰水轮。五轮之中，四轮不能视物，惟水轮普照无遗，神妙末测，乃先天之精液，肇始之元灵，人身之至宝"。神水乃先天真一之气所化，为润泽睛珠内外的水液。神光为目中自然能视之光，源于命门（肾）。肾中精气的盛衰直接关系到神水、神光的发生和状态。因此，肾精（气）的强弱对视觉的形成至关重要。

肝开窍于目，与眼有着最为直接的关系。血作为视觉功能最直接和最重要的营养物质，即"目受血而能视"，而"肝受血而能视"则说明肝不仅能够藏血，还具有调血的作用。肝中之血，即所谓的"真血"。"真血者，乃肝中升运于目，轻清之血，乃滋目经络之血也"。与其他部位运行之血相比，具有轻清灵动，富涵养目之精微物质。只有肝中之"真血"，才能循目中幽深脉道，涵养瞳神。肝脉本经上联目系，为肝血上达确立了结构基础，同时也是肝气通于目的通道。

肝主疏泄，气机条达，则目中气血运行通畅。

肝肾同源，精血互生，二者相互依存，不可分割。故《张氏医通》说"（肾）精下泄，归精藏于肝而化清血"。

脾胃为后天之本，气血化生之源，人之气血津液均由脾胃所化生。人出生以后视觉功能的发育正常与否，与脾胃功能的正常与否和目是否能够得到充足的精血的濡养密切相关。所以《兰室秘藏》说："夫五脏六腑之精气皆禀受于脾，上贯于目。脾者，诸阴之首也，目者，血脉之宗也，故脾虚则五脏六腑之精皆失所司，不能归明于目也。""清阳出上窍"，脾主升清，使精微物质上达目中，以发挥其濡养作用。脾虚则精微不能上达，目失所养，妨碍视觉的发育，则可发生弱视。

小儿体质素弱，脾胃功能尚未健全，不耐寒热，加之幼儿自控能力较差，稍有调护不当，极易引起诸如食滞、脾胃蕴热和脾胃虚损等损伤，影响气血的化生，导致弱视的发生。幼儿偏食也是诱发弱视的重要因素之一。因此，后天调摄失宜，脾胃功能的失调，对弱视的发生具有重要影响。

2. 弱视再认识

在此基础上王教授带领她的团队，结合临床观察及现代医学的发展，运用现代先进的实验手段，有了进一步发现，概括起来有如下几点：

（1）弱视发病相关因素的研究

我们将临床确诊的 62 例弱视患儿作为研究病例，设计 32 个发病相关可能因素，进行 1：1 配比对照研究，通过单因素条件 logistic 回归分析筛选出主要危险因素为患儿身高、婴儿出生后体重、母亲文化程度、母亲屈光状况。患儿身高较低，出生后低体重，母亲有屈光不正，这些都会导致患儿先天不足，体质低下，母亲文化程度低，对患儿的关注不够，对弱视疾病的认识不足，不能及时就诊及遵医嘱治疗，导致治疗晚，治疗依从性差。看电视和居住楼房为保护性因素，电视作为一种多色彩的视觉刺激，可有效地加强进入患儿眼中的光线，住楼房较平房采光好，也有助于刺激视网膜、视神经及视皮质，防止弱视形成。

（2）弱视患儿体质研究

根据 2009 年实施的《中华中医药学会标准——中医体质分类与判定标准》对确诊的弱视患儿进行体质分型，141 例弱视患者体质归类及频次依次为：阴虚质：26.24%，平和质：22.70%，湿热质：12.06%，痰湿质：10.64%，阳虚质：9.93%，血瘀质：9.93%，气虚质：9.22%。男性弱视患者常见体质依次为：平和质、阴虚质、湿热质、痰湿质、阳虚质、气虚质、血瘀质。女性弱视患者常见体质依次为：阴虚质、平和质、湿热质、痰湿质、血瘀质、阳虚质、气虚质。屈光不正性弱视多为平和质、阴虚质和湿热质，屈光参差性弱视多为阴虚质和平和质，斜视性弱视多为阳虚质。总的看来，各种类型的弱视患儿以阴虚质为主，进一步佐证了弱视肝肾阴精亏损的病机。平和质患儿也占一定比例，考虑与眼病患儿以局部表现为主，全身症状、体征少有关，严格按照体质诊断标准划分，势必有一部分患儿诊断为平和质。

（3）弱视病因病机的再认识

随着现代诊疗设备越来越先进和精密，促进了弱视现代病理机制的研究。

图形视觉诱发电位作为视神经传导的检测方法之一，反映中医"脑神"的部分功能。20 世纪 90 年代王教授应用图形视觉诱发电位检查，发现弱视患儿的 N1、P1、N2 波潜伏期延长，波幅降低，并且通过治疗 N2、P2 波潜伏期明显缩短，波幅明显增高。在进一步研究中，将图形视觉诱发电位棋盘格分为黑白、红蓝、红黄不同颜色刺激，发现确诊为弱视的 26 例患儿 P100 潜伏期红蓝棋盘格较黑白和红黄棋盘格延长，波幅红蓝棋盘格较黑白棋盘格明显降低，差异有统计学意义（$P<0.01$）。轻度弱视也可观察到红蓝格刺激 P100 潜伏期明显延长。蓝（青）色属肝，肝体阴而用阳，一旦肝的阴血不足，则肝体必失阴柔之性而功能失调。《灵枢·脉度》曰："肝气通于目，肝和则目能辨五色矣"。肝不和则五色不辨。肝肾同居下焦，肝主藏血，肾主藏精，精血相互滋生，即肾精滋养于肝，使肝之阴血充足，以制约肝阳；肾精又赖肝血的不断补充而化生，使肾精充足以维持

肾的阴阳动态平衡。肾藏精，为先天之本，弱视患儿素体阴精亏损，先天不足则肝肾精亏，肝体失用，目窍失养，目不能视。

王焘在《外台秘要》中提出目能够正常视物的三个必要条件，"黑白分明，肝管无滞""外托三光""内因神识"，其中内因神识作为内因，发挥重要的作用。内因神识即包括现代医学所述之视中枢功能，视中枢功能属于"脑神"的范畴。现代医学关于弱视的研究也表明，在视觉通路视中枢出现相应的改变，如：弱视儿童双眼主要兴奋区域位于距状裂周围的纹状区、纹旁区及纹周区，实验研究发现斜视性弱视猫视皮质 21a 区突触超微结构以 GrayⅠ型非对称性突触居多，视皮质 17 区可见 NMDAR1 免疫阳性神经元呈棕褐色，神经元胞浆及轴、树突着色，核色淡或空染等超微结构改变。

经过上述研究，王教授对弱视的病因病机有了进一步的认识，主要是由于肝肾阴精亏损，精气不能上承濡养于目，目失所养，神光发越无源，同时与脑神的发育及功能失调有密切关系。在此基础上，我们提出了"肾脑目系统"与弱视发病相关性的学术观点。

在视觉功能的发生发育过程中，肾、脑、目之间关系密切，构成一个完整的系统。肾藏先天之精和后天之精，先天之精为脑和目的生成发育提供物质基础，促使其正常发育，目才能黑白分明；肝管无滞，脑才能具有正常的神识功能；在"三光"的刺激下完成正常的视觉过程；而后天之精的灌注滋养是脑目功能得以完善的保证，并使正常的视觉功能逐渐完善。

人体视觉过程包括对外界光信息接收、分析、识别几个方面。肾之先天之精是脑和目的生成、发育的物质基础，其为目接收光信息并正确传递给大脑提供了保障。脑的分析和识别能力又是视觉形成的关键，所以，在视觉形成的过程中，肾、脑、目之间存在密切联系，我们称之为肾 - 脑 - 目系统。《中国医药汇海·论脑为肾本》明确指出肾 - 脑 - 目的关系，"脑为髓之总汇，而目系即发生于此，凡目所见之物，无一不留影于脑中，故脑性最灵，尚能记忆，人之灵固莫灵于脑矣，然其灵根实起于肾"。

中医认为这些改变与"脑神"的发育及功能失调有密切关系，

因此弱视的发生不仅与肝肾阴精亏损，神光发生无源有关，还与"脑神"失养有密切关系。

3. 弱视治疗原则

王教授根据临床及实验研究结果，确立了滋补肝肾、健脾益气、益精养血、先后天同调为弱视治疗原则。

在肝肾阴精亏损，神光发生无源病机指导下，王教授继承了衣元良老主任补益肝肾，健脾益气养血之视明宝颗粒，临床应用 30 余年，主要成分为枸杞子、熟地黄、当归、菟丝子、白芍、党参、黄柏、陈皮等。对中药治疗弱视文献建立数据库，进行整理，对其辨证分型、用药规律进行统计分析，发现方中主要药物枸杞子、熟地黄、当归、菟丝子、白芍依次为统计频次之前五位，陈皮、党参之频次也居 20 次之高。方中补肝肾、益精血的熟地黄、枸杞子为君药，其中熟地黄能补养肝肾，精血并补，为滋养先天，治疗精血不足所致的目暗不明之要药；枸杞子滋补肝肾，养肝明目，与熟地黄合用，共奏滋补肝肾，填精明目之功效。当归、白芍为臣药，当归补肝血而明目，力专效宏，补而能行，白芍补益肝血，养血柔肝明目，为治血虚目暗之首选药物。党参，菟丝子为佐药，党参补血生津，不燥不腻，善于补脾养胃，健运中气，且可助当归、白芍养血生津之功；菟丝子能补肾益精，养肝明目益脾，既可补阳又可益阴，为平补肝肾之良药，与熟地同用有增强养肝明目作用，与党参配伍可增补益脾肾作用，对脾肾两虚，食欲不振，大便溏患儿作用尤佳。黄柏，陈皮为使药。其中黄柏苦寒沉降，此取其以泻为补之意，使火去不复伤阴。陈皮健脾和胃，理气燥湿在此为辅助之品，配入以上药物中能助其健脾之效，并使补而不滞。弱视患儿用药治疗时间较长，此药是防止长时间用滋补药而致火旺伤阴，主要是防患于未然。由此可见，全方的用药特点在于，先天与后天同调，药无偏性，一药多效，滋而不腻，动静相宜，调整阴阳。既考虑到眼的生理特点，又对儿童有极强的针对性。同时该药剂型为冲剂，保持了煎剂药效高，吸收快，奏效迅速的优点，并克服了汤剂煎服不便，用量偏大的弊端，因此，易为儿童所接受，提高了临床依从性。

　　王静波教授等应用视明饮（作用同视明宝颗粒，剂型不同）对 184 例 299 只弱视眼进行治疗，基本治愈率为 73.2%，有效率为 96.3%，治愈 3 年后视力保持在 0.9 以上者占 88.1%。对 17 例 34 眼弱视患儿进行中药治疗前后的图形视觉诱发电位（P-VEP）的观察发现除 N1 波潜伏期及波幅无明显变化外，N2、P2 波治疗后潜伏期明显缩短，波幅明显增高（P<0.01）。对视明宝颗粒进行的制剂、工艺、药效及肾虚和气血虚中医证型动物模型的研究证明：视明宝颗粒能显著改善肾虚和气血虚动物的各项实验指标和症状，并可促进机体发育。急性和慢性毒性试验均揭示视明宝颗粒临床拟定用药剂量和用药周期安全、无毒。通过超微结构及 NMDAR1 基因检测研究也证实：视明宝颗粒可以改善斜视性弱视造成的视皮层 17 区和 21a 区的损害，机理可能是中药能够加速复制转录过程，加快蛋白质的合成，增加突触的形成，增强突触的可塑性，提高突触的兴奋性，促进细胞代谢及损伤神经元的恢复。从临床、实验多方面证实视明宝颗粒作用疗效及机理。

　　临床发现严重弱视患儿多伴有智力、神智方面的异常，视明宝颗粒方中熟地、枸杞子具有明显的补益肝肾，填精生髓的功效，提示我们在今后的治疗同时要注意配合填精生髓治则的应用。

三、治疗春季卡他性结膜炎经验

　　春季卡他性结膜炎是季节性疾病，每于春暖花开时发病，秋冬季节症状消失，可连续数年，重者十数年，属于中医时复症、痒如虫行范畴。以眼部奇痒、睑结膜有大而扁平的乳头增生，角巩膜缘胶样堆积，分泌物中有大量嗜酸性粒细胞为特征。目前认为本病属自身免疫性疾病，为Ⅰ型变态反应。中医认为该病多因素体湿热内蕴，或有风热湿邪兼夹，正邪搏击，不得发散，应时而发，或因素体阴虚，外邪激发，至期即病。西医治疗本病多用抗过敏药物，如马来酸氯苯那敏、息斯敏、苯海拉明等，局部多用皮质类固醇类药物及色苷酸钠眼药水，见效快，但停药后复发快。因本病病程长，长期全身、局部用药有较多不良反应，特别是长期局部应用皮质类固醇类药物，常引起激素性青光眼、白内障、真菌性角膜炎等不可忽视的并发症。

中药治疗本病可标本兼治，能减少再次复发，无不良反应，病人易于接受。长期以来中医对本病的治疗积累了丰富的经验，但绝大部分是以内服药为主，少见局部用药的报道。近年来，以内服药加外熏洗，或内服药加外点西药眼药水的报道较多。虽然中药全身用药不良反应较化学性药物小得多，但本病病程较长，如长期用药不可避免地要产生药物对机体的某些不良反应，而且内服药特别是中药汤剂又极不方便，因此有效的局部用药将是安全而经济的治疗方法。王静波主任医师临床上常用外熏洗法治疗本病，对缓解病情、止痒有明显的效果。我们将老师长期应用于临床外熏洗治疗本病效果较好的川白汤研制成眼药水，局部点眼，取得了较好疗效。研究表明，川白眼药水能明显抑制大小白鼠被动皮肤过敏反应，与空白对照组比有显著差异，与等量色苷酸钠相比无显著差异；碳粒廓清法实验，小白鼠口服川白汤，血清中异物清除率有明显增加，说明有增强单核巨噬细胞系统吞噬功能的作用。

川白眼药水中药物作用及所含化学成分为：川芎——活血行气，散风止痛，其主要化学成分为挥发油、川芎嗪等，对平滑肌有抗痉作用；花椒——温中散寒，行气止痛，含挥发油 0.7%~0.9%，油中含异茴香醚；白芷——祛风散湿，排脓，生肌止痛，含有挥发油，比克—白芷素、辛比克—白芷醚；鹅不食草——祛风利湿，散瘀消肿，全草含有挥发油，蒲公英甾醇，搭配氨基酸等；金银花有疏风清热，凉血，解毒消炎之功效。选择用原方为熏洗用，是考虑其有效成分应为挥发油和水溶性物质，而从药物所含化学成分也能看出，本方各味中药都含有不同量的挥发油，这些药物作用同原方用法密切的结合，疗效甚佳，为此我们研制的川白眼药水的工艺是先提取挥发油，然后将水溶部分与挥发油混合制成滴眼液，这样就保证了原方药物的作用。从临床观察结果看，川白眼药水治疗春季卡他性结膜炎，其有效率，睑结膜型 100%，角膜缘型 90.5%，混合型 90.7%，说明对睑结膜型效果最好。本病虽然发作数年后可自愈，但本观察组的病人大多是多年反复发作者，平均病程在 1 年以上，最长者达 12 年，说明川白眼药水对春季卡他性结膜炎有较好的疗效，而且实验研究的结果也证明对Ⅰ型变态反应有效，且能起到一定的预防作用。我们将观察的部分病人，在每年发作前1个月给予用药观察复发情况，结果说明提前用药有防止复发的效果，其作用机理，有待深入研究。

对川白眼药水的实验研究表明，该药有抑制Ⅰ型变态反应的作用，与色苷酸钠组比较无显著差异，此与临床研究结论是一致的。同时还进行了"大小白鼠碳廓清试验""皮肤血管通透性试验"，实验说明川白眼药水能降低毛细血管的通透性，与空白组相比有显著差异。口服川白眼药水有增强单核巨噬细胞系统的吞噬功能，进一步探讨了其作用机理。相比西药取得了治愈率62.6%，有效率94.4%的疗效，与其他中医药治疗春季卡他性结膜炎报道中，有效率最高的姚氏组进行了比较，统计学处理证明无显著差异。但本组方法简单，病人易于接受，不但无副作用，且经济实用。本研究为国内首创，为春季卡他性结膜炎的治疗增添了又一新的局部用药品种，疗效显著，值得临床推广应用。

四、治疗视乳头血管炎经验

视乳头血管炎病因不明，多认为系视乳头内血管的一种非特异性炎症反应。由筛板前睫状动脉炎引起者，以视乳头水肿为主要表象（1型），由视网膜中央静脉炎引起者，则表现为视网膜广泛出血而颇似视网膜中央静脉阻塞（2型）。其临床特点是好发于青壮年，单眼多见，预后一般良好，但亦可转成缺血性视乳头病变（1型）或转化为缺血性视网膜中央静脉阻塞（2型）而致失明。

祖国医学多根据病因发病急缓、视力损害的轻重及病程长短，将其归属于暴盲或视瞻昏渺范畴，并认为肝郁化热，热入血分；阴虚火旺，血火灼伤脉络；肝阳偏亢，上逆致静脉瘀滞是其主要的病因病机。王静波教授在长期的医疗实践中对本病的治疗积累了丰富的经验，她认为热毒炽盛，热邪上扰及湿热内蕴，气血瘀阻亦是致病的主要因素，并将本病分为热毒炽盛、湿热内蕴、阴虚火旺三型进行辨证论治。对热毒炽盛型，因热象明显，出血量多且新鲜的早期病例，多重用清热解毒、凉血止血药；对热邪未出或痰湿瘀阻而致的湿热内蕴型，则重用清热利湿、活血化瘀、祛痰利水药；对病程较长，阴虚津亏，虚火上扰所致的阴虚火旺型，多选用滋阴降火、补益肝肾之品以扶助正气，并酌加活血化瘀、软坚散结药以促进出血、渗出的消散吸收。

另外，王静波主任医师治疗本病突出的特点是在前两型中重用清热解毒药如金银花、野菊花、蒲公英、龙胆草等，各型中均酌加活血化瘀药，如桃仁、红花、当归、赤芍、丹皮、郁金等，她认为热、郁是导致本病发生的主要原因，故应以清热解郁为要，热去郁解则诸症悉除。现代药理研究，清热解毒类中药可降低脉络膜血管的通透性，从而减少或消除血管的炎性反应；活血化瘀药可解除血管痉挛，减少周围血管的阻力，增加血流量，降低血液黏滞性，有消栓化瘀和促进组织新陈代谢的作用，故有利于眼底出血、水肿、渗出的吸收和视神经、视网膜功能的恢复。因此，中医药治疗本病较之西医的激素、光凝疗法具有疗程短、无副作用以及复发少等优点。

五、疼痛性眼肌麻痹综合征

疼痛性眼肌麻痹综合征是一种海绵窦及其附近的非特异性慢性炎症，以球后剧痛和眼肌麻痹为其特点的综合征。疼痛为一种持续性、针刺或撕扯样痛，有的剧痛难以忍受，疼痛的部位多发生在球后眼眶内或放射至颞侧及前额部，且为反复性，此种症状出现最早，消失也最早，为第Ⅴ脑神经眼神经分支受刺激的结果。眼肌麻痹可发生于疼痛之前或之后，一般为多条眼肌麻痹，也可为单一的神经麻痹，常累及第Ⅲ、Ⅳ、Ⅵ脑神经，多始于第Ⅲ脑神经，轻者表现为眼肌不全麻痹，重者眼肌全麻痹，是由于海绵窦和（或）眶上裂处神经干炎症侵犯的结果，一般均能自然消退或治愈，少数病例遗留神经功能不全。治疗以皮质激素大剂量冲击为主，同时应用抗生素和维生素。对疼痛明显者给予镇痛剂和镇静剂。但由于该病罕见，往往误诊误治，且应用激素不规范，往往易反复，成为慢性，迁延难愈。根据本病临床表现和病因病机与中医眼科文献中的"鹘眼凝睛"颇为相似。病机多为素有湿热，外感风邪，风湿热毒互结，痰湿阻络，气血瘀滞，瘀而化火，上灼睛珠，因而出现眼球胀痛，复视，胞睑红肿、下垂，眼球突出，转动失灵等一系列症状。治疗以清热利湿，疏风化痰，健脾益气，化瘀通络，常用自拟清热化痰通络汤加减来治疗，疗效显著。

老师曾跟随其师衣元良老先生应用中药治愈疼痛性眼肌麻痹综合征1例，汇报如下：

患者，女，30岁，左眼胀痛、复视3个月，伴眼眶、额部疼痛、眼睑下垂及眼球运动受限，于1993年3月10日就诊，发病后曾在外院诊为"疼痛性眼肌麻痹综合征"，应用皮质类固醇治疗有效，但剂量略减症状即加重，如此反复发作数次且出现激素副作用。1980年右眼首次出现上述症状，此后双眼多次交替发作，均需依赖大剂量激素治疗方可缓解。既往有慢性胆囊炎病史。

检查：视力右眼1.2，左眼1.5。右眼检查无异常。左眼上睑轻度下垂，鼻侧上方近眶缘皮下触及花生米大小之硬结，不活动，压痛(+)。球结膜充血、水肿较明显。瞳孔圆，大小正常，对光反应灵敏。眼底正常。眼球向上方及左、右运动受限，眶内未触及包块，眶压不高。眼球突出检查：右眼14mm，左眼17mm，眶距98mm。全身检查：形体呈向心性肥胖，体毛浓密。舌红、苔黄腻，脉沉弦。尿糖(-)，血糖4.2mmol/L。眶X线平片、脑电图、脑CT检查均无异常。

诊断：左眼疼痛性眼肌麻痹综合征。

辨证：脾胃湿热，外感风邪，痰湿阻络，气血郁滞。

治法：清热利湿，疏风化痰，健脾益气，化瘀通络。

方药：自拟清热化痰通络汤加减：野菊花20g，金银花、蒲公英、葛根各30g，龙胆草、胆南星、法半夏、当归、僵蚕、地龙、全蝎、白附子各10g，黄芩、党参、茯苓、白术、草决明、泽泻、赤芍各15g，荆芥、防风、白芷各12g，陈皮6g。水煎服，每日一剂。6剂后左眼红肿和胀痛减轻，上方去蒲公英、荆芥、防风，加夏枯草15g，细辛3g。18剂后，眼红肿和疼痛基本消失，鼻上方结节缩小变软，压痛消失。复视仍存在。上方去龙胆草、泽泻、草决明，改僵蚕为15g，地龙、全蝎各12g，加黄芪15g。12剂后再度出现上睑下垂，并有轻度红肿、疼痛。遂去黄芪、陈皮，加枳实15g。再服12剂后，上睑抬举正常，红肿疼痛消失，向正前方注视时复视消失，眼球上转正常，内转仍受限。上方去野菊花、白芷、细辛、法半夏、胆南星，加桃仁、红花各 10g，丹参 20g，女贞子、枸杞子各 15g。12 剂后复视消失，眼睑和眼球运动基本正常，眼球突出计检查：右眼 13mm，左眼 14mm，眶距 98mm。继续服上方 6 剂以巩固疗效。停药 3 个月复查，眼位及眼球活动正常，鼻上方结界消失。

讨论：本例患者脏腑素有湿热，外感风邪，风湿热毒互结，痰湿阻络，气血瘀滞，瘀而化火，上灼睛珠，因而出现眼球胀痛，复视，胞睑红肿、下垂，眼球突出，转动失灵等一系列症状。故方中重用野菊花、金银花、蒲公英、龙胆草、黄芩，清热泻火；荆芥、防风、白芷散风消肿；胆南星、法半夏、党参、茯苓、陈皮祛湿化痰、健脾益气；赤芍、当归、葛根、僵蚕、全蝎、地龙、白附子活血通络，解痉止痛；草决明、泽泻通腑泻热。全方标本兼治。

本例初发红肿疼痛为热毒炽盛，故用大量清热解毒、清泻脾胃湿热药物，红肿疼痛、眼睑下垂等症状明显好转。后来再度出现上眼睑下垂已非热毒及余邪所致，此乃脾弱气虚之症，仍有轻度红肿疼痛又非热毒全解，故此时不能尽用补脾益气之药，以防药之热性再煽火旺。因此在原方基础上减去黄芪、陈皮，加枳实，枳实配白术乃为枳术丸。白术苦温健脾，以补气为主；枳实苦寒下气消痞满，是补而不滞，消不伤正，寓消于补。

此外注意随证加减，灵活化裁。随着病情的好转，即减去祛风清热，邪火伤阴之辛散、苦寒之品，以防损伤脾胃，克伐正气之弊，转而侧重于化瘀通络，益气养阴，而适当加大僵蚕、地龙、全蝎的剂量，并加用桃仁、红花、丹参以加强活血通络之功；选加女贞子、枸杞子补肝肾，益精明目，以利病愈，并预防复发。

六、治疗围手术期及外伤后眼病的经验

目前认为，内眼手术的病人无论以何种式式施行手术时，无论切口大小，均须穿通眼球，并且手术过程中器械会多次自切口进出，眼内组织被动受到搅扰和牵拉推移，眼部的损伤程度实际上就相当于机械性穿通性眼外伤。我国目前已经普遍开展了玻璃体视网膜手术，近年来，随着显微技术的不断改进和光学仪器的不断完善，玻

璃体切割手术成功率也日益提高，手术适应征逐渐扩大。目前玻璃体切割术已广泛用于治疗各种增殖性玻璃体视网膜病变和复杂性视网膜脱离，并能取得较好的解剖和功能效果。玻璃体切割联合眼内填充提高了复杂性视网膜脱离的治愈率，但由于病变本身以及手术的原因，手术后出现的并发症或意外情况也越来越多。其中，手术后出现视神经萎缩甚至无光感是最为严重的情况之一，侯婧等研究认为视神经萎缩伴视网膜血管闭锁是增殖性糖尿病视网膜病变术后无光感的原因之一。既往文献报道视力丧失大多数直接由玻璃体视网膜手术后并发症引起，包括视乳头缺血及萎缩，手术后牵拉性视网膜脱离，孔源性视网膜脱离或混合性视网膜脱离等。早期视神经萎缩在眼底镜下大部分患者视乳头并无肉眼可觉察的病变。病人原有的全身性疾病也是术后出现视神经萎缩的原因之一，如糖尿病本身就可以造成视神经的缺血缺氧，视网膜毛细血管无灌注和缺血性视网膜内层组织萎缩而影响预后。高眼压可加重已有的视网膜缺血和视神经损害。手术中视网膜血管灌注减少即可引起继发缺血，加重已有的视网膜和视神经缺血损害，继而导致无光感。健康人全身血压在 40% 以内变化时，视网膜血流可以自主调控使其内层视网膜毛细血管灌注不变。而糖尿病患者视网膜血流自主调控能力差，对高眼压和全身血压变化的应对反应受损，有文献报道，眼压大于 26mmHg（1mmHg=0.133kPa）时即可导致无光感，因此，对手术后无光感的患者于手术后早期发现并及时控制高眼压可以改善视神经血流灌注，使患者恢复光感。侯菁等报道的无光感患眼中手术后 3 只眼发生视神经萎缩合并视网膜血管闭锁者均有高血压病史。丁小燕等做关于糖尿病视神经病变的研究中，242 眼检眼镜下检查视乳头均正常，但其中 83 眼 FFA 检查后显示有视乳头的异常表现，主要有表面毛细血管扩张、晚期染色等。现代医学研究认为，由于机械性损伤、缺血性损伤其导致的氧化损伤等因素可使视网膜神经节细胞不断死亡及视神经轴突不断减少。

王静波教授认为围手术期及外伤都有共同的致病机理就是目珠损伤，风邪侵袭。无论手术还是外伤都属机体的一种外来损伤，术后或外伤后脉络易损伤，正气受损，局部气血运行不畅，极易感受外邪，风热之邪乘隙入目，侵及血分，加之局部脉络瘀滞，热瘀互结，可变生诸证。其基本病因病机为风、热、瘀、虚四者相因为病。其热包括风热之邪与瘀血阻遏气机所致的内生热邪；其瘀包括手术创伤所致的局部瘀血和气虚血行不畅所致的气血郁滞；其虚往往为久病肝肾亏虚，加之手术创伤，气血耗损；另外，血不利则为水，局部还可出现组织水肿、高眼压等。这些因素均可致目窍萎闭，而视力低下之青盲。

治疗我们选用《原机启微》之除风益损汤，养血活血，除风益损。

我们在对患者入组治疗前的视野和视觉诱发电位检查发现，患者的视神经功能处于一个较低的水平，针对患者的不同证型临床上采取不同的治疗原则，因病制宜，因人制宜，目的在于激发患者已经受损但尚未死亡的视神经功能的恢复，以提高患者的视功能。

1. 除风益损汤加味的组方分析及方解：

（1）主要组成

除风益损汤出自元末明初医家倪维德所著的《原机启微》，原方为四物汤加藁本、前胡、防风，功用养血祛风，活血通络。主治目为物伤及血虚头痛。加味设计方为：熟地黄、当归、白芍、川芎、藁本、防风、前胡、菊花、石菖蒲、积雪草、三七、泽泻辨证施用。肝肾不足者，加枸杞子、菟丝子、潼蒺藜、桑葚以滋补肝肾，聪耳明目；气虚明显者，加党参、黄芪益气养血，气行则血行，有利于祛瘀生新；肝气郁结者，加香附、枳壳疏肝理气；若有热象者，去辛温之藁本、川芎、白芍，加蝉衣、赤芍、丹皮、丹参、郁金，以清热凉血祛风。

（2）方解

熟地黄：味甘，性温；归肝，肾经；能补血滋润、益精填髓。用于血虚萎黄，肝肾阴亏、腰膝酸软、耳鸣耳聋，消渴，便秘，肾虚喘促等。《本经逢原》："熟地黄，假火力蒸晒，转苦为甘，为阴中之阳，故能补肾中元气。"《本草正》："熟地黄性平，气味纯静，故能补五脏之真阴，而又于多血之脏为最要，得非脾胃经药耶？夫人之所以有生者，气与血耳。气主阳而动，血主阴而静。"《药品化义》："熟地，藉酒蒸熟，味苦化甘，性凉变温，专入肝脏补血。因肝苦急，用甘缓之，兼主温胆，能益心血，更补肾水。凡内伤不足，苦志劳神，忧患伤血，纵欲耗精，调经胎产，皆宜用此。安五脏，和血脉，润肌肤，养心冲，宁魂魄，滋补真阴，封填骨髓，为圣药也。"《珍珠囊》："大补血虚不足，通血脉，益气力。"王好古："主坐而欲起，目无所见。"《纲目》："填骨髓，长肌肉，生精血，补五脏，内伤不足，通血脉，利耳目，黑须发，男子五劳七伤，女子伤中胞漏，经候不调，胎产百病。"川芎能补血滋阴而补肝血，润肝燥，补风虚。"《本草正》："川芎，其性善散，又走肝经，气中之血药也。"《本草汇言》："芎藭，上行头目，下调经水，中开郁结，血中气药。尝为当归所使，非第治血有功，而治气亦神验也。"又云："同归、芍，可以生血脉而贯通营阴，若产科、眼科、疮肿科，此为要药。"川芎被称为血中之气药，活血祛瘀为佐药，畅血中之元气，使血自生，开郁行气，气行而血调，行气血而邪自散，其病立止。藁本：辛，温。归膀胱经。能祛风，散寒，除湿，止痛。《药性论》："治恶风流入腰，痛冷，能化小便，通血，去头风鼾疱。"《医学启源》："治头痛，胸痛，齿痛。"《本草正义》："藁本味辛气温，上行升散，专主太阳太阴之寒风寒湿，而能疏达厥阴郁滞，功用与细辛、川芎、羌活近似。"具有祛风散寒，除湿止痛的功效。前胡：性微寒，味苦、辛。归肺、脾、肝经。《纲目》："前胡，乃手足太阴、阳明之药，与柴胡纯阳上升，入少阳、厥阴者不同也。其功长于下气，故能治痰热喘嗽、痞膈呕逆诸疾。气下则火降，痰亦降矣，所以有推陈致新之绩，为痰气要药。陶弘景言其与柴胡同功非矣，治证虽同，而所入所主则异。"防风：辛、甘、微温。归肺、膀胱、肝、脾经。能祛风解表，胜湿止痛，止痉定搐。为"风药中之润剂"。《本经》："主大风头眩痛，恶风，风邪，目盲无所见，风行周身，骨节疼痹，烦满。"《日华子本草》："治三十六般风，男子一切劳劣，补中益神，风赤眼，止泪及瘫缓，通利五脏关脉，五劳七伤，赢损盗汗，心烦体重，能安神定志，匀气脉。"

　　方中重用四物汤养血活血，养血而不滞，行血而不破，畅达肝血以养目窍；藁本、前胡、防风祛风通络为使，配合成方，共奏逐邪通络以助消瘀明目，养血祛风，活血通络之功。三药合用，祛风而不燥，无伤阳之弊。风气通于肝，风药则能入肝，目系高位，非轻灵开发之药不能入，故此 3 味药，既为祛风逐邪而设，又有升引药力的作用。

综观除风益损汤加味全方，以四物汤为主活血养血，其中熟地黄补肾水，黑睛属肝为肾之子，子虚则补其母也。目为血所养，目伤则血病，故以当归养血活血，兼具止痛祛瘀消肿之功。白芍养血柔肝，散血消肿，因其味酸故有收缩瞳孔作用；川芎辛温，是血中之气药，活血通络止痛。目为血所养，"肝受血而能视"，目伤则血病，手术伤及目，既可有血虚，又可有血瘀，养血活血可使局部气血调畅，增强抵御外邪能力。藁本祛头风、通瘀血而疗目肿，前胡、防风通疗风邪，俾不凝留。菊花疏风清肝，养肝明目，并有一定的清热解毒作用，药性清轻发散，与藁本共同引药上行。久病者，多虚、多瘀，石菖蒲入心经可化瘀开窍，安心神、聪耳明目，积雪草清热解毒，散瘀消肿，现代研究表明有防止组织粘连，消炎、促进伤口愈合修复作用，三七可止血而不留瘀，促进术后组织修复，泽泻利水而不伤阴，可以减轻术后网膜水肿。上药合用，可以改善视乳头缺血及组织水肿，使视神经纤维功能恢复，视野恢复。

祖国医学认为，目以血为本，气血同源，眼部手术相当于一个人为的眼球穿孔伤，必然会使组织受损，气血受伤，从而因卫气衰惫，腠理失密，而致风邪毒乘虚而入，气机不畅，脉络瘀阻，血流滞缓，组织代谢障碍而导致视神经失养出现萎缩。目以血为本，气血同源，故对于玻璃体切除术后患者，治疗应当针对病因，谨守病机，从养血和血、祛风通络、健脾益气、利水消肿、退翳明目着手。祖国医学认为："凡治血者必先以祛瘀为要"，"热则血行，寒则血凝"。故治疗上早期应以原方加凉血止血，辅以活血化瘀，随症加减：这体现了中医辨证论治中整体辨证与局部辨证相结合的重要思想。虽然在眼底检查视乳头颜色苍白，似乎无瘀，但现代医学研究证实本病与多种病因引起的神经轴浆流的改变有关，神经元的轴突内的神经传递递质在细胞体和轴突末梢以一定的速度不断地传递流动，其他因素如贫血、缺氧、机械压迫、某些药物的影响而发生中断，影响到视功能，故本病与瘀血有关，治则活血化瘀通络，治疗应从养血和血、祛风通络、健脾益气、利水消肿、开窍明目着手。

2. 除风益损汤现代药理研究

本方可能通过以下途径起到保护视神经视网膜视功能的作用：

（1）改善微循环：现代药理研究证明活血化瘀中药均有不同程度的使血小板聚集力及黏附力降低的作用，从而改善血液循环，增加血管弹性，调整毛细血管通透性，使血液中携带的氧和其他营养物质均直接供给组织细胞，同时带走细胞代谢所排出的二氧化碳；并能扩张微血管，调整眼血管运动功能，促进侧支循环，增加血流量，改善视神经供血，提高视功能。现代药理研究表明：当归、熟地、白芍、枸杞子、川芎、桃仁、红花等能造血，改善微循环、抗血栓形成、起免疫调节等作用；白芍、川芎等还具有抗炎、抗病毒等抗微生物作用；防风有抗炎、抗病毒、抗血栓形成，调节免疫功能等作用；党参、郁金等具有造血、利水退肿、调节免疫功能、改善微循环、抗血栓形成，抗炎、镇痛等作用。微循环的改善可以增加视神经营养供应，改善神经缺血，促使视神经纤维功能恢复。

（2）控制术后炎症反应，减轻组织水肿：手术刺激使得视网膜、葡萄膜反应性血管痉挛，继而血管扩张，渗透性增加，发生视网膜水肿，导致视力下降。现代药理研究表明：防风、前胡、藁本有解热、镇痛及抗炎的作用；泽泻有显著利尿功能。故诸药合用，可以使脉络充畅，祛邪毒，而水肿自消。现有文献报道除风益损汤治疗外伤、白内障及青光眼术后炎症反应，如李民坚等报道应用除风益损汤加味治疗白内障术后并发症 38 例，总有效率及治疗时间均优于对照组。陈建峰等研究"除风益损汤"能明显减轻白内障术后葡萄膜反应，疗效优于消炎痛。调畅气血，活血化瘀，以改善微循环及视神经的营养，促进视细胞代谢及功能恢复。我们所做的临床实验观察中，治疗组眼前段症状与体征改善的程度与时间均优于对照组，治疗的有效率为100%，特别是对于组织水肿的减轻有着统计学显著性差异，同样说明除风益损汤加味对术后早期的炎症有着较好的抑制作用。

（3）对全身血流变的影响：王润生等对前部缺血性视神经病变患者 260 例（男 120 例，女 140 例）进行血浆中胆固醇、甘油三酯检查，并与正常人群对照组胆固醇、甘油三酯水平进行统计学处理。结果病变组胆固醇、甘油三酯明显高于对照组（t=3.70、5.01，P<0.05），说明高脂血症与前部缺血性视神经病变的发病密切相关。血液中血脂含量的增高本身可使血浆黏度增加，而高血脂使血细胞膜表面电荷的减少增加了血球的聚集性。另外，长期的高胆固醇血症会导致红细胞膜胆固醇含量和胆固醇储脂比值升高，影响血细胞膜的黏弹性以致变形性降低，加之中老年人群全身及视网膜动脉、颈内或颈总动脉不同程度的狭窄、硬化等，均导致血液的黏滞、凝聚加重或联合作用致眼局部循环障碍更加剧，当眼灌注压下降时，以致发生血管调节障碍，视神经血液供应不足。而当归对正常家兔和高脂血症家兔血液流变的影响实验研究中，高脂血症组各项血脂指标均显著高于正常对照组和正常当归组。当归治疗后 TG 水平显著低于高脂组（P<0.01）。高脂血症对外周血红细胞数比正常对照组低（P<0.01），用当归治疗后红细胞数升高（P<0.05）。而当归对正常兔的红细胞无明显升高作用（P>0.05）。当归还可升高正常及高脂血症兔的白细胞（P<0.05）。高脂血症经当归治疗后 HCT、Fib、ESRK 和高切时显著升高（P<0.05）。说明当归具有降低血小板聚集、改善血液流变学及明显抗血栓形成等作用。我们做的临床实验也表明除风益损汤加味可以降低治疗组患者总胆固醇值，说明除风益损汤可以通过降低患者血液黏稠度，改善血流变学等作用来起到视神经的保护作用。

（4）对眼内压的影响：眼压对于视神经的影响是毋庸置疑的，有文献报道，眼压大于 26mmHg（1mmHg=0.133kPa）时即可导致无光感。王慧力用 1%葛根素滴眼液对家兔眼高压模型干预后显示，葛根素有降低眼内压作用，作用强度和药物的浓度之间有相关性。对快速注射葡萄糖而引起的眼压升高有抑制作用。葛根素具有受体阻断作用，能改善慢性高眼压兔眼视神经轴浆流和视乳头微循环。药效的产生对房水药物浓度有滞后现象，且药效维持时间较长，表明葛根素是一种较理想的降低眼内压的药物，且提示有改善视力和视野的疗效。我们所做的临床研究表明，术后应用除风益损汤可以更好地控制术后的眼压波动，从而起到对视神经、视网膜的保护作用。

3. 除风益损汤在眼科的应用

（1）治疗眼外伤

陈明新等采用除风益损汤加味治疗外伤性前房出血133例，痊愈（前房内积血全部吸收，视力恢复到伤前水平或1.0以上）95例；显效（前房出血基本吸收，视力提高4行以上）17例；进步（前房内出血基本吸收，前房中出现白色条索状物，视力提高2~4行）18例，临床效果良好。吴森等应用除风益损汤加味治疗观察30例（30眼），取得较好疗效：治愈27例，占90%；好转2例，占7%；无效1例，占3%。宋慧玲用除风益损汤配合针刺治疗外伤性视神经萎缩60例，结果显效20只眼，有效29只眼，无效14只眼，总有效率为75.38%。

（2）治疗手术后并发症

杨海燕应用除风益损汤为主治疗白内障术后并发的虹膜睫状体炎，治疗组治疗时间少于对照组，起效快。且临床使用未见明显的不良反应。陈建峰等应用除风益损汤治疗白内障术后葡萄膜炎患者100例，结果观察组50眼中显效29眼，有效20眼，无效1眼，总有效率98%。对照组50眼中显效18眼，有效25眼，无效7眼，总有效率86%，观察组临床疗效优于对照组。周爱娟用除风益损汤加减治疗白内障术后角膜水肿，结果治疗组治愈时间明显短于对照组（t=2.43，p<0.05）。治愈后随访0.5~2年，58例患者角膜均透明，无角膜云翳等后遗症。徐辉认为PHACO+IOL手术所致干眼症是由于手术损目，风邪乘袭所致，故用除风益损汤治疗超声乳化白内障吸除联合人工晶体植入术后干眼症，治疗组治愈31只眼，好转14只眼，无效4只眼，总有效率为91.84%。对照组治愈27只眼，好转11只眼，无效8只眼，总有效率为82.61%。两组总有效率比较，差异有显著性意义（P<0.05）。李民坚等应用除风益损汤治疗白内障囊

外摘除加人工晶体植入术后前房出血、葡萄膜炎、角膜内皮水肿。治疗组平均治疗天数 5 天，对照组平均治疗天数 8 天 P<0.05，有显著性差异。治疗组疗效优于对照组，而且起效快，说明除风益损汤在治疗白内障囊外摘除加人工晶体植入术后并发症方面有着积极的作用。赛自金等应用除风益损汤联合泪然滴眼液治疗 LASIK 术后干眼症，治疗时间短，恢复快，治愈例数多，优于单纯西药治疗。

（3）其他

潘铭东等应用羊膜移植并除风益损汤加减治疗翼状胬肉，用羊膜移植法配合服用除风益损汤加减以消除术后瘀血，减轻术后反应，促进移植片存活，从而大大降低了翼状胬肉术后的复发。

王教授应用除风益损汤治疗围手术期及外伤性眼病，效果显著，将围手术期和外伤性眼病的病因病机和除风益损汤的主治病证相结合，进一步扩大了除风益损汤在眼科的适应征，扩大了眼科经典方剂的临床应用范围。

七、治疗黄斑变性经验

传统中医对黄斑变性没有明确的论述，《证治准绳》中："若人五十以外而目昏者，虽治不复光明，其实犹月之过望，天真日衰，自然目光渐衰。"归于"视瞻昏渺"的范畴。本病多是年老脾、肾的虚损，导致痰湿蕴结、瘀血闭阻清窍。王教授也多从脾、肾论治。

现代中医眼科学把"五轮学说"作为理论指导，认为黄斑区属广义的瞳神，瞳神属肾水，故黄斑由肾所主。陈达夫、王明芳根据《素问·金匮真言论》"中央黄色入通于脾"的论述，则认为黄斑区位于视网膜的中央，属足太阴脾经，本病与脾的功能密切相关；脾主运化、脾气统血，脾虚运化失司，则黄斑区可见渗出、水肿、出血，病程日久，瘀血阻滞，可见萎缩灶。总体而言，黄斑区病变多与脾、肾相关，与王教授思想相契合。

王教授多年临床经验发现黄斑变性患者多病程较长，伴有全身性或者慢性病史，身体状况较差，后期多以气虚血瘀为主，认为目中精明的盛衰与气血的盛衰有着密切联系，气虚不利，精血不足，目失濡养，神光发越不能。气的生成主要与肾、脾相关。随着人体的衰老，脏腑功能逐渐衰退，肾虚失藏，精耗气衰，脾虚不运，宗气不生，气机升降出入失司；脾胃虚弱，血液生化乏匮，肾不藏精，生血乏源，不能正常发挥濡养和代谢作用；脾虚运化无力，导致瘀血内生。本病临床上以视力下降、视物变形为主，伴有玻璃膜疣、出血，水肿，形体消瘦，精神疲惫，肢体麻木，气短懒言，肌肤甲错，舌苔瘀点，总属气虚血瘀，本虚标实。肾为先天之本，脾为后天之本，患者久病，年老体衰，气血失衡，流通受阻，瘀血停滞。瘀血的形成，导致脏腑无法得到濡养，继而脏腑虚损，精亏气耗。瘀血内滞，气血运行失司，损伤气的生化作用。气的生化作用减弱，影响脏腑功能的发挥，气血运行不畅，周而复始，恶性循环。患者临床上多体虚乏力，久病难治。脾胃虚弱，血液生化乏匮，肾不藏精，生血乏源；血的运行依赖于气的推动，温煦；血行于脉中依赖于气的固摄作用，脾虚气血运化乏源，肝肾精血不足，影响濡养和代谢作用的正常发挥；脾虚运化无力，导致瘀血阻滞。临床上多出现玻璃膜疣、出血、水肿。

我们将 2014~2016 年王静波教授治疗气虚血瘀型黄斑变性病例，应用中医传承辅助平台进行总结分析，得出王静波教授治疗气虚血瘀型黄斑变性的用药规律及学术思想，推演归纳出疗效肯定的成方。

1. 王静波教授用药四气五味归经分析

何为四气？即寒热温凉四种药性，也称四性。四气是药性理论的重要组成，反映了药物对人体阴阳盛衰、寒热变化的作用倾向，也是反映药物作用的主要依据。历代本草在论述药物的功用时，首先标明"气"和"味"。通过对王静波教授治疗气虚血瘀型黄斑变性用药四气分析显示：温＞寒＞平＞凉＞热，用药温性药偏重，用药 161 次，使用频率为 41.07%；王教授方中温性药多用熟地、当归黄芪等，主用作君药以温阳利水，温经通络，或用作臣药以增强补血之功；寒味药使用 114 次，药物使用率为 29.08%；主要用药有郁金、地龙等，用作佐药以凉血解毒，清热利尿，清化热痰；对于气虚血瘀型患者，气虚推动不利，血行瘀滞不畅，用以温性药以温阳利水，温经通络，寒性以凉血解毒，清热利尿，清热化痰。何为五味？五味即指酸、苦、甘、辛、咸，其具有不同的功效，有些还有涩味和淡味，但五味是五种基本滋味，所以称五味。五味既是对不同药物味道的反映也是对药物功效的概括。对药物五味频次分析发现：甘＞苦＞辛＞咸＞酸＞涩＞淡；以甘、苦和辛味为主，甘味累积使用226次，药物使用频率为38.37%，甘"能补、能缓、能和"，此类药有补益、和中、调和药性、缓急止痛的功效，气虚血瘀型患者此类药使用居多；王教授甘味药主要包括熟地、当归、黄芪，用作君药以滋养补虚，同时可调和药性；苦味药使用164次，占总药物使用的27.84%，苦味"能泄、能燥、能坚"，以泻火存阴；王教授方中多用作佐药，以陈皮、乳香为例；陈皮可增强理气健脾，推动气血运行助化痰；乳香以活血，合用没药以增强化瘀之效。依据药物归经频数分析：肝＞脾＞心＞肾＞肺＞胃＞胆＞膀胱＞心包＞大肠＞小肠＞三焦；归经频率第一位是足厥阴肝经，频数是237，所占比例24.23%，肝开窍于目，肝受血能视，肝与目的关系紧密；第二位是足太阴脾经，频数是191，所占比例是19.53%，黄斑区属足太阴脾经，黄斑变性与脾的功能密切相关，目得脾之精微的濡养，目可视；第三位是手少阴心经，频数是155，所占比例是15.85%；第四位是足少阴肾经，频数是133，所占比例是13.60%。从归经规律可看出王静波教授治疗气虚血瘀型黄斑变性以主从肝脾肾三经论治同时兼顾心肺经。

2. 王静波教授用药药物归类分析

通过药物归类分析可知，药物类别共计12类为：补虚药＞清热药＞活血化瘀药＞利水渗湿药＞解表药＞化痰止咳平喘药＞平肝息风药＞安神药＞收涩药＞温里药＞理气药＞祛风湿药。正邪相争，损耗人体正气，疾病后期往往出现脏腑亏虚。甘温能补，与四气五味相合；湿邪阻滞、正气亏虚等原因导致气机瘀滞，血运不通，瘀血内生。以川芎为首活血行气，祛瘀开窍，运化痰湿以利目；脾虚水谷运化失司，易产生湿邪。茯苓渗湿利水，和胃健脾宁心；正气亏虚，机体卫外不足，易感风邪。解表药可通达腠理，通调三焦水道，可促进人体水液代谢功能的正常发挥；脾气亏虚，脾不摄血，聚内生痰，可导致黄斑区的渗出、水肿、出血，陈皮理气健脾以增强统摄功能，燥湿化痰以促进渗出、水肿、出血的吸收。

3. 王静波教授用药频数分析

通过药物频数分析得出：前十二位药分别是熟地＞当归＞黄芪＞陈皮＞川芎＞茯苓＞地龙＞乳香＞枸杞子＞党参＞郁金＞女贞子，这些药物具有养血滋阴，填精益髓，补气健脾，燥湿化痰，活血行气，利水渗湿，清热息风，益精明目等功效，对气虚血瘀型黄斑变性具有一定的针对性，可以抓住疾病的主要矛盾，对症治疗。

熟地：药性甘、微温，沉也。归肝、肾经。主要功效养血滋阴，填精益髓。熟地为养血补虚之要药，常与当归、川芎同用，治疗血虚萎黄等，如四物汤（《和剂局方》）；熟地质润入肾，为补肾阴之要药，常与山药、山茱萸等同用，治疗肝肾阴虚诸证，《本草新编》中熟地还具有化痰之功效，可治心、肝、肾所出之痰。地黄有生地黄，熟地黄之分，生地黄药性苦、甘、寒，沉也，其功专于凉血止血。王静波教授方中多用熟地作为君药，常用剂量15g。熟地归肝肾经，以填精益髓，肾中精气充足，目能视之；以滋阴养血，肝得血可视；同时化痰燥湿，抑制痰湿生成，减轻水肿及玻璃膜疣的生成，且现代药理熟地可以促进神经因子生长，提高血液中抗氧化酶活性，从而改善血管中缺血缺氧的状况，有利于黄斑部渗出，水肿的吸收。

当归：本品甘、辛、温，可升可降。归肝、心、脾经。主要功效以补血调经，活血止痛，润肠通便，为补血之圣药。虽有上下之分，而补血则一。当归用到补气药中可增强补气之功，用到补血药中可增强补血之效，用到升提的药物中可增加提气之度，用到降逐的药物之中可提升逐血之力。王教授多用作臣药与熟地相合用，提升补血的效果。用量为10g~12g。现代药理学研究当归具有抗血栓、增强血流量、增强机体免疫力、改善心脑缺血情况等作用。

黄芪：本品甘、微温，可升可降，为补中益气之要药。归脾、肺经。主要作用是补气健脾，升阳举陷，益卫固表，利尿消肿，托毒生肌。若脾虚水湿失运，当归可补气健脾，利尿消肿，标本兼治，是治气虚水肿之要药，与白术、茯苓等配伍时还可增强益气生血的功效，如当归补血汤（《兰室秘藏》）以之与当归同用。王教授多以生黄芪用作君药，生黄芪益气具有推动血运促进瘀血活化之功又能托毒外出，用量为15g~30g。黄芪专攻补气，患病初期正邪交争，多以祛邪为主，重用黄芪补气为君药，其可双补脾肾，还可固卫实表，用量为15g；久病体虚者，因虚致瘀，气虚血瘀者，多与桃仁、红花、丹参合用以行气活血，与女贞子合用滋补肝肾，滋而不腻。且相关实验研究证明黄芪具有抑制网膜神经节细胞凋亡的作用，对保护视神经具有一定的功效。

陈皮：可分为"陈皮"和"广陈皮"，陈皮多见。其性辛、苦，温，气味升多于降。归脾、肺经。主要的功效是理气健脾，燥湿化痰。《本草纲目》："其治百病，总取其理气燥湿之功。同补药则补，同泻药则泻，同升药则升，同降药则降。"气滞可形成一切有形血食痰郁。陈皮有理气健脾的功效，其性温燥，所以治疗寒湿阻中型的气滞最为适宜。脾不统血，脾气虚弱，运化失司，内聚成痰，可引起黄斑区的渗出、玻璃膜疣。故王教授多取6g陈皮以理气健脾增强脾之统摄功能，同时燥湿化痰以促进黄斑区水肿渗出吸收。现代药理发现，陈皮内含挥发油、黄酮类等成分，具有抗炎、抗氧化、降血压、助消化、利胆保肝及祛痰平喘等作用。

川芎：味辛，气温，升也，阳也，无毒。归肝、胆、心包经。主要作用是活血行气，祛风止痛。川芎既能作君药又能作臣药，还可作佐使，但都需和补气、补血的药物合用，合用使其功效倍增。如果单用川芎来补血，则可能引起血动，反而有血散的忧虑；单用川芎来止痛，疼痛虽止，但有暴亡的顾虑。形成瘀血的原因有三点：一是气滞血瘀，血随气行，气机郁滞使血液运行不畅，瘀血内生；二是湿邪阻滞，湿邪阻滞气机，气血运行不通，瘀血内生；三是因虚致郁，脏腑亏虚，虚而无力运行，瘀血内生。故王教授多以当归、熟地为君，以川芎为佐使。凡病程日久，缠绵不愈，舌质紫暗或有瘀斑、瘀点者皆可使用，用其活血行气之功。川芎可活血行气，祛瘀开窍，运化痰湿以利目。现在药理发现，川芎可改善心脑供血，有效成分对神经中枢有镇静作用同时对肝、肾等均有影响。

茯苓：味甘、淡，气平，降也。归脾、心、肾经。药物的主要作用是利水渗湿、健脾宁心。《本草备要·木部·茯苓》中茯苓不同性味具有不同的功效，如甘温说明其具有健脾助阳的功效，淡味则具有利窍除湿的功效。茯苓既能祛邪，又能扶正，利水的同时可不损伤正气；用治寒热虚实各种水肿。茯苓味淡，具有利窍除湿之功，湿无所聚，痰无可生，得以减轻水肿，化痰利水。故具有水肿的患者王教授多加茯苓以利水渗湿，用量多为15g。现代药理示茯苓具有利尿、延缓衰老的作用，可以抑制急慢性炎症，并且能增强机体免疫力。

地龙：咸、寒。归肝、脾、膀胱经。主要功效是清热息风，通络，平喘，利尿。地龙具有通络的功效，与黄芪、当归等补气活血药合用，以增强活血通络之功。现代研究显示地龙具有解热、镇静、增强免疫，抗肿瘤、降压、利尿等作用。王教授主要用其与黄芪、当归配伍，增强其补气活血之功同时可增强免疫，利尿消肿，减轻水肿。

乳香：味辛、苦，气温，阳也，无毒。归心、肝、脾经。主要功效：活血行气止痛，消肿生肌。乳香可入血分，气分，适用于所有的气滞血瘀引起的痛症，在内能运行脏腑气血，在外可疏通经络，能够行血中气滞，和没药合用可化瘀止痛。现代药理显示乳香具有镇痛、消炎，促进愈合的作用。王教授方中多用6g为佐药与没药合用，增强乳香以行气活血之功，配合没药的化瘀之效，同时以消炎镇痛，抑制新生血管形成，减轻水肿和出血。

枸杞子：味甘、苦，气微温。归肝、肾经。主要功效：滋补肝肾，益精明目。枸杞子可用于治疗精血不足所致的视力减退、两目干涩、内障目昏等证，是平补肾精肝血的良品，常与熟地、山茱萸、山药、菊花等品同用，如杞菊地黄丸（《医级》）。研究显示枸杞子有促进免疫、强壮身体、抗肿瘤、抗突变、改善造血功能等多种作用。王教授多用30g枸杞子入方剂，益精填髓增强助阳之功，入肝增强补血之效，达到滋阴明目的功效。

党参：甘，平。归脾肺经。主要功效：补脾肺气，补血，生津。党参常与白术、茯苓等同治疗中气不足的体虚倦怠等症，以达到补气养血，健脾除湿的目的；对于气不生血，或血不化气的患者，本品既能补气，又能补血。现代药理研究证实，党参中含有皂苷、微量生物碱、葡萄糖等物质，其对中枢神经系统有兴奋作用，能提高人体的抗病能力。同时党参与黄芪合可增强巨噬细胞吞噬功能。故王教授多用12g党参作为臣药与黄芪合用以补气活血化瘀同时减少水肿、出血，同时增强身体抵抗力。

郁金：味苦，气寒，纯阴。无毒。归肝、胆、心经。主要功效：活血止痛，行气解郁，清心凉血，利胆退黄。为血家要药。郁金入血分，可治疗所有血症，郁金又可降气，则可下气降火。郁金辛散活血行气，与木香合用可治气血瘀滞之痛症。《医宗金鉴》曰：气郁倍木香，血瘀倍郁金；现代药理示郁金具有保肝、利胆的作用，还具有抗癌作用，主要包括通过细胞毒作用抑制肿瘤细胞生长、诱导癌细胞凋亡、抑制癌转移及抗肿瘤血管生成。郁金药性偏寒，既可入血分，又可入气分，故王教授用15g郁金为佐药以活血止痛，行气解郁，同时利用其抗肿瘤血管生成的作用控制水肿形成。

女贞子：味苦、甘，气平，无毒。归肝、肾经。主要功效：滋补肝肾，乌须明目。女贞子偏寒凉，增补肝肾之阴，适用于肝肾阴虚所致的目暗不明、视力减退。现代药理显示女贞子具有增强免疫功能，预防动脉硬化，还具有一定的抗衰老作用。王教授多用12g女贞子为臣药以滋补肝肾，补精调血，同时增强免疫抑制新生血管生成。

4. 药物组合分析

药物关联组合常见的组合为熟地 - 当归，熟地 - 黄芪，黄芪 - 当归。

熟地 - 当归：熟地滋补肾阴，填精充髓。当归主要功效以补血调经，活血止痛，润肠通便。二者合用重在滋阴补血，且补行相合，在补血同时能行血，行血的同时不伤血。对于血虚萎黄等证，常以当归养肝补血，和血调经为君；熟地黄滋阴补血为臣；如四物汤，是以熟地厚润滋腻之性为生营阴之"基"，伍当归和血入心则"变化而赤是谓血"，共成补血调血之功。

熟地 - 黄芪：熟地滋补肾阴，填精充髓。黄芪补气健脾，升阳举陷，益卫固表，利尿消肿，托毒生肌，为补中益气之要药。肝肾阴虚，肾精亏耗的患者皆可用熟地入肝肾经。气虚证以及气血两虚的患者多用黄芪以补虚，如脾胃气虚、肺气虚、卫气虚等。二者合用以填精益髓，养阴补血，活血止痛，改善肝、脾、肾三脏功能，以促进瘀血的吸收，促进黄斑区玻璃膜疣、渗出的吸收。

黄芪—当归：气分、血分的药物相合而用，血药得到气药的资助而生血更快。黄芪于当归，可助当归以生血。当归本可生血，但其生血缓慢，故需借助黄芪以补气生血，增强其生血之效。且需黄芪当归用量相当，或者重用黄芪，例如当归补血汤。血液流失过多，即重用补血药，生血甚微，不可滋养全身，需与补气药合用。故补血必先补气也。但又怕补气太过导致阴阳失衡，故配伍当归以生血，使气七血三，阴阳均衡。生气而又生血，两无他害也。故王教授多用黄芪—当归配伍，黄芪多为15~30g，当归多为10~12g，补行相合，补血的同时补气，补气的同时助血生成。

5. 王静波教授药物组方分析

基于中医传承辅助软件初步分析得出基础方：熟地、当归、黄芪、陈皮、川芎、茯苓、地龙、乳香、枸杞子、党参、郁金、女贞子，与王静波教授进行交流整改后得出经验方：党参、黄芪、郁金、熟地、当归、地龙、红花、乳香、女贞子，并命名为参芪郁金汤。方中君药为熟地、黄芪；熟地归属于肝、肾经，养血滋阴，补精充髓；黄芪归肺、脾、肝、肾经，补气健脾，卫外固表，升阳举陷，利尿消肿。二者合用主要归肝、脾、肾三经，以填精充髓，养阴补血，活血止痛。臣为党参、女贞子、当归，以辅助君药补气养血活血。党参归脾、肺经，以补中益气；女贞子入肝、肾经以补益肝肾，明目；当归入肝、心、脾经，以活血温经。佐为地龙、郁金、红花、乳香，以行血中气滞，解郁散结，通达脉络。乳香入心、肝、脾，可行气活血，常与没药合用，增强乳香活血之功，借助没药化瘀之效，以达到活血化瘀的目的；地龙归肝、脾、膀胱，可通经活络、利尿；郁金入肝、心、肺，以行气解郁，活血凉血止痛；红花可活血通经，散瘀止痛。随证加减水肿加桂枝、泽泻、茯苓、车前子；新鲜出血加仙鹤草、生蒲黄；陈旧出血加丹参、桃仁、乌梢蛇；机化物加昆布、石决明。

6. 临床疗效观察

王静波教授对年龄相关性黄斑变性证属气虚血瘀型患者，随证加减：水肿加桂枝、茯苓、泽泻、车前子；新鲜出血加仙鹤草、生蒲黄；陈旧出血加丹参、桃仁、乌梢蛇；机化物加昆布、石决明。

通过比较治疗前后视力、Amsler 表变形面积、黄斑区中央网膜厚度、出血面积、玻璃膜疣及全身症状体征的疗效差异，评估临床疗效。现将结果分析如下：

治疗前后视力：治疗组治疗前视力为 0.3±0.158，治疗后视力为 0.52±0.253；对照组治疗前视力为 0.37±0.225，治疗后视力为 0.42±0.253；经治疗，治疗组的视力提高，对照组视力无明显提高，治疗组效果优于对照组。治疗前后 Amsler 表变形面积：治疗组治疗前 Amsler 表变形面积为 64.19±26.061，治疗后 Amsler 表变形面积为 44.93±26.677；对照组治疗前 Amsler 表变形面积为 59.88±28.248，治疗后 Amsler 表变形面积为 54.48±27.983；治疗前后黄斑区中央网膜厚度：治疗组治疗前黄斑区中央网膜厚度为 271.4±29.909，治疗后黄斑区中央网膜厚度为 244.69±24.803；对照组治疗前黄斑区中央网膜厚度为 266.3±42.901，治疗后黄斑区中央网膜厚度为 257.48±30.427；治疗前后出血面积积分：治疗组治疗前出血面积积分为 1.95±0.962，治疗后出血面积积分为 0.64±0.85；对照组治疗前出血面积积分为 1.53±1.219，治疗后出血面积积分为 1.15±0.921；治疗前后玻璃膜疣积分：治疗组治疗前玻璃膜疣积分为 1.98±0.78，治疗后玻璃膜疣积分为 1.31±0.563；对照组治疗前玻璃膜疣积分为 2.07±0.73，治疗后玻璃膜疣积分为 1.68±0.73；经治疗 Amsler 表变形面积、黄斑区中央网膜厚度、出血面积及玻璃膜疣的情况治疗前两组组间比较均无显著性差异（P>0.05），治疗后两组组间比较均有显著性差异（P<0.05），两组治疗前后组内比较均有显著性差异（P<0.05）；经治疗，两组 Amsler 表变形面积、黄斑区中央网膜厚度、出血面积、玻璃膜疣的情况均有改善，且治疗效果治疗组优于对照组。

治疗前后全身症状体征：经治疗，两组全身症状体征均好转，治疗效果治疗组优于对照组。

综上所述，治疗后视力、Amsler 表变形面积、黄斑区中央网膜厚度、出血面积、玻璃膜疣及全身症状体征较治疗前均有不同程度的改善，以参芪郁金汤治疗气虚血瘀型黄斑变性，可明显改善眼部临床症状、体征，提高或保持视力，改善视功能，延缓黄斑变性病情发展，改善预后。

八、治疗老年性白内障经验

老年性白内障是一种最多见的后天性原发性白内障，其致盲率在我国已由建国初期的第四位上升到近年的第一位。1987 年在全国范围内进行的视力残疾（盲及低视力）抽样调查的结果显示，白内障占老年人视力残疾的 60.19%，居各种眼病之首。另据世界卫生组织及近年来国内提供的资料表明，老年性白内障的患病率及致盲率均居首位。今后，随着人类平均寿命的延长，本病的发病率仍有增高的趋势。因此，对这种严重影响患者的自身健康和生活自理能力的常见眼病进行及时、有效的防治已成为当务之急，开展以治疗老年性白内障为主的各项研究对于防盲工作是十分必要的。目前，虽然白内障手术技术发展日新月异，超声乳化加人工晶体植入术治疗白内障为主要有效手段，但仍然存在不少难以解决的问题，如手术并发症所致不可逆盲目，角膜失代偿，术后干眼以及因其他原因无法接受手术等等，故应用药物减慢或防止白内障的发生、发展就具有更加重要的意义。

1. 学术思想和临床经验

王静波教授继承了衣元良教授治疗白内障的经验，衣老早在 60 年代初就着手中药治疗老年性白内障的研究工作，他熟读经典，勤求古训，博览群书，融会百家，注重实践，着力创新，在多年的临床实践中不断探索，研究出了一套完整的理论体系及行之有效的治疗方法，归结起来，其主要的学术思想及临床经验有以下三点。

（1）博采众长，审证求因。老年性白内障属中医"圆翳内障"的范畴。因最终在瞳神之中出现圆形白色或棕褐色的翳障，而眼无红肿，瞳神圆整无缺，展缩自如，故《秘传眼科龙术论》称之为圆翳内障，《世医得效方》则称其为"圆翳"。祖国医学对本病的认识及论述虽已有上千年的历史，但均侧重于对症状的描述和根据病变形态分类，如历代眼科文献所载与本病类同者就有浮翳、沉翳、枣花翳、黄心白翳、如银内障等十余种之多；《目经大成》描述本病为："障在睛内……白色或微黄，或粉青，状如星，如枣花，如半月，如剑脊，如水银之走，如膏脂之凝，如油之滴水中，如冰之冻杯内。"由于历史的原因，前人对本病的病因病机及治则、方药所论较少，尤其在病因病机方面认识不一致，且欠全面。如巢元方在《诸病源候论目青盲有翳候》中认为本病系"……风热乘之，气不外泄，蕴积睛间而生翳，似蝇翅者复瞳子上。"《张氏医通·七窍门》认为此系"肝肾俱虚而得"。《外台秘要》称其为"脑流青盲眼"，认为乃脑脂流结目中所致。《原机启微》认为系"阴弱不能配阳"，遂致肝木不平，内挟心火，为势妄行，火炎不制，神水受伤，上为内障。《审视瑶函》认为："乃郁气伤科冲和清纯之元气，故阳光精华为其闭塞而不得发见。"近代陈达夫则认为："老年性白内障主要由于少阴里虚，精气不收，真元不足，以致瞳神后的肺脏精膏，分泌出金性本质，色白如银，结聚在瞳神之中，成为内障。"归结起来，其发病与心、肝、脾、肺、肾五脏均有关，亦与风、火（热）二邪有关。对于前人的经验，王老既尊崇古训，潜心研究，又结合实际，创有新意。如对于风、火（热）二邪为病因的论述，他根据老年性白内障发病眼外无红肿、疼痛，瞳神圆整无缺的临床特征，分析前人所述可能系眼部炎性病变如色素膜炎（瞳神紧小）等所致的并发性白内障，而非老年性白内障。而对于此病的发生与心、肺二脏关系的论述，则根据平时细审详察所积累的临床经验及娴熟的医理，认为发病虽与心、肺有一定关系，但主要应责之于肝、肾、脾三脏。因老年性白内障多见于50岁以上的老年人，临证除自觉视物昏花外，多伴有头晕耳鸣，腰膝疲软，食少乏力，面白口干等全身症状，结合《内经》："五十岁，肝气始衰，肝叶如薄，胆汁始减，目始不明。"男子"七八，肝气衰，筋不能动。天癸竭，精少，肾脏衰，形体皆极。"李东垣"脾虚则五脏六腑之精皆失所司，不能上归于止"的理论，以及现代医学认为老年性白内障发病与衰老、退行性变、营养代谢紊乱、内分泌失调等因素有关的学说，故而提出上述论点。此外，衣老还根据本病病程长，进展缓慢，久病气虚的特点，结合"气能行血"的理论，认为气虚则无力推动血脉，血行迟缓易形成血瘀，甚则阻滞脉络，结成瘀血。因此，在综合分析的基础上提出了老年性白内障的发病主要是因年老体弱，肝肾不足，脾虚失运，以致气血两虚，气滞血瘀，精气不能上荣于目而致晶珠混浊的发病机理，并针对上述病因病机，确立了以滋补肝肾，健脾和胃，活血明目为主的治疗原则，创制了治疗老年性白内障的有效方剂祛障明目汤及其片剂，取得了良好的临床效果。这一新的病因病机学说的确立，是衣老精研医理，注重实践的结果，也是他在审证求因方面博采众长，勇于创新的结晶。

(2) 从肝肾入手，用药首重脾胃。老年性白内障病因复杂，病程冗长，治疗难见速效且疗效难以持久。对此，衣老认为诊治本病应分清主次，执简驭繁，从中找出规律性的东西。他根据《内经》："肝开窍于目，目受血而能视""肝气通于目，肝和则能辨五色矣""肾虚则目眈眈无所见""髓海不足……目无所见"的理论，认为任何引起肝血不足，肝气郁滞，肾阴亏损的原因均能造成内障疾患，如年老久病，情志不畅，忿怒暴悖，用脑过度，营养不良等等。并且晶珠在轮属肾，祖国医学有"肝肾同源"之说，即肝藏血，肾藏精，精血可以相互转化，二者常同盛同衰，肝的疏泄条达和调节血量的功能必须依赖肾阴的滋养，肾阴的再生，也必须依赖肝的疏泄而入藏于肾，亦如《直指方》所说："目者肝之外候。肝取木，肾取水，水能生木，子母相合，故肝肾之气充则精彩光明，肝肾之气乏，则昏蒙运眩。"因此，衣老将肝肾亏虚视为导致本病发生的根本原因，辨证时主要从肝肾二脏入手，采用以滋补肝肾，益精养阴，滋水涵木法为主的治疗原则，并根据补肾之中药可改善老年人肾上腺皮质储备功能，延缓其老化的药理研究结果，在临证用药时常常施以滋肾养阴，平肝明目之品，如女贞子、肉苁蓉、潼蒺藜、首乌、桑葚子、茺蔚子等等，以达肾精充足，肝血畅旺之功。另外，衣老虽然认为老年性白内障的发生与肝、肾二脏密切相关，但脾者土也，万物之所由也，故与脾的关系亦不可忽视。李杲在《兰室秘藏》中说："五脏六腑之精气皆禀受于脾，上贯于目，脾者诸阴之首也，止者血脉之宗也，故脾虚则五脏之精气皆失所司，不能归明于目矣。"肝血的化生，肾精的补充，均赖脾胃运化与吸收的功能，所以说脾是人体营养的主要来源，为"后天之本"。脾的功能健旺，则肝血化生有源，统摄备注和运化水湿、维持体液代谢的平衡等功能降低或失调，便会因目失濡养而导致白内障的发生。加之人至老年多中气虚弱，消化吸收的功能日渐衰退，稍有不慎，如饮食不节，过思多虑，劳累疲倦等等，均可损伤脾胃，而促使病情发展，因此，临证时除施以滋补肝肾法外，健脾和胃亦是衣老治疗老年性白内障的主要法则之一。此点从衣老处方遣药方面随时体现出来，如临证常常用云苓、白术、山药，焦三仙等药以健脾益气和胃；在用苦寒及滋补之剂时都加用枳壳、陈皮等理气之品以防脾胃受损或过补而痰湿内阻。在审证时，见微知著，只要病人食欲、大便、面色等略有异常，就及时加用调理之药物，其他有碍之品不用或少用，如果失调明显，就专从脾胃入手，待病情好转再转换方药。

(3) 善调气血，补虚与祛瘀并用。纵观古今中医治疗老年性白内障之治则及方药，多从补虚入手，如对于肝肾两亏型，治以滋补肝肾，益精明目，方用明目地黄丸、熟地首乌汤（熟地、首乌、黄精、枸杞子、元参、磁石）、杞菊地黄丸、生脉六味汤、二参还睛汤（力参、元参、熟地、当归、白芍、旱莲草、麦冬、车前子）加桑葚、枸杞。对于肾阳不足者，治以温补肾阳，以桂附八味丸加五味子、何首乌或右归丸治之。对于脾虚气弱型，治以益气健脾，养血升阳，方用冲和养胃汤加减，另有用补中益气汤、益气聪明汤或二参还睛汤去熟地、玄参、麦冬，加黄芪、白术、茯苓、甘草以健脾补中，还有用薯蓣丸加减治疗者，对于阴虚型，治以抑母宁子法，方用陈氏金水丸为主治之。此外，心肾不交者常用磁朱丸治疗；心脾两虚者治以补益心脾，常用归脾汤；气血两亏者，常用四物五子汤、人参养荣汤；肝热上扰者，以石决明散加减治疗之。衣老在多年的临床实践中，悉心研究，融会百家，对本病的认识更加深透。他根据本病发展缓慢、病程长（或可达数十年之久），据"久病致瘀"之说，结合老年人皆阳虚少动多静之体（其血行迟滞缓慢，易于成瘀）

及人到老年，对离、退休后环境改变的不适应等诸多烦恼（最易情志不舒导致肝郁气滞，而气机不畅又是致瘀之源）的特点，认为气滞血瘀亦是发病的主要因素之一，"虚""瘀"并存是导致内障发生的根本。衣老还指出，老年人阴精气血本已亏虚，加之瘀血形成，阻滞脉络，气血运行不畅则不能上承濡养于目，从而晶珠失养而变混浊。因此，在治疗本病时，不仅要以补虚为本，而且也要善调气血。如方中常用红花、川芎以行气活血，并酌加丹参、郁金散瘀化滞、疏通脉络；加茺蔚子活血祛瘀，清肝明目，以使气血充足，血行畅旺，达灌注全身，循行于目，荣养晶珠，清障明目的目的。上述所用的活血化瘀之药，均已为现代药理学研究证实具有扩张血管、改善微循环，促进组织修复、再生及抗衰老的作用。活血明目法则的创立，是前无古人的，复习古今中外所能查阅到的眼科文献资料，均未见有关类似的记载，故而认为此系衣老治疗老年性白内障具有独特风格的学术思想，也是疗效显著、持久，且能改善病人全身症状，延缓其衰老的诀窍之一。

2. 祛障明目汤治疗早期老年性白内障临床疗效观察

祛障明目汤是王静波教授恩师衣元良主任根据祖国医学理论和多年的临床实践经验，创制的治疗早期老年性白内障的有效方剂。它历经反复筛选，组方、选药精良、严谨，并经临床验证疗效显著，是一颗凝结着衣老30余年辛勤耕耘的心血，在"银海"中闪烁的明珠。"中国中医药报"曾在1992年7月13日刊文介绍衣老治疗老年性白内障的经验，表彰他为防盲工作所做出的业绩。王教授随师学习三载，亲聆教诲，获益匪浅。现将经用此方治疗的部分病例进行疗效分析，旨在总结衣老的治疗经验，以与同道共享。

临床资料

(1) 一般资料：本组51例，93只眼，均系门诊病人。其中男34例，6只眼，女17例，33只眼。年龄最小45岁，最大82岁，平均57.45岁。治疗前最低视力0.1，最高0.7，平均0.53。病程最短两个月，最长三年，平均六个月。服药剂数，最少的15剂，最多的130剂，平均64剂。

(2) 诊断标准：年龄：45岁以上。视力：0.7~0.1。晶体混浊包括空泡，水裂，板层分离，轮辐状混浊，楔形混浊，核硬化及后囊下混浊。但不包括少数不影响视力的点状混浊。除去引起视力下降的白内障以外的其他病因，如屈光不正、某些眼底病等。

（3）疗效标准：用国际视力表检查视力，以视力提高与否作为评价疗效的标准。分显效：视力提高 4 行以上，或达到 1.0 以上；有效：视力提高 1~3 行；无效：视力提高不到 1 行。

（4）治疗方法：以"祛障明目汤"水煎，每日一剂，早晚饭后分两次服，两个月为一疗程。方药；熟地 15g、党参 12g、当归 12g、白芍 12g、川芎 10g、红花 10g、云苓 12g、菊花 12g、女贞子 12g、肉苁蓉 12g、潼蒺藜 10g、山药 15g、车前子 12g、陈皮 6g。加减：肾阳虚加巴戟天、菟丝子；脾气虚者加黄芪、白术；阴虚重加玄参、麦冬；气血郁滞加枳壳、丹参；肝胆湿热加栀子、龙胆草；肝阳上扰者加石决明、双钩藤；大便秘结加草决明、火麻仁。

（5）治疗结果：经治疗，93 只眼显效的有 67 只眼，占 72.04%，有效的 20 只眼，占 21.5%，无效的 6 只眼，占 6.46%。总有效率为 93.54%。治疗后最低视力 0.1，最高达 1.5，平均视力为 0.904。随访情况：对 40 例，73 只眼进行停药半年以上的随访（最短的 6 个月，最长的达 5 年以上），视力稳定者 33 例，60 只眼，占 82.2%，下降者 7 例，13 只眼，占 17.8%。

体会

众所周知，老年性白内障的预防和治疗是目前我国防盲工作的重要课题之一，虽然国内外治疗白内障的药物为数不少，但长期临床资料表明，诸多药物的治疗作用尚缺少科学的评价，其疗效均不肯定。祖国医学虽对本病早有记载，亦有一些方剂用于治疗，如补肾丸、补肝散、羚羊角饮子、生熟地黄丸等等。近代中医医家亦有不少中药治疗老年性白内障的报道，但资料均较零散和缺少系统的观察。王静波老师在其老师的指导下熟读经典，精研医理，反复实践，在长期的临床实践中继承了衣老行之有效的治疗方法。本病主要是由于年老体弱，肝肾不足，脾胃虚弱，导致气血两虚，气滞血瘀，精气不能上荣于目而致晶珠混浊的发病机理。确立从肝、肾、脾三脏着手的原则，创制了集补肝肾，健脾胃，活血明目于一体的"祛障明目汤"。方中熟地、白芍、女贞子、肉苁蓉、潼蒺藜滋补肝肾，益精养血；党参、云苓、山药、陈皮补中益气，健脾和胃；川芎、当归、红花行气活血，化瘀消滞；菊花、车前子平肝明目，升清降浊。全方组方精练，配伍合理，共奏祛障明目之效。此外，王老结合现代药理学研究——中草药抗白内障的作用机理可能是通过调节机体的代谢，改善晶状体的内环境而发挥作用的论点，在临证时，尤其注意患者的全身情况，除详查眼局部情况外，对每一患者都细审详察五脏六腑之盛衰，注意其发病时间的长短、诱因、年龄、体质、营养状况、饮食起居、外界环境及全身疾病对眼的影响等多方面的情况。在辨证上不为局部表现所束缚，处方用药机动灵活，亦不拘泥于一法一方。如对肝肾亏损重者，多加用菟丝子、巴戟天、桑葚子等以增强滋补之力；对脾虚气弱明显的加用黄芪、黄精、白术等益气健脾药；对气血郁滞重者，重用柴胡、郁金、丹参等以化瘀消滞，活血通络；对阴虚肝热上扰者（即膨胀期白内障易并发青光眼者）则加用清肝热，养肝阴，散郁火之石决明、夏枯草、草决明、栀子等药物。王老还根据动物实验研究结果——云苓有降低眼内压作用，而加大其用量以利水渗湿达降压效。实践证明，该方药实为治疗早期老年性白内障的益方良药，它的问世可有力地说明：中药作为一种治疗白内障的药物，不仅疗效好，毒副作用小，宜于长期服用，而且具有调整阴阳、扶正培本的特点，这是任何全成类药物所无法比拟的。但衣老亦非常客观而实事求是地指出：中药治疗老年性白内障虽确实有效，但仅限于对早期病例，若系晚期（近成熟期），则效果甚微。故强调治疗本病应注意早期诊断和早期治疗。

九、治疗白塞氏综合征经验

白塞氏综合征与《金匮要略》所述狐惑病的有些症状相似，中医论治多用《金匮要略》中的甘草泻心汤或赤小豆当归散。根据临床辨证本病累及眼部时多为肝肾阴虚火旺，老师应用知柏地黄汤治疗，效果显著。

王教授在辨证论治中未拘泥于古人的治则方药而按病情辨证用

药，发现大部分病人因病情反复发作，并非实证、湿热，而为虚证，多为虚火上炎所致，应以滋阴降火法治疗。本病初期多为热证，热久伤阴，久病伤肾阴，肝肾阴亏，虚火上炎首犯目窍，故眼红疼，视力下降；阴亏津液不能滋润关窍之处，致使二阴疾患久不愈；肾水不能上济于心则心阴虚，心阳偏亢，心火上炎则舌肿，口舌生疮溃烂反复发作久不愈合。《景岳全书》曰："口舌生疮固多由上焦之热，治宜清火，然有酒色劳倦过度，肺虚而中气不足者，又非寒凉可治，故虽久用清凉终不见效，此当察其所由或补心脾或滋肾水或以理中汤或以密附子之类反而治之，方可痊愈。"实验研究证明大量的免疫抑制剂能造成阳虚、阴阳双虚。我科收治的病人多为眼部症状明显者，且多久治不愈。长期用免疫抑制剂的患者多有阳虚或阴阳双虚体征。寒凉药久用亦同样耗伤阳气，日久则阴阳双亏，虚火上炎于目，故用补益肝肾，滋阴降火法能收效。

本病属免疫性疾病，用免疫抑制剂疗效不确，现偏向于用免疫增强剂。中药活血解毒剂一般认为具有免疫抑制作用，而温补之剂则大都具有免疫增强作用。两者固然均可使用，但应以温补法为主。在中药与免疫方面的研究资料也证明，补阴补阳等中药对提高细胞免疫，体液免疫，特异性和非特异性免疫均有一定作用。知柏地黄汤中几味药合用有免疫增强作用及双向调节作用。本方剂较长时间用药调整了机体免疫机能，故能收到一定效果。

日本松本克彦在论及本病中医治疗时亦认为："滋阴清热剂，今后很有研究的必要"，"短期治疗应用清热解毒剂，长期可用滋阴清热剂"。滋阴降火法不仅对眼部病变有较好的疗效，对全身各部位病变都有作用。本方可能调节了机体免疫能力，当病情基本控制时坚持较长一段时间中药治疗，对抑制本病复发有一定意义。王教授曾观察7例应用知柏地黄汤治疗白塞氏病病案，现总结如下：

一、临床资料：7例均为男性，年龄最小26岁，最大48岁，平均33岁；病程：3个月~1年3例，1~5年3例，18年1例；7例中累及眼、口腔及生殖器并伴有皮肤病变者3例；无皮肤病变者2例，只累及眼和口腔或眼和生殖器并伴有皮肤损害者2例。皮肤损害主要为丘疹、结节性红斑和针刺后脓疱疮样变。其中 2 例伴有胃肠道症状，5 例伴有关节酸痛症状，3 例血沉增高。7 例患者均为双眼发病，表现为色素膜炎，部分伴有视神经、视网膜病变。

二、治疗方法：本组病人入院前均用过强的松、地塞米松等激素药物，入院后服中药过程中逐渐停用，个别患者改为局部用药。中药服知柏地黄汤加味。

三、结果

治疗前后全身情况及眼部情况变化见表 1 和表 2

表 1：治疗前后全身病变的分布（例数）

	皮肤损害	口腔溃疡	外阴溃疡	胃肠症状	关节病变
治疗前	5	7	5	2	4
治疗后	1	1	0	0	0

表 2：治疗前后眼部情况比较（眼数）

	视力			KP（+）	房水混浊	玻璃体混浊	眼底病损
	<0.1	0.1~0.5	>0.6				
治疗前	7	3	4	10	12	14	8
治疗后	2	7	5	2	1	11	4

治疗后视力不佳者为遗留玻璃体混浊及眼底病变。口腔、外阴溃疡及皮肤病变也基本控制。

十、治疗葡萄膜大脑炎经验

葡萄膜大脑炎病情严重，病程长，易复发，难治疗，常因反复发作而继发青光眼、白内障或视网膜脱离而致双目失明。长期应用激素副作用大，不少病例出现严重副作用仍未得到满意控制，一旦减量或停用激素，病情又急剧恶化。某些病人还因其他全身性疾病不能长期大量应用激素。王静波教授对该病患者以中医辨证治疗为主，配合其他治疗取得一定效果。

王教授曾观察 25 例葡萄膜大脑炎患者，具体如下：

临床资料

1. 一般资料

25 例全部为我院眼科病房 1982~1986 年间住院病人。男性 20 例，女性 5 例。年龄最小 22 岁，最大 63 岁，平均 41 岁，其中 30~55 岁 18 例。疗程最长 141 天，最短 15 天，平均 47 天。

2. 全身情况

发病时有发烧史 3 例，有头痛史 18 例，伴有恶心呕吐者 14 例，皮肤白斑，头发睫毛变白者 12 例。所有患者在病程中不同程度出现过头痛、重听、耳鸣、脱发、白发及皮肤白斑等症状。

3. 眼部情况

25 例全部双眼同时患病，双眼病变程度基本相等。治疗前有睫状充血 22 例，不同程度角膜后沉着物 38 眼，房水混浊 32 眼，不同程度虹膜后粘连 20 眼，koeppe 氏结节 3 眼，晶状体混浊 14 眼，玻璃体混浊 40 眼，继发青光眼 13 眼，眼底不能窥清 6 眼，视乳头充血水肿 18 眼，视网膜静脉充盈 30 眼，网膜水肿渗出 14 眼，伴有视网膜脱离 6 眼。视力情况见下表：

表 3 治疗前后视力比较（眼）

视力	<0.02	0.02~0.05	0.06~0.08	0.1~0.3	0.4~0.8	>0.8
治疗前	13	9	3	16	7	2
治疗后	5	2	6	6	19	12

这些病例治疗采用中医辨证治疗为主，用知柏地黄汤 10 例，明目地黄汤 7 例，龙胆泻肝汤 4 例，苦参汤、白虎汤、丹栀逍遥散、清营汤各 1 例。

急性炎症期用中医辨证治疗配合全身局部应用激素及阿托品散瞳，炎症稳定后单用中药治疗。在院外或他院用激素治疗时间长的病人，在用中药辨证治疗时逐渐停用激素。

经治疗后睫状充血全部消退，遗留不同程度角膜后沉着物 12 眼，炎症控制仍有少许光斑 4 眼。0.1 以下 13 眼中 7 眼因继发性青光眼，5 眼因继发视网膜脱离时间较久，治疗后视力无明显提高。治疗后视力仍在 0.8 以下者多有不同程度并发性白内障，继发性青光眼、视网膜脱离。

本病眼部病变部位主要在葡萄膜，祖国医学认为睛帘、络膜，神水神膏受此膜层的润养。本病病因主要是毒邪深伏于营卫气血津液之中，五脏六腑百骸七窍均受其害，在目则睛红瞳浊，视物不清，在全身则脱发、白发、白斑、头痛、耳鸣、失聪等。治疗早期以祛邪为主，后期以祛邪扶正或扶正祛邪为主。本文 25 例在炎症较重的急性期均表现为肝胆湿热，肝经郁热，施以龙胆泻肝汤、丹栀逍遥散等祛邪。对慢性期及晚期以滋补肝肾、滋阴降火用明目地黄汤、知柏地黄汤等扶正祛邪。在用激素邪势被压抑的情况下，适当加用扶正药是控制本病复发的根本措施，本文 25 例中 17 例以知柏地黄汤、明目地黄汤加减治疗。用祛邪药为主的病例在邪势顿挫后也改为扶正祛邪以巩固治疗，以"使正气不为清而致虚，邪气不为补而树炽。"本病中出现的瞳神干缺、视物昏花、重听、耳鸣、脱发、白发等多属肝肾阴虚范畴，故扶正药多为滋补肝肾药。

25 例病人中 2 例早期就诊病人在治疗后炎症控制，视力均恢复到 1.0 以上，停药后未再复发，故早期中西医结合治疗均能使病人恢复较好视功能。

本为大部分病人院外已经激素治疗，一部分病人出现激素副作用，但一停激素则炎症加重，经用中药治疗后炎症逐渐缓解的情况下停用激素，多未引起病情反复。

西医认为本病晚期病人一般不需要治疗，治疗是无效的，而我院收治的多为慢性期及晚期病人，经中西医结合治疗使大部分病人视力有所提高。本病后期因炎症反复发作致一系列并发症，视力降低，早期尽快控制炎症是避免发生一系列并发症的关键。用激素尽快控制炎症，以中药防止激素副作用、防止本病复发是目前较为理想的治疗方案，故早期中西医结合治疗必能使更多患者保存更好的视功能。

十一、八味大发散加减在眼科的应用

八味大发散是《眼科奇书》（又名《眼科宜书》）最早记载的方剂，该书原撰著人不详，1923~1934 年间曾 3 次印刷，后经荆小侍（chou）

整理后为眼科同道所知晓。《眼科奇书》中将眼病分为内外二障，该书认为"外障一般属寒，内障一般属气"认为外障红肿疼痛、眵泪等是陈寒外束所致。治疗方剂用"四味大发散""八味大发散"，对内障眼指出"皆由怒气伤肝"所致，治疗则提出"先用破气药"的治疗原则，临床上至今仍有医者遵其说。

历代眼科书多认为外障眼红肿、疼痛、羞明流泪、生眵等症为"热"为"火"，如刘河间云："目病属火"，张子和明确提出"目不因火则不病"，因此多用辛凉发散，清热泻火药以治，《眼科奇书》作者提出外障眼病有"寒"的同时，并未否定外障眼病有"热"有"火"，为外障眼病治疗开拓了思路。王静波教授近年来临床应用其加减治疗多种眼病也取得了较好的临床效果，现简单总结如下。

八味大发散药物组成：麻黄 6~10 克，蔓荆子 6 克，藁本、北细辛各 3~6 克，羌活、防风、川芎各 6 克，白芷 12 克。

八味大发散方解：麻黄：辛、温，归肺、膀胱经，功效：发汗解表，宣肺平喘，利尿消肿。蔓荆子：微寒、苦、辛，归膀胱、肝、胃经，功效：疏散风热，清理头目，主治目赤多泪，目暗不明，头晕目眩。藁本：辛、温，归膀胱经，功效：散寒、除湿、止痛。细辛：辛、温，归肺、肾、心经，功效：祛风散寒，通窍止痛。羌活：辛、温、苦，归肾、膀胱经，功效：散寒祛风，除湿止痛。防风：辛、微温、甘，归膀胱、肝、脾经，功效：解表祛风，胜湿、止痛。川芎：辛、温，归肝、胆、心包经，功效：活血行气，祛风止痛。白芷：辛、温，归胃、大肠、肺经，功效：祛风除湿，通窍止痛。

王教授常用该方加减治疗以下的眼病：

1. 免疫性结膜炎：常在原方基础上加蝉蜕、乌梢蛇。

2. 急性结膜炎：细菌性可原方去麻黄、细辛，加蒲公英、桑白皮、黄芩、赤芍、密蒙花；病毒性结膜炎可在原方基础上加大青叶、贯众，加重羌活用量。

3. 慢性结膜炎伴干眼症：在原方基础上加黄精、北沙参；后期眼表症状减轻后可用益气养阴养血祛风药巩固疗效。

4. 慢性结膜炎伴视疲劳：在原方基础上加肉苁蓉、当归。

5. 边缘性角膜炎：在原方基础上加当归、谷精草、蝉蜕；新生血管较多者可加赤芍、密蒙花。

6. 眼后节手术后：原方去麻黄、羌活，加当归、麦冬、枸杞子；伴有视网膜下液或黄斑水肿者合五苓散加减；糖尿病视网膜病变术后者可合桃红四物汤加减。

第四章　常用中药

第一节　解表药

一、桂枝

【性味归经】味辛、甘、性温，归肺、肾、心经。

【功效】发汗解表，助阳化气，温通经络。

【眼科应用】用于阳虚水停，导致的眼部水肿，如五苓散、苓桂术甘汤，助阳化气、温通经络之效。

【用量】5~10g，可以用到30g。

【药理研究】现代研究表明，桂枝具有抑菌、抗炎、抗过敏、抗肿瘤、抗病毒、利尿、扩张血管、促进发汗、降压、解热、解痉镇痛、镇静、抗惊厥、抗血小板聚集、抗凝血等多种药理活性。

【眼科古籍文献摘要】

《内经》："疹后营郁不能透发，余热伤眼，眦烂睛红，久而不愈，此肝气不调之故。肝窍于目而司营血，血热未清，肝气抑遏，故令病此。以凉营达木、泻湿清风之药调其肝气，木荣风息，眼病自瘥。"

二、荆芥

【性味归经】味辛，微苦，性微温，归肺、肾、心经。

【功效】生品具有祛风解表、宣毒透疹、散瘀止血之。

【眼科应用】治目中黑花，头风泪出，口面㖞斜，如五秀重明丸治目瘾色昏花，四顺凉肝散治视物昏朦、不能久视。

【用量】3~9g

【药理研究】现代研究表明，荆芥具有抗炎、抗病毒、抗过敏、抑菌、解热镇痛、止血和一定的抗肿瘤作用。

【眼科古籍文献摘要】

《内经·发挥·黄帝素问宣明论方·卷十四·眼目门·眼目总论》："川芎郁金各二钱、荆芥穗一分、薄荷叶一分、盆硝二钱、红豆一钱，以上为细末，后入盆硝上研匀，鼻内三两耳剜。力慢加药。病甚者，兼夜之。凡热多风少，随证选用诸药。金丝膏治一切目疾，昏暗如纱罗所遮，或疼或痛。"

三、防风

【性味归经】味辛、甘，性微温，归膀胱、肺、脾、肝经。

【功效】祛风解表，胜湿止痛，止痉。

【眼科应用】治眼睑生疮，椒疮，粟疮，睑弦赤烂，实热生疮，如加减四物汤。与天麻、乌梢蛇同用治疗眼肌麻痹，与芩连同用治疗红眼病。

【用量】3~9g

【药理研究】现代研究表明，防风具有解热、镇痛、抗炎、抗菌、抗病毒、抗肿瘤、增强免疫功能、镇静、抗惊厥、抗氧化等作用。

四、羌活

【性味归经】味辛；苦；性温。归膀胱；肾经。

【功效】解表散寒、祛风胜湿、止痛。

【眼科应用】用于风邪外束之胞睑浮肿，白睛肿胀、头痛鼻塞，眉棱骨疼，脑巅沉重、羞明流泪，眼肌麻痹。如羌活胜风汤，加减羌活胜风汤。

【用量】3~9g

【药理研究】现代研究表明，羌活具有抗病毒，抑菌，解热、抗炎镇痛，抗血栓，促进脑血流，抗心律失常，抗脑衰老，抗脑肿瘤抗氧化，抗癫痫等作用。

【眼科古籍文献摘要】

《审视瑶函》："祛风一字散 (川乌、川首、荆芥穗、羌活、防风、薄荷) 治疗'治目痒极难忍'。""防风羌活汤 (防风、川羌活、半夏、黄芩、南星、细辛、白术、甘草、川芎) 治疗治眉棱骨痛，而风寒在脑，或感痰湿，及脑昏痛。"

《原机启微》："升麻龙胆草饮子 (升麻、羌活、麻黄、炙甘草、

谷精草、蛇蜕、龙胆草、郁金、炒黄芩、青蛤粉) 治疗湿热导致的
"小儿掩眼，流脓生翳。" "洗肝散 (薄荷叶、当归、羌活、防风、
山栀仁、甘草、大黄、川芎) 治疗'风毒上攻，暴作目赤，肿痛难开，
瘾涩眵泪'。" "羌菊散 (羌活、防风、栀子、甘草、菊花、白蒺藜)
治疗'小儿肝脏壅热，眼生浮翳'"

《眼科奇书》："八味大发散 (麻黄、细辛，羌活、防风、蔓荆子、
藁本、川芎、白芷梢、老姜) 用以治疗感冒风寒而成外障或因过用
寒凉导致的翳障眼病。"

《东垣试效方》："冲和养胃汤 (柴胡、羌活、防风、炙甘草、
当归、白术、升麻、白芍药、干姜、五味子、人参、葛根、黄芪、
白茯苓) 治内障眼病。"

五、白芷

【性味归经】味辛，温。归肺，胃经。

【功效】祛风解表、燥湿止痛、消肿、排脓。

【眼科应用】用于祛风止痛，对于头目疼痛，特别是痛在阳明
经者 (如眉棱骨、眼眶骨、前额等)，常与藁本、蔓荆子配伍。对
风热所致眼目赤痛，常与黄芩配伍。用于胞睑疮肿疼痛，白芷治疮
疡初期能消散，溃后能排脓，常与蒲公英，金银花配伍。

【用量】3~9g

【药理研究】现代研究表明，羌活具有抗病毒，抑菌，解热、
抗炎镇痛，抗血栓，促进脑血流，抗心律失常，抗脑衰老，抗脑肿
瘤抗氧化，抗癫痫等作用。

六、藁本

【性味归经】味辛，温。归膀胱经，督脉。

【功效】祛风燥湿，散寒止痛。

【眼科应用】用于头风目肿，本品辛散，善达巅顶，故常用于
巅顶头痛，偏头风，目赤恶风等，常与川芎，白芷配伍如羌活胜风汤。

【用量】9~27g

【药理研究】现代药理学研究表明藁本具有解热，镇痛，抗炎，
抑菌，抑制平滑肌，平喘的作用。

七、薄荷

【性味归经】味辛，凉。归肺、肝经。

【功效】散风退热，解郁疏气，清利头目。

【眼科应用】用于头目赤痛，睑弦赤烂如银翘散，治头痛目赤如洗肝散，治黑睛新翳，瞳神干缺；本品又能疏肝解郁可治疗肝郁气滞的眼目胀痛。

【用量】3~9g

【药理研究】现代药理学研究表明薄荷具有抗病毒，镇痛，止咳，杀菌，利胆的作用。

【眼科古籍文献摘要】

《本草纲目·主治第四卷·百病主治药·眼目》："去风热。烂弦，以姜汁，浸研，泡汤洗。"

《圣济总录·卷第一百四·风毒冲目虚热赤痛》："治风热攻目昏涩疼痛旋眩，咽喉壅塞，语声不出。薄荷散方。"

《普济方·卷七十七·眼目门·目涩痛》："凡眼涩（出卫生家宝方），以薄荷汤煎洗。"

八、牛蒡子

【性味归经】味辛，苦，寒。归肺、胃经。

【功效】疏散风热，清热解毒。

【眼科应用】用于风热引起的白睛、胞睑红赤肿痛，可与菊花、金银花、连翘配伍，合大黄引热下行治胞肿如桃。

【用量】3~9g

【药理研究】现代药理学研究表明薄荷具有抗菌抗病毒，降血糖，降压，抗肿瘤的作用。

九、蝉蜕

【性味归经】味咸，甘，寒。归肺、肝经。

【功效】清热疏风止痒，退目翳。

【眼科应用】既可祛风又能止痒，可用于目痒，对风热引起的目赤肿痛，翳膜遮睛有明目退翳之功。

【用量】3~6g

【药理研究】现代药理学研究表明蝉蜕具有抗惊厥，解热镇痛镇静，平喘，抗炎抗氧化，抗肿瘤，免疫抑制，抗过敏，抗凝，红细胞膜保护作用。

【眼科古籍文献摘要】

钱氏方："痘后目翳。蝉蜕为末，每一钱，羊肝煎汤下，日二服。"

《和剂局方》："蝉花散，治肝经蕴热，风毒之气内搏上攻，眼目赤肿，翳膜疼痛昏涩，内外障翳，咸治之。用蝉蜕、谷精草、刺蒺藜、甘菊花、防风、草决明、密蒙花、甘草、羌活、黄芩、蔓荆子、川芎、木贼草、荆芥，等分为末。每二钱，茶清调，食后临卧各一服。"

《本草纲目·主治第四卷·百病主治药·眼目》："目昏障翳，煎水服；产后翳，为末，羊肝汤服。"

《太平惠民和剂局方·卷之七·宝庆新增方》："蝉花散治肝经蕴热，风毒之气内搏，上攻眼目，翳膜遮睛，赤肿疼痛，昏暗视物不明，隐涩难开，多生眵泪，内外障眼，蝉蜕（洗净去土）、谷精草（洗去土）、白蒺藜（炒）、菊花（去梗）、防风（不见火）、草决明（炒）、密蒙花（去枝）、羌活黄芩（去土）、蔓荆子（去白皮）、山栀子（去皮）、甘草（炒）、川芎（不见火）、木贼草（净洗）、荆芥穗（各等分）。"

《太平惠民和剂局方·卷之七·续添诸局经验秘方》："蝉花无比散治大人、小儿远年近日一切风眼，气眼攻注，眼目昏暗，睑生风粟，或痛或痒，渐生翳膜，侵睛遮障，视物不明，及久患偏正头风，牵搐两眼，渐渐细小，连眶赤烂，及小儿疮疹入眼，白膜遮睛，赤涩隐痛，并皆治之。常服祛风、退翳、明目。"

十、桑叶

【性味归经】味苦，甘，寒。归肺、肝经。

【功效】祛风清热，清肝明目。

【眼科应用】治风热头痛，目赤流泪，头晕目眩，面目浮肿，配菊花治疗迎风流泪，配黑芝麻治头晕目眩，煎汤熏洗治风眼泪下。

【用量】6~12g

【药理研究】现代药理学研究表明桑叶具有抗凝血、降血脂、降胆固醇、抗血栓形成、抗动脉粥样硬化、降血压、降血糖、抑菌抗炎抗病毒、抗肿瘤、抗衰老、抗疲劳、解痉、抗溃疡、改善肠功能、润肠通便等作用。

【眼科古籍文献摘要】

《本草纲目·主治第四卷·百病主治药·眼目》："赤目涩疼，为末，纸卷烧烟，熏鼻中。"

十一、菊花

【性味归经】味辛、甘、苦、微寒。归肺、肝经。

【功效】疏风清热，平抑肝阳、清肝明目、清热解毒。

【眼科应用】本品辛散苦泄胃寒清热，入肝经既能疏散肝经风热，又能清泄肝热以明目，故能治肝经风热，肝火上炎所致的目赤肿痛，前者常与蝉蜕、木贼、白僵蚕等疏风热明目的药物，后者常与决明子，石决明，夏枯草配伍；如肝肾精血不足，目失所养，视物昏花，常与枸杞，熟地黄山茱萸配伍，如杞菊地黄丸。

【用量】5~9g

【药理研究】现代药理学研究表明菊花含有挥发油、菊苷, 胆碱, 维生素 A, 维生素 E, 维生素 B_1, 氨基酸, 腺嘌呤, 黄酮, 刺槐素等, 具有抑制葡萄球菌, 致病性杆菌, 皮肤真菌等。还具有降压, 缩短凝血时间, 解热, 抗炎, 镇静作用。

【眼科古籍文献摘要】

《用药心法》："去翳膜，明目。"

《本草纲目·主治第四卷·百病主治药·眼目》："菊花 (风热，目疼欲脱，泪出，养目去盲，作枕明目。叶同), 白菊花 (病后生翳，同蝉花末服；瘟豆生翳，同绿豆皮、谷精草末，煮干柿食)。"

十二、蔓荆子

【性味归经】味辛、苦、微寒。归膀胱、肝、胃经。

【功效】疏风清热，清利头目。

【眼科应用】本品辛散苦泄微寒清热，能疏风清热，清利头目，可治风热上攻，目赤肿痛，目昏多泪，常与蝉蜕，菊花，白蒺藜等祛风明目药配伍。

【用量】5~9g

【药理研究】现代药理学研究表明蔓荆子含有挥发油、蔓荆子黄素、脂肪油、生物碱、维生素 A，具有一定的镇静，解热，止痛作用，蔓荆子黄素还具有抗菌抗病毒作用，蔓荆叶蒸馏提取物能够改善循环。

【眼科古籍文献摘要】

《神农本草经》："主筋骨间寒热，湿痹拘挛，明目。"

《本草纲目·主治第四卷·百病主治药·眼目》："蔓荆子（明目益气，使人洞视，水煮三遍，去苦味，晒干为末，水服。一用醋煮，或醋蒸三遍，末服，治青盲，十得九愈。或加决明子，酒煮。或加黄精，九蒸九晒。花，为末服，治虚劳目暗）蔓荆子（明目除昏，止睛痛）。"

十三、柴胡

【性味归经】味辛、苦、微寒。归肝、胆经。

【功效】解表退热，疏肝解郁，升举阳气。

【眼科应用】本品辛散苦泄微寒退热，善祛邪解表退热，疏散少阳半表半里之邪，常与薄荷，菊花，升麻等辛凉解表药同用。性善条达肝气，疏肝解郁，能治肝失疏泄所致胁肋胀痛，少腹胀痛，情志抑郁，目珠胀痛，妇女月经失调，痛经。能升举脾胃阳气，治中气不足脏器脱垂，上胞下垂等。

【用量】3~9g

【药理研究】现代药理学研究表明柴胡其成分主要含柴胡皂苷，甾醇，挥发油，脂肪酸和多糖等具有解热，抗炎，促进免疫机能，抗肝损伤，抗辐射的作用。

十四、升麻

【性味归经】味辛、微甘、微寒。归肺、脾、胃、大肠经。

【功效】解表透疹，清热解毒，升举阳气。

【眼科应用】本品辛甘微寒性能升散，有发表退热之功，常与桑叶、菊花、薄荷、连翘同用。善清阳明热毒治胃火牙痛，口舌生疮，目赤肿痛等，还能升举脾胃阳气，输精于目。

【用量】3~9g

【药理研究】现代药理学研究表明升麻根茎含升麻碱、水杨酸、鞣质、咖啡酸、阿魏酸升麻甙、升麻醇木糖甙等．兴安升麻根茎含升麻素、生物碱、糖类、树脂、甙、异阿魏酸、β-谷甾醇、升麻醇、升麻醇木糖甙、兴安醇等。具有降压、抑制心肌、减慢心率的作用、抗菌作用镇静、抗惊厥作用、解热降温作用。

十五、浮萍

【性味归经】味辛、寒。归肺、膀胱经。

【功效】发汗解表，透疹止痒，利尿消肿。

【眼科应用】本品辛质轻上浮，能宣肺发汗，疏风清热,常与薄荷,连翘同用，治麻疹不透，风疹瘙痒。

【用量】3~9g

【药理研究】现代药理学研究表明浮萍含红草素、牡荆素等黄酮类化合物。此外，还含有胡萝卜素、叶黄素、醋酸钾、氯化钾、碘、溴脂肪酸等物质。有利尿作用，其有效成分主要为醋酸钾及氯化钾。浮萍水浸膏有强心作用，并能收缩血管使血压上升。此外，尚有解热及抑菌作用。

十六、木贼

【性味归经】味甘、苦、平。归肺、肝经。

【功效】疏风清热，明目退翳

【眼科应用】本品疏散风热，明目退翳，用于风热上攻于目，目赤肿痛，多泪，目生翳障，常与蝉蜕，谷精草，菊花等疏散风热，明目退翳药同用，肝热目赤可与决明子，菊花，夏枯草等清肝明目药配伍。

【用量】3~9g

【药理研究】现代药理学研究表明木贼含有挥发油，黄酮及犬问荆碱、果糖等。具有扩张血管，降压，抑制中枢神经，抗炎，收敛及利尿等作用。

【眼科古籍文献摘要】

《嘉祐本草》："主目疾，退翳膜。又消积块，益肝胆，明目，疗肠风，止痢及妇人月水不断。《本草经疏》：木贼草，首主目疾，及退翳膜，益肝胆而明目也。其主积块、疗肠风、止痢，及妇人月水不断、崩中赤白、痔疾出血者，皆入血益肝胆之功，肝藏血故也。《本经逢原》：木贼专主眼目风热，暴翳，止泪，取发散肝肺风邪也。"

第二节　清热药

一、石膏

【性味归经】味甘、辛、大寒。归肺、胃经。

【功效】生用：清热泻火，除烦止渴，煅用：敛疮生肌，收湿，止血。

【眼科应用】本品性味辛苦寒，性寒清热泻火，辛寒解肌透热，甘寒清胃热，除烦渴，为清泄肺卫实热之要药。可治疗肺胃实热所致的胞睑疮疡，红肿赤痛等症。

【用量】生品 15~60g，煅用适量。

【药理研究】石膏主要成分水硫酸钙，主要具有解热，利尿，缩短凝血时间，增加胆汁排泄作用。

【眼科古籍文献摘要】

《黄帝素问宣明论方·卷十四·眼目门·眼目》："总论石膏羌活散治久患双目不睹光明，远年近日，内外气障风昏暗，拳毛倒睫，一切眼疾。"

《本草纲目·主治第四卷·百病主治药·眼目》："石膏（虫部）、五倍子（主风赤烂眼，研敷之；或烧过，入黄丹）。"

《本草纲目·主治第四卷·百病主治药·眼目》："石膏去风热。雀目夜昏，同猪肝煮食。"

《普济方·卷七十三·眼目门·目赤痛》："石膏（碎）、甘菊花、羌活（去芦头）、白附子（炮）、白僵蚕（炒）、玄参、黄连（去须）上等分为散。研匀。每服二钱。生姜茶清调下。疗眼赤方。"

二、天花粉

【性味归经】味甘、微苦、微寒。归肺、胃经。

【功效】清热泻火，生津止渴，消肿排脓。

【眼科应用】本品甘寒，能清肺胃二经实热，又能生津止渴，清热泻火而能解毒，可治疗疮疡脓肿，如眼丹，针眼等。

【用量】10~15g

【药理研究】现代药理学研究表明天花粉主要含有淀粉，皂苷，多糖类，氨基类，酶类，天花粉蛋白等具有免疫抑制和免疫刺激作用。亦具有抗病毒，抑菌作用。

【眼科古籍文献摘要】

《本草纲目·主治第四卷·百病主治药·眼目》："痘后目障，同蛇蜕、羊肝煮食。"

《绛囊撮要·内科·眼药方》："治肝虚生障，炉甘石一钱、天花粉一钱、小川连五分、木贼草三钱、谷精子一钱。"

《景岳全书·卷之二十七必集·杂证谟·眼目》："眼目论列方洗烂眼赤眼方（因四四）黄连天花粉丸（因二七）。"

三、玄参

【性味归经】味甘、苦、寒。归肺、胃、肾经。

【功效】清热泻火，滋阴润燥。

【眼科应用】本品性味甘性寒质润，苦寒能清热泻火除烦，甘寒质润能生津润燥止渴，可泄肺热，润肺燥，滋肾阴，泻肾火，治疗各种实火或虚火所致眼病。

【用量】6~12g

【药理研究】现代药理学研究表明知母主要含有知母苷、知母多糖、芒果苷、异芒果苷、胆碱、烟酰胺、鞣酸、烟酸、黏液质、还原糖等。主要具有解热，抑菌，抗感染，抗肿瘤作用。

【眼科古籍文献摘要】

《本草纲目·主治第四卷·百病主治药·眼目》："补肾明目。赤脉贯瞳，猪肝蘸末服。"

《太平圣惠方·卷第三十二·治针眼诸方》："治针眼赤肿。心躁。

风热壅滞。眼开即涩痛。宜服玄参散方。"

《太平圣惠方·卷第三十二·治眼涩痛诸方》："眼涩痛。连头额遍疼。肝心风热。壅滞所致。宜服玄参散方。"

《太平圣惠方·卷第三十三·治眼脓漏诸方》："治眼脓漏。眦头赤痒。日夜出脓水不止。宜服玄参丸方。"

《圣济总录·卷第一百四·目风赤》："治风热气冲目赤痒痛。玄参汤方。"

《圣济总录·卷第一百六·目睛疼》："痛治上隔壅滞，风邪毒气攻目，令目睛疼痛。玄参散方。"

《圣济总录·卷第一百六·目涩痛》："治风目痛赤磣涩。玄参汤方。"

《圣济总录·卷第一百九·息肉淫肤》："治目赤生翳，玄参汤方。"

《神农本草经》记载玄参"补肾气，令人目明"，关于明目作用，张锡纯《医学衷中参西录》载："《本经》又谓玄参能明目，诚以肝窍于目，玄参能益水以滋肝木，故能明目。且目之所以能视者，在瞳子中神水充足，神水固肾之精华外现者也，以玄参与柏实、枸杞并用，以治肝肾虚而生热，视物不了了者，恒有捷效也。"

四、栀子

【性味归经】味苦、寒。归肺、心、三焦经。

【功效】泻火除烦，清热利湿，凉血解毒。

【眼科应用】本品能清泄三焦火邪，泻心火而除烦，清利下焦肝胆湿热。可治疗肝胆火热上攻之目赤肿痛。

【用量】5~10g

【药理研究】现代药理学研究表明栀子主要含有栀子苷，去羟栀子苷，栀子酮苷，山栀子苷，京尼平苷酸及黄酮类栀子素，藏红花酸，熊果酸等。具有利胆，降低胰淀粉酶，降压减少动脉硬化发生率，镇静，抑菌作用。

【眼科古籍文献摘要】

《本草纲目·主治第四卷·百病主治药·眼目》："目赤热痛，明目。"

《太平圣惠方·卷第三十二·治眼赤诸方》："治眼赤。风泪出。痒及胎赤障。翳睑急痛。栀子散方。"

《太平圣惠方·卷第三十二·治眼睛疼痛诸方》："治上焦壅热。眼睛疼痛。大小便秘涩。心神烦躁。不得眠卧。宜服栀子散方。"

《太平圣惠方·卷第三十三·治眼赤脉冲贯黑睛诸方》："治眼小眦生赤脉。冲贯黑睛昏暗。宜服栀子散方。"

《圣济总录·卷第一百三·目赤痛》："治目赤涩疼痛。栀子汤方。"

《圣济总录·卷第一百五·目飞血赤脉》："治目飞血赤脉，冲贯黑睛，视物昏暗，隐涩疼痛。栀子散方。"

《圣济总录·卷第一百六·目风肿》："治风热毒气，忽冲眼肿，白睛似水泡，疼痛不可睡卧。栀子汤方。"

《圣济总录·卷第一百一十·目内生疮》："治肝心热毒，目生疮及磣痛，栀子汤方。"

五、夏枯草

【性味归经】味辛、苦、寒。归肝、胆经。

【功效】清热泻火，明目，散结消肿。

【眼科应用】本品苦寒归肝经，善清肝火以明目，用治肝火上炎，目赤肿痛常与菊花、桑叶、决明子同用，清肝明目之中略带养肝之效，与当归、枸杞配伍可用于肝阴不足，目珠疼痛，至夜尤甚亦可与香附、甘草同用。

【用量】9~15g

【药理研究】现代药理学研究表明夏枯草主要含有芸香苷，金丝桃苷及熊果酸，咖啡酸，游离齐墩果酸等有机酸。主要作用，降压抗炎，抑菌作用。

【眼科古籍文献摘要】

《本草纲目》："夏枯治目痛，用砂糖水浸一夜用，取其能解内热缓肝火也。"

《本草纲目·主治第四卷·百病主治药·眼目》："补养厥阴血脉，故治目痛如神。"

《卫生易简方·卷之七·眼目》："治目睛疼冷泪羞明怕日及

筋脉痛用夏枯草半两,香附子一两,为末。每服一钱,腊茶调下,不拘时服。"

《张氏医通·卷十五·目门》:"夏枯草散,治肝虚目珠痛。至夜疼剧。"

《济阳纲目·卷一百零一·中·目病中·治目泪不止方》:"枯草散,治冷泪不止,及羞明怕日。"

六、谷精草

【性味归经】味辛、甘、平。归肝、肺经。

【功效】疏风清热,明目退翳。

【眼科应用】本品轻浮升散,善疏散头面风热,明目退翳,用治风热上攻所致目赤肿痛,羞明多泪,眼生翳膜者可与荆芥,决明子龙胆草配伍,如谷精草汤。

【用量】5~10g

【药理研究】现代药理学研究表明谷精草主要含有谷精草素,主要作用抑菌作用。

【眼科古籍文献摘要】

《本草纲目》:"谷精草体轻性浮,能上行阳明分野。凡治目中诸病,加而用之,甚良,明目退翳之功,似在菊花之上也。"

《本草纲目·主治第四卷·百病主治药·眼目》:"谷精草(去翳,同防风末服;痘后翳,同猪肝丸服。"

《圣济总录·卷第一百五·目积年赤》:"治风毒赤眼,无问久新。谷精草散方。"《普济方·卷三百八十一·婴孩诸疳门·眼疳(附论)》:"谷精草散治小儿眼疳赤痒。"

七、密蒙花

【性味归经】味甘、微寒。归肝、胆经。

【功效】清热泻火,养肝明目,退翳。

【眼科应用】本品甘寒,入肝经而清泄肝火,并能明目退翳,治疗肝火上炎之目赤肿痛,常配伍菊花、甘草如密蒙花散。治风火上攻,羞明多泪多配伍木贼,石决明,羌活,配伍蝉蜕、白蒺藜可治肝火郁滞,眼生翳膜,如拨云退翳丸。本品又能养肝可治疗肝虚有热所致目暗干涩、视物昏花多配伍菟丝子，山药，肉苁蓉如绿风还睛丸。

【用量】9~15g

【药理研究】现代药理学研究表明密蒙花主要含有刺槐苷，密蒙皂苷 A，B，刺槐素，梓苷，梓醇等，具有维生素 P 样作用，降低皮肤、小肠血管的通透性及脆性，有解痉、轻度利胆利尿作用。

【眼科古籍文献摘要】

《开元本草》："主青盲肤翳，赤涩多眵泪，消目中赤脉，小儿麸豆及疳气攻眼。"《本草经疏》："密蒙花为厥阴肝家正药所主无非肝虚有热所致，盖肝开窍于目，目得血而能视，肝血虚则为青盲肤翳，肝热甚则赤肿眵泪，赤脉，及小儿痘疮余毒，疳气攻眼，此药甘以补血，寒以除热，肝血足则诸证无不愈矣。"

《本草纲目·主治第四卷·百病主治药·眼目》："青盲肤翳，赤涩眵多，目中赤脉，及疳气攻眼，润肝燥。同黄柏丸服，去障翳。"

《圣济总录·卷第一百六·目涩痛》："治肝热目涩磣痛，昏暗视物不明。密蒙花散方。"

《圣济总录·卷第一百一十一·翳膜遮障》："治眼障翳，密蒙花丸方。"

《普济方·卷七十七·眼目门·目涩痛》："密蒙花汤治肝热目涩。磣痛昏暗。视物不明。"

《普济方·卷八十三·眼目门·目青盲密蒙花方》："主青盲肤翳。赤涩多眼泪。消目中赤脉。及肝气攻眼。"

《医方选要·卷之八·眼目门》："密蒙花散治风气攻注，两眼昏暗，眵泪羞明，睑生风粟，隐涩难开，或痒痛，渐生翳膜，视物不明，及久患偏头痛，牵两眼渐小，并暴赤肿痛。"

八、青葙子

【性味归经】味苦、微寒。归肝经。

【功效】清热泻火，明目退翳。

【眼科应用】本品苦寒清降，专攻清泄肝经实火，以明目退翳，治肝火上炎目赤肿痛，眼生翳膜，视物昏花，可与决明子，茺蔚子，羚羊角配伍使用，如青葙丸；治疗肝虚血热之视物昏花，配伍生地黄，玄参，车前子；治疗肝肾亏虚，目昏干涩配伍菟丝子，肉苁蓉，山药，如绿风还睛丸。

【用量】10~15g

【药理研究】现代药理学研究表明青葙子主要含有羟基苯甲酸，棕榈胆酸甾烯酯、脂肪油，硝酸钾等具有降血压，扩瞳，抑菌作用。

【眼科古籍文献摘要】

《药性论》："治肝脏热毒冲眼，赤胀青盲翳肿。"

《本经逢原》："青葙子，治风热目疾，与决明子同。"

《本草纲目·主治第四卷·百病主治药·眼目》："肝热赤障，翳肿青盲。"

《太平圣惠方·卷第三十二·治眼风赤诸方》："治眼风赤。昏暗。泪出。青葙子丸方。"

《圣济总录·卷第一百二·眼目门·目胎赤》："治眼胎赤烂，日夜涩痛，畏日怕风，久医不瘥。青葙子散方。"

《圣济总录·卷第一百三·目赤痛》："治目赤热痛，羞明泪出，或生翳障。青葙子丸方。"

《圣济总录·卷第一百八·目昏暗》："治年深日近，目视昏暗。青葙子散方。"

《普济方·卷七十二·眼目门·肾肝虚眼黑暗青葙子丸》："治肾肝风虚。目昏暗。视物不明。"

《普济方·卷七十三·眼目门·目赤痛青葙子丸》："治目赤热痛。羞明泪出。或生翳障。"

九、黄芩

【性味归经】味苦、寒。归肺、胆、脾、胃、大肠、小肠经。

【功效】清热燥湿，泻火解毒，止血，安胎。

【眼科应用】本品能清热泻火以凉血止血，可用于眼部血热出血症，又可治疗火毒炽盛导致的眼部疮疡，常与黄连，黄柏，栀子配伍使用。

【用量】3~10g

【药理研究】现代药理学研究表明黄芩主要含有黄芩苷，黄芩苷元，汉黄芩素，汉黄芩苷，黄芩新素等，具有抑菌，平喘，解热，镇静，保肝，利胆，降血脂，抗肿瘤的作用。

【眼科古籍文献摘要】

《本草纲目·主治第四卷·百病主治药·眼目》："黄芩（消肿赤瘀血），黄芩（肝热生翳，同淡豉末，猪肝煮食）。"

《太平圣惠方·卷第三十二·治风毒攻眼诸方》："治风毒攻眼。磣痛不可忍。黄芩散方。"

《太平圣惠方·卷第三十三·治眼生花翳诸方》："治眼生花翳不退。宜服黄芩散方。"

《太平圣惠方·卷第三十三·治蟹目诸方："治眼生蟹目。宜服黄芩散方。"

《圣济总录·卷第一百三·目赤痛》治目赤痛。黄芩汤方。

《圣济总录·卷第一百三·目赤肿痛》："治热毒攻眼，小眦偏赤。黄芩汤方。"

十、黄连

【性味归经】味苦、寒。归心、脾、胃、胆、大肠经。

【功效】清热燥湿，泻火解毒。

【眼科应用】本品能清热燥湿，泻火解毒，尤善治疔毒，如黄连解毒汤，如配伍淡竹叶可治目赤肿痛，赤脉胬肉。

【用量】2~5g

【药理研究】现代药理学研究表明黄连主要含有小檗碱，黄连素，甲基黄连素，掌叶防己碱等。具有抗菌，利胆，抑制胃液分泌，抗腹泻，抗癌等作用。

【眼科古籍文献摘要】

《神农本草经》："主热气目痛，眦伤泣出，明目。"《珍珠囊》："其用有六：泻心脏火，一也，去中焦湿热，二也，诸疮必用，三也，祛风湿，四也，治赤眼暴发，五也，止中部见血，六也。"

《黄帝素问宣明论方·卷十四·眼目门·眼目总论》："黄连膏治一切眼目痛，瘀肉攀睛，风痒泪落不止。"

《本草纲目·主治第四卷·百病主治药·眼目》："消目赤肿，泻肝胆心火，不可久服。赤目痛痒，出泪羞明，浸鸡子白点；蒸人乳点；同冬青煎点；同干姜、杏仁煎点；水调贴足心。烂弦风赤，同人乳、槐花、轻粉蒸熨；风热盲翳，羊肝丸服。"

《太平圣惠方·卷第三十二·治眼生疮诸方》："治肝热冲眼，生疮，宜服黄连散方。"

十一、黄柏

【性味归经】味苦、寒。归肾、膀胱、大肠经。

【功效】清热燥湿，泻火解毒，除骨蒸。

【眼科应用】本品能清热燥湿，泻火解毒可治疮疡肿毒，用于眼部火热疮疡诸症。

【用量】3~12g

【药理研究】现代药理学研究表明黄连主要含有小檗碱，黄柏碱，药根碱，木兰花碱，掌叶防己碱等。具有抗菌，降压，抗溃疡，镇静，肌松，降血糖，正性肌力，抗心律失常等作用。

【眼科古籍文献摘要】

《本草纲目·主治第四卷·百病主治药·眼目》："目热赤痛，泻阴火。时行赤目，浸水蒸洗；婴儿赤目，浸人乳点。"

《圣济总录·卷第一百四·暴赤眼》："治眼暴赤涩痛，黄柏膏方。"

十二、龙胆草

【性味归经】味苦、寒。归肝、胆经。

【功效】清热燥湿，泻肝胆火。

【眼科应用】本品苦寒沉降，善泻肝胆实火，如肝火上炎所致的目赤肿痛，黑睛生翳，如龙胆泻肝汤。

【用量】3~6g

【药理研究】现代药理学研究表明龙胆草主要含有龙胆苦苷，獐牙菜苦苷，三叶苷，苦龙苷，龙胆黄碱，龙胆碱等。具有抑菌，抗炎，保肝，抗疟疾镇静，肌松，降压，减缓心率等作用。

【眼科古籍文献摘要】

《药品化义》："胆草专泻肝胆火，主治目痛项痛，两胁疼痛惊痫邪气，小儿疳积，凡属肝经热邪为患，用之神妙。"

《普济方·卷七十二·眼目门·五脏风热眼》："龙胆草饮，治风热眼。"

《普济方·卷七十五·眼目门·风毒冲目虚热赤痛》："龙胆草散，治上焦气于风热气攻。毒冲眼目暴赤，碜痛羞明，肿痛多眵，迎风有泪，翳膜攀睛，胬肉隐痛，并治之。"

十三、苦参

【性味归经】味苦、寒。归心、肝、胃、大肠、膀胱经。

【功效】清热燥湿，杀虫，利尿。

【眼科应用】本品既能清热燥湿，又能杀虫止痒，可用于睑弦赤烂，风赤疮痍等眼部疾病。

【用量】5~10g

【药理研究】现代药理学研究表明苦参主要含有苦参碱，异苦参碱，氧化苦参碱，槐果碱，异槐果碱，槐胺碱苦参醇，异苦参酮等。具有抗心律失常，降压，抑菌，利尿，抗炎，抗过敏，镇静，平喘，祛痰，升白细胞，抗肿瘤作用。

【眼科古籍文献摘要】

《本草纲目·主治第四卷·百病主治药·眼目》："并明目，益肝胆，止风眼下泪。"

十四、生地黄

【性味归经】味甘，苦、寒。归心、肝、肾经。

【功效】清热凉血，养阴生津。

【眼科应用】本品能清热凉血治疗眼部血热出血症状，又能养阴生津治疗阴虚有热症状。

【用量】10~15g

【药理研究】现代药理学研究表明生地黄主要含有梓醇，二氢梓醇，单密力特苷，乙酰梓醇，地黄苷等。具有降压，镇静，抗炎，抗过敏，强心利尿作用。

【眼科古籍文献摘要】

《圣济总录·卷第一百三·目赤肿痛》："治目赤肿痛。地黄膏方。"

《圣济总录·卷第一百一十三·钩割针》："镰凡目忽被物撞打睛出，但眼带未断者，当时内入睑中，勿令惊触，四畔摩辟风膏，及捣生地黄敷之，其窍内有恶血，以针引之。"

《圣济总录·卷第一百八十一·小儿目赤痛》："治小儿眼赤痛不开，洗眼，生地黄汤方。"

《仁斋直指方论（附补遗）·卷之二十·眼目·眼目证》："治生地黄丸，明目活血，消去瘀肉。"

十五、玄参

【性味归经】味甘，苦，咸。归肺、胃、肾经。

【功效】清热凉血，泻火解毒，滋阴。

【眼科应用】本品能清热凉血又能泻火解毒治疗肝经实热，目赤肿痛，可与栀子，大黄，羚羊角同用，如玄参饮。

【用量】10~15g

【药理研究】现代药理学研究表明玄参主要含有哈巴苷，哈巴苷元，桃叶珊瑚苷，浙玄参苷甲等。具有降压，抑菌，抗炎，镇静，抗惊厥作用。

【眼科古籍文献摘要】

《太平圣惠方·卷第三十二·治眼风赤诸方》："治眼风赤痛。生障翳。乍好乍恶。多有泪出。见日不得。涩肿疼痛。心神烦热。宜服玄参散方。"

《太平圣惠方·卷第三十二·治针眼诸方》："治针眼赤肿。心躁。风热壅滞。眼开即涩痛。宜服玄参散方。"

《圣济总录·卷第一百四·目风赤》："治风热气冲目赤痒痛。玄参汤方。"

十六、牡丹皮

【性味归经】味苦、辛、微寒。归心、肝、肾经。

【功效】清热凉血，活血祛瘀。

【眼科应用】本品能清热凉血治疗血热妄行或阴虚血热所致的眼部出血配伍板蓝根、紫草；治疗眼部热毒疮痈，配伍青蒿，地骨皮；治疗阴虚眼病，配伍当归、赤芍；治疗血热致瘀的眼病，如胞睑肿胀，白睛红赤，眼底出血。

【用量】10~15g

【药理研究】现代药理学研究表明牡丹皮主要含有牡丹酚，牡丹酚苷，牡丹酚原苷，牡丹酚新苷等。具有镇痛，解痉，镇静，降温，抗动脉硬化，利尿，抗溃疡，抗血小板凝集，抗菌作用。

十七、赤芍

【性味归经】味苦、微寒。归肝经。

【功效】清热凉血，散瘀止痛。

【眼科应用】本品能清热凉血治疗眼部血热出血症，多与栀子，生地黄配伍，活血止痛，治疗热结瘀滞胞睑所致的胞睑痈疮，眼内瘀血，多于桃仁、红花配伍。

【用量】6~12g

【药理研究】现代药理学研究表明赤芍主要含有芍药苷，芍药内酯苷，氧化芍药苷等。具有抗炎，抗凝，增强免疫，解热，镇痛，解痉，镇静，抗菌，抗病毒作用。

【眼科古籍文献摘要】

《本草纲目·主治第四卷·百病主治药·眼目》："并主风热，赤目肿痛。"

十八、金银花

【性味归经】味甘、寒。归肺、心、胃经。

【功效】清热解毒，疏散风热。

【眼科应用】本品能清热解毒治疗热毒壅盛所致的眼部红肿热痛。溃脓生疮常与蒲公英，紫花地丁配伍；疏风清热，治疗风热所致外障眼病，常配伍桑叶菊花。

【用量】6~15g

【药理研究】现代药理学研究表明金银花主要含有护发油，木樨草属，肌醇，黄酮类等。具有抗病毒，抗炎，抗菌，解热，增强免疫力等作用。

十九、连翘

【性味归经】味苦、微寒。归心、肺、小肠经。

【功效】清热解毒，消肿散结，疏散风热。

【眼科应用】本品能清热解毒，消肿散结可治疗热毒所致胞睑疮疡，常与丹皮、赤芍配伍，还可治疗热伤血络的眼部出血。

【用量】6~15g

【药理研究】现代药理学研究表明连翘主要含有连翘酚，生物碱，皂苷，齐墩果酸，香豆素类等。具有抗病毒，抗菌，抗炎，解热，扩血管的作用。

【眼科古籍文献摘要】

《本草纲目·主治第四卷·百病主治药·眼目》："连翘，又洗烂弦。"

《普济方·卷七十六·眼目门·目风泪出》："连翘饮子（一名蜂葵汤）治目中溜火。恶日与火。瘾涩小角紧。久视花。迎风有泪。"

二十、蒲公英

【性味归经】味苦、甘、寒。归肝、胃经。

【功效】清热解毒，消肿散结，利湿通淋。

【眼科应用】本品能清热解毒，消肿散结，治疗热毒所致胞睑痈肿，清肝明目治疗目赤肿痛。

【用量】9~15g

【药理研究】现代药理学研究表明蒲公英主要含有蒲公英固醇，蒲公英素，蒲公英苦素等。具有抑菌作用。

二十一、白花蛇舌草

【性味归经】味微苦、甘、寒。归胃、大肠、小肠经。

【功效】清热解毒，利湿通淋。

【眼科应用】本品能清热解毒，治疗热毒所致眼部疮疡肿痛。

【用量】15~60g

【药理研究】现代药理学研究表明白花蛇舌草主要含有三十一烷，熊果酸，齐墩果酸等。具有抑菌，抗肿瘤，保肝利胆作用。

二十二、熊胆

【性味归经】味苦、寒。归肝、胆、心经。

【功效】清热解毒，息风止痉，清肝明目。

【眼科应用】本品能入肝经，有清肝明目退翳之功，治疗肝热目赤肿痛，目生翳障，羞明流泪等症，如熊胆丸。

【用量】9~15g

【药理研究】现代药理学研究表明熊胆主要含有熊去氧胆酸，鹅去氧胆酸，去氧胆酸等。具有利胆，解痉，抑菌，抗过敏，镇咳，祛痰，平喘，降压，助消化，抗心律失常，促进角膜翳修复的作用。

【眼科古籍文献摘要】

《本草纲目》："退热，清心，平肝，明目退翳，杀蛔蛲虫。"

《本草从新》："凉心，平肝，明目，杀虫，治惊痫无痔。"

《本草纲目·主治第四卷·百病主治药·眼目》："熊胆（并点赤目），熊胆（明目除翳，清心平肝。水化点）。"

《圣济总录·卷第一百八·目昏暗》："治因伤寒患后，起早余热不消，体虚未复，多飧热物，致令眼疾，或见黑花，瞳仁开大，发歇不定，睑赤泪出，瘀肉肿胀，宜服熊胆丸方。"

二十三、青蒿

【性味归经】味苦、辛、寒。归肝、胆经。

【功效】清透虚热，凉血除蒸，解暑，截疟。

【眼科应用】本品能清透虚热，可治疗虚热引起的眼病伴有骨蒸痨热者，或虚热所致的眼部出血。

【用量】6~12g

【药理研究】现代药理学研究表明青蒿主要含有青蒿素，青蒿酸，青蒿醇等。具有抗疟，解热，镇痛，抑菌作用。

【眼科古籍文献摘要】

《本草纲目·主治第四卷·百病主治药·眼目》："目涩，为末日服，久则目明。"

《本草单方·卷十·眼目》："三月三日或五月五日采青蒿花或子阴干，为末。每井华水空心服二钱。久服明目，可夜看书。名青金散《十便良方》。"

二十四、地骨皮

【性味归经】味甘、寒。归肺、肝、肾经。

【功效】凉血除蒸，清肺降火。

【眼科应用】本品能凉血，治疗血热破血妄行，眼部出血诸症，如眼底出血。

【用量】9~15g

【药理研究】现代药理学研究表明地骨皮主要含有桂皮酸，多量酚类物质，甜菜碱等。具有抑菌，降血糖，降血脂，镇痛作用。

【眼科古籍文献摘要】

《太平圣惠方·卷第三十二·治眼睛疼痛诸方》："治肝脏壅毒，气上攻，眼睛赤涩疼痛，心躁，体热，宜服地骨皮散方，治眼睛疼痛。睡卧不得，宜服地骨皮散方。"

《圣济总录·卷第一百六·目暴肿》："治时行，目暴肿痒痛。地骨皮汤方。"

第三节 泻下药

一、大黄

【性味归经】味苦、寒。归脾、胃、大肠、肝、心包经。

【功效】泻下攻积，清热泻火，凉血解毒，逐瘀通经。

【眼科应用】本品苦降，能使上炎之火下泄，又有清热泻火，凉血止血作用，常与栀子，黄芩配伍治疗目赤肿痛，如黄连解毒汤，有较好的逐瘀通经作用，可治疗眼底血瘀诸症。

【用量】5~15g

【药理研究】现代药理学研究表明大黄主要为蒽醌衍生物，包括蒽醌苷和双蒽醌苷。具有促进肠蠕动，抑制肠内水分吸收，抑菌，抗感染，利胆，健胃，止血，保肝，降压，降胆固醇作用。

【眼科古籍文献摘要】

《太平圣惠方·卷第三十二·治丹石毒上攻眼目诸方》："治丹石毒。眼肿痛。热泪出。宜用大黄膏方。"

《圣济总录·卷第一百三·目赤肿痛》："治肝经邪热攻眼，赤涩肿痛，畏日羞明。大黄汤方。"

《普济方·卷七十四·眼目门·暴赤眼》："大黄膏，治暴赤眼。"

二、芒硝

【性味归经】味咸、苦、寒。归胃、大肠经。

【功效】泻下攻积，润燥软坚，清热消肿。

【眼科应用】本品具有清热消肿的作用，可治疗目赤肿痛，可用芒硝置豆腐上化水，或用玄明粉配置眼药水。

【用量】10~15g

【药理研究】现代药理学研究表明芒硝主要为硫酸钠。具有促进肠蠕动，抑制肠内水分吸收的作用。

【眼科古籍文献摘要】

《本草纲目·主治第四卷·百病主治药·眼目》："芒硝，洗风赤眼；芒硝，逐月按日洗眼，明目；芒硝，点障翳，赤肿涩痛，或入黄丹、脑、麝。"

三、牵牛子

【性味归经】味苦、寒；有毒。归肺、肾、大肠经。

【功效】泻下逐水，去积杀虫。

【眼科应用】本品苦寒，能通利二便排泄水湿，可治疗视衣水肿的眼部水肿疾患。

【用量】3~9g

【药理研究】现代药理学研究表明牵牛子主要含有牵牛子苷，牵牛子酸甲，没食子酸等。具有促进肠蠕动的作用。

第四节　祛湿药

一、木瓜

【性味归经】味酸、温。归肝、脾经。

【功效】舒筋活络，和胃化湿。

【眼科应用】本品温香入脾，能化湿和胃湿去则中焦得运，可治疗视衣水肿等眼部水肿疾患。

【用量】6~9g

【药理研究】现代药理学研究表明木瓜主要含有齐墩果酸，苹果酸，枸橼酸，酒石酸以及皂苷。具有保肝，抑菌的作用。

二、桑寄生

【性味归经】味苦、甘、平。归肝、肾经。

【功效】祛风湿，补肝肾，强筋骨，安胎。

【眼科应用】本品能滋补肝肾，可治疗因肝肾亏虚引起的视瞻昏渺，视瞻有色，老视等疾患。

【用量】9~15g

【药理研究】现代药理学研究表明桑寄生主要含有黄酮类化合物，槲皮素，槲皮苷，萹蓄苷等。具有降压，扩张血管，减慢心率，抑菌的作用。

三、五加皮

【性味归经】味辛、苦、温。归肝、肾经。

【功效】祛风湿，补肝肾，强筋骨，利水。

【眼科应用】本品温补，补肝肾，强筋骨，能治肝肾亏虚所致的视瞻昏渺，视瞻有色等，又能利水，可治疗视衣水肿等眼部水肿疾患。

【用量】4.5~9g

【药理研究】现代药理学研究表明五加皮主要含有丁香苷，刺五加苷，右旋芝麻素等。具有抗炎，镇痛，镇静，提高血清抗体的浓度，抗应激，促进核酸合成，降血糖，雄激素样作用，抗肿瘤，抗溃疡等作用。

【眼科古籍文献摘要】

《本草纲目·主治第四卷·百病主治药·眼目》："明目。浸酒，治目僻目。"

《圣济总录·卷第一百一十二·目青盲》："治青盲，目无所见，五加皮汤方。"

四、白花蛇

【性味归经】味甘、咸、温。有毒、归肝经。

【功效】祛风，通络，止痉。

【眼科应用】本品具有走窜之性，性温通络，能内走脏腑，外达肌表，透骨搜风，以祛内外之风邪，可治疗风中头面经络引起的口眼歪斜，上胞下垂等。

【用量】6~9g

【药理研究】现代药理学研究表明白花蛇主要含有三种毒蛋白：AaT-I，AaT-II，AaT-III。具有镇静催眠，镇痛，降压，增强巨噬细胞吞噬的作用。

五、苍术

【性味归经】味辛、苦、温。归脾、胃、肝经。

【功效】燥湿健脾，祛风散寒。

【眼科应用】本品苦温燥湿以祛湿浊，辛香健脾以和脾胃，可治疗湿阻中焦所致的眼部疾患，如睑弦赤烂等。本品尚能明目，治疗夜盲症，眼目昏涩，可与羊肝，猪肝蒸煮同食。

【用量】5~10g

【药理研究】现代药理学研究表明苍术主要含有挥发油苍术醇还有少量苍术酮，维生素A样物质，维生素B及菊糖。具有抑制肠痉挛，促进胃肠运动，小剂量有镇静作用，降血糖，维生素A样物质具有治疗夜盲，角膜软化症等作用。

【眼科古籍文献摘要】

《本草纲目·主治第四卷·百病主治药·眼目》："补肝明目，同熟地黄，丸服；同茯苓，丸服；青盲雀目，同猪肝或羊肝，粟米汤煮食；目昏涩，同木贼末服；小儿目涩不开，同猪胆煮丸服。"

《圣济总录·卷第一百三·目赤痛》："治目赤痛。苍术散方。"

《圣济总录·卷第一百七·目风眼寒》："治目风眼寒等疾，明目。苍术丸方。"

《圣济总录·卷第一百八·目晕》："治风毒客搏，目生翳晕，黑白睛昏浊不明。苍术散方。"

《类编朱氏集验医方·卷之九头痛门·眼苍术丸》："治内障。"

六、厚朴

【性味归经】味辛、苦、温。归脾、胃、肺、大肠经。

【功效】燥湿消痰，下气除满。

【眼科应用】本品苦燥辛散，能燥湿，下气除满，可治疗湿阻中焦引起的眼部疾患，如胞睑肿胀，视衣水肿等如平胃散，又可下气宽中，治疗便秘引起的白睛红赤肿胀等。

【用量】3~10g

【药理研究】现代药理学研究表明厚朴主要含有挥发油 β- 桉油醇和厚朴酚等。具有抗炎，降压，兴奋呼吸，增加心率，松弛横纹肌等作用。

七、藿香

【性味归经】味辛、微温。归脾、胃、肺经。

【功效】化湿，止呕，解暑。

【眼科应用】本品气味芳香，为芳香化浊的要药，又因其性微温，治疗寒湿困脾，脾阳不升眼部诸症。

【用量】5~10g

【药理研究】现代药理学研究表明藿香主要含有挥发油广藿香醇等。具有促进胃液分泌，增强消化，胃肠道解痉，止泻，扩张血管，发汗等作用。

八、佩兰

【性味归经】味辛、平。归脾、胃、肺经。

【功效】化湿，解暑。

【眼科应用】本品气味芳香，能治湿阻中焦，常与苍术、厚朴配伍使用，芳香化浊，治疗湿热上犯目窍所致眼部诸症。

【用量】5~10g

【药理研究】现代药理学研究表明佩兰主要含有挥发油聚伞花素，乙酸橙花醇酯，叶含香豆精，邻香豆酸，麝香草氢醌等。具有抑菌，抗流感，祛痰等作用。

九、砂仁

【性味归经】味辛、温。归脾、胃、肾经。

【功效】化湿行气，温中止泻，安胎。

【眼科应用】本品辛散温通，气味芳香，能化湿醒脾，用于湿阻中焦，脾胃气滞引起的眼部湿烂肿胀疾患。

【用量】3~6g，后下。

【药理研究】现代药理学研究表明砂仁主要含有挥发油右旋樟脑，龙脑，乙酸龙脑酯，柠檬烯，橙花叔醇等。具有增强胃液分泌，促进肠蠕动，助消化，消除胀气等作用。

十、茯苓

【性味归经】味甘、淡、平。归心、脾、肾经。

【功效】利水渗湿，健脾，宁心。

【眼科应用】本品利水渗湿，治疗眼部水肿疾患，健脾补中治疗脾虚眼病，养心安神，治疗眼病兼失眠，心悸者。

【用量】9~15g

【药理研究】现代药理学研究表明茯苓主要含有 β - 茯苓聚糖，茯苓酸，蛋白质，脂肪等。具有利尿，镇静，抗肿瘤，降血糖，增强心肌收缩力，增强免疫，保肝，抗溃疡等作用。

十一、猪苓

【性味归经】味甘、淡、平。归肾、膀胱经。

【功效】利水渗湿，健脾，宁心。

【眼科应用】本品淡渗利湿，治疗眼部水湿停滞疾患，常与车前子，泽泻配伍，与茯苓，白术配伍，治疗脾虚水肿。

【用量】6~12g

【药理研究】现代药理学研究表明猪苓主要含有猪苓葡萄糖I，甾类化合物，游离型和结合型生物素等。具有利尿，抗肿瘤，保肝促进免疫，抗菌等作用。

十二、泽泻

【性味归经】味甘、寒。归肾、膀胱经。

【功效】利水渗湿，泄热。

【眼科应用】本品利水渗湿，治疗水湿停滞湿热所致的眼部疾患，清泻肾火，治疗肾阴虚虚火亢盛的眼病，常与熟地黄，丹皮配伍。

【用量】5~10g

【药理研究】现代药理学研究表明泽泻主要含有泽泻萜醇 A、B、C，生物碱，天门冬素，挥发油，树脂等。具有利尿，降压，降血糖，抗脂肪肝，抑菌等作用。

【眼科古籍文献摘要】

《圣济总录·卷第一百一十二·目青盲》："治肝脏热冲目赤，瞻视漠漠，积年青盲不见物，泽泻汤方。"

《圣济总录·卷第一百一十三·目眵》："治脏腑挟热，冲发于目，津液结滞而成眵，泽泻丸方。"

十三、薏苡仁

【性味归经】味甘、淡、凉。归脾、胃、肺经。

【功效】利水渗湿，健脾，除痹，清热排脓。

【眼科应用】本品既利水渗湿，又健脾和中，治疗脾虚水停滞所致的眼部水肿疾患，能排脓消痈，治疗眼部疮疡。

【用量】9~30g

【药理研究】现代药理学研究表明薏苡仁主要含有脂肪油，薏苡仁酯，薏苡仁内酯，薏苡多糖 A、B、C 等。具有抗癌，降血糖，解热，镇静，镇痛等作用。

十四、车前子

【性味归经】味甘、寒。归肾、膀胱经。

【功效】利尿通淋，渗湿止泻，明目，祛痰。

【眼科应用】本品利水渗湿，治疗水湿、痰湿所致的黑睛混浊，胞睑肿胀，眼珠胀硬，云雾移睛，眼底水肿、渗出，清肝明目，常与决明子，青葙子配伍治疗肝热上扰的眼病。

【用量】9~15g

【药理研究】现代药理学研究表明车前子主要含有黏液质，琥珀酸，二氢黄酮苷，车前烯醇等。具有利尿，预防肾结石，抑菌等作用。

【眼科古籍文献摘要】

《太平圣惠方·卷第三十二·治热毒攻眼诸方》："治热毒攻眼疼痛。发歇不定。心神烦渴。不得睡卧。宜服车前子散方。"

《太平圣惠方·卷第三十二·治风毒攻眼诸方》："治一切风毒攻眼。赤涩疼痛。视物不得。宜服车前子丸方。"

《圣济总录·卷第一百三·目赤痛》："治目昏赤痛。宜服洗肝胆车前子散方。"

十五、滑石

【性味归经】味甘、淡、寒。归膀胱、肺、胃经。

【功效】利尿通淋，清热解暑，收湿敛疮。

【眼科应用】本品利尿通淋，治疗膀胱湿热，小便不利所致的眼部水肿，白睛红赤等眼病。

【用量】10~20g

【药理研究】现代药理学研究表明滑石主要含有硅酸镁，氧化铝，氧化镍等。具有吸附和收敛，保护肠壁，保护创面，吸收分泌物，促进结痂，抑菌等作用。

【眼科古籍文献摘要】

《圣济总录·卷第一百七·五脏风热眼》："治心经蕴热，眼干涩痛，心躁口干。滑石汤方。"

《圣济总录·卷第一百一十·目生珠管》："治目卒生珠管，滑石散方。"

第五节　温里药

一、干姜

【性味归经】味辛，热。归脾、胃、肾、心、肺经。

【功效】温阳散寒，回阳通脉，温肺化饮。

【眼科应用】本品辛热燥烈，温中散寒，健运脾阳，治疗虚寒性眼病。

【用量】3~10g

【药理研究】现代药理学研究表明干姜主要含有挥发油：姜烯，

水芹烯，姜烯酮，姜辣素等。具有镇静，镇痛，抗炎，止呕，升血压等作用。

【眼科古籍文献摘要】

《本草纲目·主治第四卷·百病主治药·眼目》："目睛久赤，及冷泪作痒，泡汤洗之；取粉点之，尤妙。末，贴足心。"

二、肉桂

【性味归经】味辛，甘，大热。归脾、肾、心、肝经。

【功效】补火助阳，散寒止痛，温经通脉，引火归元。

【眼科应用】本品辛甘大热，补火助阳，补命门之火治疗肾阳虚所致的眼部水肿等眼病。

【用量】1~4.5g

【药理研究】现代药理学研究表明肉桂主要含有挥发油：桂皮醛，肉桂醇，肉桂醇醋酸酯等。具有扩张血管，改善循环，增强冠脉和脑供血，降压，抗血小板凝集，抗凝血酶，镇静，镇痛，解热，抗惊厥，改善消化，抗溃疡，降糖，抑菌等作用。

第六节 理气药

一、枳实

【性味归经】味苦、辛，酸、温。归脾、胃、大肠经。

【功效】破气消积，化痰除痞。

【眼科应用】本品辛行苦降，善破气除痞，消积导滞，治疗湿热积滞，湿热熏蒸所致的眼部湿烂，眵泪过多等眼病。

【用量】3~9g

【药理研究】现代药理学研究表明枳实主要含有挥发油，黄酮苷，对羟福林，去甲肾上腺素等。具有抑制肠痉挛，使胃肠收缩节律增加，胆囊收缩，抗溃疡，兴奋子宫，强心，升压，增加冠脉、脑、肾血流量等作用。

二、香附

【性味归经】味辛、微苦、微甘、平。归肝、脾、三焦经。

【功效】疏肝解郁，调经止痛，理气调中。

【眼科应用】本品入肝经，芳香辛行，善治肝气之郁结引起的眼部胀痛，目珠胀硬等眼病。

【用量】6~9g

【药理研究】现代药理学研究表明香附主要含有挥发油：香附子烯，α-香附酮，β-香附酮等。具有抑制子宫，雌激素样作用，保肝，利胆，降低肠管紧张，强心，减慢心率，降血压，抑菌等作用。

【眼科古籍文献摘要】

《本草纲目·主治第四卷·百病主治药·眼目》："肝虚睛痛羞明，同夏枯草末、沙糖水服；头风睛痛，同川芎末，茶服。"

《明代方书·卫生易简方·卷之七·眼目》："治目睛疼冷泪，羞明怕日及筋脉痛，用夏枯草半两，香附子一两，为末。每服一钱，腊茶调下，不拘时服。"

三、川楝子

【性味归经】味辛，寒，有小毒。归肝、胃、小肠、膀胱经。

【功效】行气止痛，杀虫。

【眼科应用】本品苦寒有毒，能祛杀寄生虫，治疗眼部寄生虫病。

【用量】4.5~9g

【药理研究】现代药理学研究表明川楝子主要含有川楝素，楝树碱，山奈醇，脂肪油等。具有杀虫，促进胆汁分泌，兴奋肠道平滑肌，抑菌，抗炎，抗肿瘤等作用。

第七节　消食药

一、山楂

【性味归经】味酸、甘、微温。归脾、胃、肝经。

【功效】消食化积，行气散瘀。

【眼科应用】本品酸甘，微温，能消食化积，治疗食积不化所致疳积上目，又能行气活血治疗眼底瘀血诸症。

【用量】10~15g

【药理研究】现代药理学研究表明山楂主要含有黄酮类，三萜皂苷类，皂苷鞣制，游离酸等。具有促进脂肪消化，促进胃消化酶分泌，增加冠脉流量，保护心肌缺血缺氧，强心，降血压，抗心律失常，降血脂，抗动脉粥样硬化，抗血小板凝集，抗氧化，提高免疫，利尿，镇静，收缩子宫，抑菌等作用。

二、麦芽

【性味归经】味甘、平。归脾、胃、肝经。

【功效】消食健胃，回乳消胀。

【眼科应用】本品又能疏肝解郁，治疗肝郁气滞所致的眼目胀痛等。

【用量】10~15g

【药理研究】现代药理学研究表明麦芽主要含有 α 及 β 淀粉酶，催化酶，麦芽糖蛋白质，氨基酸，维生素 B、D、E 等。具有促进胃酸分泌，抑制泌乳素分泌，抗真菌等作用。

三、神曲

【性味归经】味辛、甘、温。归脾、胃经。

【功效】消食和胃。

【眼科应用】本品辛以行散消食，甘温健脾开胃，和中止泻，治疗食积不化所致疳积上目等眼部诸症。

【用量】6~15g

【药理研究】现代药理学研究表明神曲主要含有酵母菌，淀粉酶，维生素 B 复合体，蛋白质，脂肪，挥发油等。具有促进消化，促进食欲等作用。

四、莱菔子

【性味归经】味辛、甘、平。归脾、胃、肺经。

【功效】消食除胀，降气化痰。

【眼科应用】本品酸甘，微温，能消食化积，治疗食积不化所致疳积上目等眼部诸症。

【用量】6~10g

【药理研究】现代药理学研究表明莱菔子主要含有莱菔子素，芥子碱，脂肪油等。具有降压，抑菌，促进肠排空，祛痰，镇咳、平喘、利尿，降低胆固醇，防止动脉硬化等作用。

第八节　止血药

一、大蓟

【性味归经】味甘、苦、凉。归心、肝经。

【功效】凉血止血，散瘀解毒消痈。

【眼科应用】本品寒凉，凉血止血，治疗血热妄行，眼部出血。

【用量】10~15g

【药理研究】现代药理学研究表明大蓟主要含有三萜类，甾体类，挥发油类，黄酮苷类等。具有缩短凝血时间，降血压，抗结核，抑制病毒等作用。

二、小蓟

【性味归经】味甘、苦、凉。归心、肝经。

【功效】凉血止血，散瘀解毒消痈。

【眼科应用】本品寒凉，凉血止血，治疗血热妄行，眼部出血。

【用量】10~15g

【药理研究】现代药理学研究表明大蓟主要含有三萜类、生物碱、黄酮苷、简单酚酸等。具有收缩血管，升高血小板，促进血小板凝集，抑菌，降脂，利胆，利尿，强心，升压等作用。

三、白茅根

【性味归经】味甘、寒。归肺、胃、膀胱经。

【功效】凉血止血，清热利尿，清肺胃热。

【眼科应用】本品味甘性寒,凉血止血,治疗血热妄行,眼部出血,清热生津治肺胃之火攻目所致的眼病,利尿消肿治疗因热所致目肿。

【用量】15~30g

【药理研究】现代药理学研究表明白茅根主要含有糖类化合物:葡萄糖、蔗糖、木糖、果糖、淀粉、简单酸等。具有缩短凝血时间,抗菌等作用。

四、侧柏叶

【性味归经】味苦、涩、寒。归肺、肝、脾经。

【功效】凉血止血,化痰止咳。

【眼科应用】本品寒凉,凉血止血,治疗血热妄行,眼部出血,又能祛风行气散瘀,止血不留瘀。

【用量】10~15g

【药理研究】现代药理学研究表明侧柏叶主要含有挥发油: α-侧柏酮、侧柏烯、小茴香酮,黄酮类:香橙素、槲皮素,钾、钙、钠、镁微量元素等。具有缩短凝血时间,镇咳,祛痰,平喘,镇静,抑菌等作用。

五、仙鹤草

【性味归经】味苦、涩、平。归心、肝经。

【功效】收敛止血,止痢,截疟,补虚。

【眼科应用】本品苦涩收敛,能收敛止血,治疗眼部出血以虚症出血为佳。

【用量】3~10g

【药理研究】现代药理学研究表明仙鹤草主要含有苯三酚缩合体,黄酮,有机酸类化合物等。具有收缩血管,减慢心率,杀虫,抗炎,抗肿瘤,镇静等作用。

六、三七

【性味归经】味甘、微苦、温。归肝、胃经。

【功效】化瘀止血,活血定痛。

【眼科应用】本品微甘味苦性温。化瘀止血,治疗眼部出血,眼部瘀肿,胀痛,常与蒲黄,茜草合用。退红消翳,用于眼赤呈紫暗者，黑睛严重混浊者。

【用量】3~10g

【药理研究】现代药理学研究表明三七主要含有皂苷，黄酮苷，氨基酸等。具有缩短出血、抗血小板凝集，造血，降血压，降低心率，抗心律失常，扩张脑血管，镇痛，抗炎，抗衰老，预防种瘤等作用。

【眼科古籍文献摘要】

《清代民国方书·喻选古方试验·卷二·目病》："男妇赤眼，十分重者，三七根磨汁涂四围甚妙。"

《清代民国方书·救生集·卷二·眼目门》："以三七磨水，涂眼眶即愈。"

七、艾叶

【性味归经】味辛、苦、温。有小毒，归肝、脾、肾经。

【功效】温经止血，散寒调经，安胎。

【眼科应用】本品气香味辛，温经止血，治疗眼部虚寒性出血，并能温通眼部经脉。

【用量】3~10g

【药理研究】现代药理学研究表明大蓟主要含有挥发油，倍半萜类，黄酮类化合物等。具有缩短出血及凝血时间，平喘，镇咳，祛痰抑菌，抗病毒，兴奋子宫平滑肌等作用。

【眼科古籍文献摘要】

《本草纲目·主治第四卷·百病主治药·眼目》："同黄连煎水，洗赤目。"

第九节　活血化瘀药

一、川芎

【性味归经】味辛、温。归肝、胆、心包经。

【功效】活血行气，祛风止痛。

【眼科应用】本品辛温通散，活血行气，治疗眼内各种出血症，若血虚配伍熟地，当归，白芍；血瘀加桃仁、红花；祛风止痛治疗因风、因气、因瘀所致的头目疼痛，可配伍防风、当归、桃仁、红花；亦治疗目痒与荆芥、防风配伍。

【用量】3~9g

【药理研究】现代药理学研究表明川芎主要含有生物碱，挥发油，酚类物质等。具有扩张冠脉，扩张脑血管，改善循环，防止血栓形成，镇静，抗菌，抗病毒等作用。

二、乳香

【性味归经】味辛、温。归肝、胆、心包经。

【功效】活血行气止痛，消肿生肌。

【眼科应用】本品辛散走窜，既入血分，又入气分，治疗眼内各种出血症，可配伍桃仁、红花、川芎。行气止痛治疗因瘀所致的头目疼痛。

【用量】3~10g

【药理研究】现代药理学研究表明乳香主要含有树脂、树胶、挥发油等。具有镇静，消炎，升白细胞，祛痰，保护胃黏膜等作用。

【眼科古籍文献摘要】

《圣济总录·卷第一百四·暴赤眼》："治暴赤眼。乳香膏方。"

《圣济总录·卷第一百九·目生胬肉》："治一切眼疾，昏涩热泪，赤脉胬肉，遮蔽光明，及风痛痒不止，乳香散方。"

三、没药

【性味归经】味辛、苦、平。归心、肝、脾经。

【功效】活血止痛，消肿生肌。

【眼科应用】本品辛散走窜，活血，治疗眼内各种出血症，可配伍桃仁、红花，川芎。止痛治疗因瘀所致的头目疼痛。

【用量】3~10g

【药理研究】现代药理学研究表明没药主要含有没药树脂、树胶、挥发油等。具有降脂，防止动脉粥样硬化，抑制真菌，霉菌，促进肠蠕动等作用。

【眼科古籍文献摘要】

《本草纲目·主治第四卷·百病主治药·眼目》："目翳晕疼肤赤，肝血不足。"

四、郁金

【性味归经】味辛、苦、寒。归心、肝、胆经。

【功效】活血止痛，行气解郁，清心凉血，利胆退黄。

【眼科应用】本品辛能散，活血祛瘀，治疗血热瘀滞的眼病，常与丹皮，丹参配伍，行气止痛，治疗肝气上逆，肝郁气滞所致的眼病。

【用量】3~10g

【药理研究】现代药理学研究表明郁金主要含有挥发油，姜黄素，姜黄酮等。具有扩张血管，降脂，保肝，利胆，抗凝，抗炎，抑菌等作用。

【眼科古籍文献摘要】

《太平圣惠方·卷第三十三·治斑豆疮入眼诸方》："治斑豆疮入眼。疼痛难开。宜服郁金丸。"

《圣济总录·卷第一百一十·雀目》："治雀目，郁金散方。"

五、丹参

【性味归经】味苦、微寒。归心、肝、心包经。

【功效】活血行气，祛瘀止痛，凉血消痈，安神除烦。

【眼科应用】本品活血祛瘀，治疗气滞血瘀的眼病，尤其是眼内的出血，陈旧性渗出，养血安神，治疗血热瘀滞眼病，兼有心神不安，凉血消痈，治疗眼部痈疮。

【用量】5~15g

【药理研究】现代药理学研究表明丹参主要含有脂溶性成分：丹参酮 I，丹参酮 IIa，丹参酮 IIb，丹参酮 III，水溶性成分：丹参素等。具有扩张冠脉，改善心肌缺血，提高耐氧能力，降低血液黏稠度，抗凝降脂，保肝，抗胃溃疡，抗炎，抗过敏等作用。

六、鸡血藤

【性味归经】味苦、微甘、温。归肝、肾经。

【功效】行气补血，调经，舒筋活络。

【眼科应用】本品行血补血，治疗气滞血瘀、血虚所致的眼部出血、缺血的疾病。

【用量】10~30g

【药理研究】现代药理学研究表明鸡血藤主要含有异黄酮类化合物，三萜类化合物，甾类化合物等。具有扩张血管，抗凝，降胆固醇，抗动脉粥样硬化，抗炎，免疫调节，镇静催眠等作用。

七、桃仁

【性味归经】味苦、甘、平。有小毒。归心、肝、大肠经。

【功效】活血祛瘀，润肠通便，止咳平喘。

【眼科应用】本品活血祛瘀，治疗外伤引起的瘀滞眼病，常与红花，当归，川芎配伍；可润肠通便治疗瘀滞眼病兼有肠燥便秘者。

【用量】5~10g

【药理研究】现代药理学研究表明桃仁主要含有杏仁苷，苦杏仁酶，挥发油，脂肪油等。具有扩张血管，改善血流动力学，保肝，利胆，抗凝，抗血栓，润肠，镇痛，抗炎，抗菌，抗过敏，镇咳平喘等作用。

八、红花

【性味归经】味辛、温。归心、肝经。

【功效】活血通经，祛瘀止痛。

【眼科应用】本品活血祛瘀，治疗眼部一切瘀滞症，常与桃仁，川芎配伍使用。

【用量】3~10g

【药理研究】现代药理学研究表明红花主要含有红花醌苷，红花苷，新红花苷，红花黄色素，黄色素等。具有扩张冠脉，改善心肌缺血，抗心律失常，降压，抗凝，降低血液黏稠度，提高耐氧量，兴奋肠道，子宫平滑肌，镇痛，抗炎，抗惊厥，免疫抑制等作用。

九、牛膝

【性味归经】味苦、甘、酸、平。归、肝、肾经。

【功效】活血通经，补肝肾，强筋骨，利水通淋，引火（血）下行。

【眼科应用】本品活血祛瘀，治疗瘀血内阻所致的眼病，对气火上逆所致的出血尤宜，补益肝肾，治疗肝肾亏虚所致的眼病，常与熟地，枸杞配伍，眼病有瘀滞兼腰膝酸软者更佳。

【用量】5~10g

【药理研究】现代药理学研究表明牛膝主要含有三萜皂苷，蜕皮甾酮，牛膝甾酮，精氨酸，铁，铜等。具有兴奋子宫平滑肌，扩张血管，改善血流动力学，抗凝，利尿，降脂，降血糖，镇痛，抗炎等作用。

【眼科古籍文献摘要】

《本草纲目·主治第四卷·百病主治药·眼目》："汁，点目生珠管。"

十、穿山甲

【性味归经】味咸、微寒。归肝、胃经。

【功效】活血消癥，通经，下乳，消肿排脓。

【眼科应用】本品善走窜，活血消癥，治疗瘀滞引起眼病，消肿排脓，治疗眼部疮疡肿痛。

【用量】5~10g

【药理研究】现代药理学研究表明穿山甲主要含有硬脂酸，胆甾醇，二十三酰丁胺等。具有降低血液黏稠度，扩张血管抗凝，降低外周阻力，抗炎，升高白细胞等作用。

【眼科古籍文献摘要】

《本草纲目·主治第四卷·百病主治药·眼目》："倒睫，羊肾脂炙，鼻；火眼，烧烟熏之。"

十一、水蛭

【性味归经】味咸、苦、平。有小毒。归肝经。

【功效】破血通经，逐瘀消癥。

【眼科应用】本品咸苦入血，破血逐瘀能力强，治疗瘀滞引起的眼病以及眼部症瘕积聚。

【用量】5~10g

【药理研究】现代药理学研究表明水蛭主要含有蛋白质，水蛭素，肝素，抗血栓素等。具有抗凝，降血脂，抗血栓，改善血液流变学，抗动脉粥样硬化，改善心律失常，改善血液循环，改善肾功，抗肿瘤，终止妊娠等作用。

第十节　安神剂

一、朱砂

【性味归经】味甘、微寒。有毒。归心经。

【功效】清心镇惊，安神解毒。

【眼科应用】本品性寒用于疮疡肿毒，治疗眼部疮疡诸症。

【用量】0.1~0.5g 入丸散，不宜入煎剂，忌火煅。

【药理研究】现代药理学研究表明朱砂主要含有硫化汞等。具有降低中枢兴奋，镇静催眠，抗惊厥，抗心律失常，抑菌，抗寄生虫等作用。

【眼科古籍文献摘要】

《素问病机气宜保命集·卷下·眼目论第二十五》："朱砂治眼发赤肿。毒气侵睛胀痛。宣毒散。"

《太平圣惠方·卷第三十三·治眼生肤翳诸方》："治眼生肤翳。目赤。时痛风泪。宜点此朱砂散方。"

二、磁石

【性味归经】味咸、寒。归心、肝、肾经。

【功效】镇惊安神，平肝潜阳，聪耳明目，纳气平喘。

【眼科应用】本品质重沉降，入心经，治疗眼病兼见心肾不宁者，入肝肾经治疗肝阳上亢，头晕目眩，肝肾不足，目暗不明，视物昏花的眼病。

【用量】9~30g 先煎。

【药理研究】现代药理学研究表明磁石主要含有四氧化三铁等。具有降低中枢兴奋，镇静，抗惊厥，催眠等作用。

【眼科古籍文献摘要】

《本草纲目》："色黑入肾，故治肾家诸病而通耳明目。"

三、龙骨

【性味归经】甘、涩、平。归心、肝、肾经。

【功效】镇惊安神，平肝潜阳，收敛固色。

【眼科应用】本品入心、肝经，重镇安神治疗眼病兼见心肾不宁者，平肝潜阳，治疗肝阳上亢所致的眼部赤肿，眼部胀痛等，收湿敛疮治疗眼睑湿烂等。

【用量】15~30g，先煎。

【药理研究】现代药理学研究表明龙骨主要含有碳酸钙，磷酸钙等。具有抗惊厥，催眠，促凝，减轻骨骼肌兴奋，降低血管壁通透性等作用。

四、酸枣仁

【性味归经】味甘、酸、平。归心、肝、胆经。

【功效】养心益肝，安神，敛汗，生津。

【眼科应用】本品味甘，入心肝经，能养肝阴，养心阴，治疗眼病兼见心悸、失眠、多梦者。

【用量】9~15g，先煎。

【药理研究】现代药理学研究表明酸枣仁主要含有皂苷，酸枣仁苷A、B，三萜类化合物，黄酮类化合物等。具有镇静，抗惊厥，催眠，降压，降体温，镇痛，降血脂，抗缺氧，抗肿瘤，抑制血小板凝集，增强免疫，兴奋子宫等作用。

五、远志

【性味归经】味苦、辛、温。归心、肾、肺经。

【功效】安神益智，祛痰开窍，消散痈肿。

【眼科应用】本品苦辛性温，交通心肾，治疗眼病兼见心肾不交，另可治疗眼部疮疡肿毒。

【用量】3~9g，先煎。

【药理研究】现代药理学研究表明远志主要含有皂苷，远志皂苷A、B，远志酮，生物碱等。具有镇静，抗惊厥，催眠，降压，祛痰，镇咳，抑菌，兴奋子宫，抗癌，抗衰老等作用。

第十一节 平肝熄风药

一、石决明

【性味归经】味咸、寒。归肝经。

【功效】平肝潜阳，清肝明目。

【眼科应用】本品咸寒清热，质重潜阳，既能治疗肝阳上亢所致的头晕目眩，又能清肝火而明目退翳。治疗肝火上炎，目赤肿痛，可与黄连，龙胆草，夜明砂，夏枯草，决明子，菊花配伍；与木贼，荆芥，菊花，谷精草配伍，治疗风热目赤，翳膜遮睛。

【用量】3~15g，先煎。外用点眼宜煅用，水飞。

【药理研究】现代药理学研究表明石决明主要含有碳酸钙，有机质，镁、铁、硅酸盐等。具有抑菌、保肝、抗凝等作用。

【眼科古籍文献摘要】

《名医别录》："主目障翳痛，青盲。"

《医学衷中参西录》："石决明味微咸，性微凉，为凉肝镇肝之要药，肝开窍于目，是以其性善明目，能消目内障。"

二、牡蛎

【性味归经】味咸、微寒。归肝、胆、肾经。

【功效】重镇安神，平肝潜阳，软坚散结，收敛固涩。

【眼科应用】本品质重，平肝潜阳治疗肝阳上亢所致的头晕目眩，目珠胀痛等，化痰软坚治疗眼底陈旧性出血，机化物等。

【用量】9~30g，先煎。

【药理研究】现代药理学研究表明牡蛎主要含有碳酸钙，磷酸钙，硫酸钙等。具有镇静、抗惊厥，镇痛、抗溃疡，降血脂，抗凝，抗血栓等作用。

【眼科古籍文献摘要】

《本草纲目·主治第四卷·百病主治药·眼目》："牡蛎（禽兽）

抱出鸡卵壳（点翳障，及瘢疹入目）。"

三、代赭石

【性味归经】味苦、寒。归肝、心经。

【功效】平肝潜阳，重镇降逆，凉血止血。

【眼科应用】本品质重，平肝潜阳治疗肝阳上亢所致的头晕目眩，目珠胀痛等，凉血止血，治疗血热眼部出血诸症。

【用量】10~30g，先煎。

【药理研究】现代药理学研究表明代赭石主要含有三氧化二铁等。具有兴奋肠管，促进红细胞及血红蛋白的新生，中枢神经系统镇静等作用。

四、钩藤

【性味归经】味甘、凉。归肝、心包经。

【功效】清热平肝，熄风通络。

【眼科应用】本品性凉，归肝经，能清热平肝，治疗肝火上炎，肝阳上亢所致的目赤肿痛，目珠胀痛等。

【用量】3~12g，后下。

【药理研究】现代药理学研究表明钩藤主要含有多种吲哚类生物碱，主要有钩藤碱，异钩藤碱等。具有镇静，降压，抗癫痫，降血脂，抗凝，抗血栓等作用。

【眼科古籍文献摘要】

《奇症汇·卷之一·目》："辘轳转睛。轻则气定脉偏而珠歪，重则反转而为瞳神反背矣。服钩藤饮子自愈。"

五、天麻

【性味归经】味甘、平。归肝、心包经。

【功效】息风止痉，平抑肝阳，祛风通络。

【眼科应用】本品入肝经，能平肝，治疗肝阳上亢所致的目赤肿痛，目珠胀痛等。

【用量】3~9g，后下。

【药理研究】现代药理学研究表明天麻主要含有天麻苷，天麻苷元，胡萝卜苷，枸橼酸，天麻多糖，维生素A等。具有镇静，降压，抗癫痫，抗炎，镇痛等作用。

【眼科古籍文献摘要】

《圣济总录·卷第一百八·目昏暗》："治偏正头疼，首风攻注，眼目肿疼昏暗，及头目眩晕，起坐不能。天麻丸方。"

《圣济总录·卷第一百八·眼眉骨及头痛》："治肝心壅热，目睛疼痛，牵连眉额。天麻丸方。"

六、决明子

【性味归经】味甘、苦、咸。归肝、大肠经。

【功效】清热明目，润肠通便。

【眼科应用】本品能清热明目，治疗肝火上炎，肝经风热所致的目赤肿痛，羞明多泪，黑睛生翳，视物昏花眼病兼有便秘者尤宜。

【用量】10~15g，后下。

【药理研究】现代药理学研究表明决明子主要含有大黄酸，大黄素，芦荟大黄素，决明子素等。具有降压，降血脂，降胆固醇，泻下，抑菌等作用。

【眼科古籍文献摘要】

《神农本草经》："治青盲，目淫肤赤白膜，眼赤痛，泪出，多服益精光。"

《本草求真》："决明子，除风散热，凡人目泪不收，多属风热内淫……故为治目收泪止痛之要药。"

《本草纲目·主治第四卷·百病主治药·眼目》："除肝胆风热，淫肤赤白膜，青盲。益肾明目，每旦吞一匙，百日后夜见物光；补肝明目，同蔓荆，酒煮为末，日服；积年失明，青盲雀目，为末，米饮服；或加地肤子，丸服。"

《太平圣惠方·卷第三十二·治眼风泪诸方》："治眼赤痛。或生翳膜。头面多风。泪出不止。宜服决明子散方。"

《圣济总录·卷第一百二·眼目门·肝实眼》："治肝脏实热，目眦生赤肉涩痛。决明子汤方。"

七、全蝎

【性味归经】味辛、平。有毒。归肝经。

【功效】息风镇痉，攻毒散结，通络止痛。

【眼科应用】本品入肝经，祛风止痉用于风中头面经络，肝风内扰所致的视网膜血管痉挛，常与地龙、荆芥同用，通络止痛，治疗痰火动风上攻于目所致目痛，解毒散结，治疗胞生痰核等。

【用量】3~6g

【药理研究】现代药理学研究表明全蝎主要含有蝎毒、三甲胺、甜菜碱、牛磺酸、棕榈酸等。具有抗惊厥，镇痛，抗癌，抗血栓等作用。

【眼科古籍文献摘要】

《开宝本草》："疗诸风瘾疹及中风半身不遂，口眼歪斜，语涩，手足抽掣。"

《本草从新》："治诸风掉眩，惊痫抽掣，口眼歪斜……厥阴风木之病。"

八、蜈蚣

【性味归经】味辛、温。有毒。归肝经。

【功效】息风镇痉，攻毒散结，通络止痛。

【眼科应用】本品入肝经，行善走窜，祛风止痉用于风中头面经络；通络止痛，治疗痰火动风上攻于目所致目痛；解毒散结，治疗胞生痰核等。

【用量】3~6g

【药理研究】现代药理学研究表明蜈蚣主要含有类似蜂毒成分，组胺样物质，溶血性蛋白质等。具有抗惊厥，镇痛，抗癌，抗凝，抑菌，抗炎等作用。

九、白僵蚕

【性味归经】味咸、辛、平。归肝、肺、胃经。

【功效】息风止痉，祛风止痛，化痰散结。

【眼科应用】本品祛风清热，治目赤，目痒，常与荆芥、桑叶配伍。祛风化痰，治风痰阻络，口眼歪斜，与全蝎、白附子同用。化痰散结，治疗胞生痰核，常与半夏、胆南星配伍。

【用量】5~9g

【药理研究】现代药理学研究表明僵蚕主要含有蛋白质，脂肪，氨基酸等。具有催眠，抗凝，抗惊厥，降血糖，抗癌，抑菌等作用。

【眼科古籍文献摘要】

《普济方·卷七十六·眼目门·目风眼寒》："此候其状青色。大小眦头涩痛。频频下泪。口苦不喜饮食。盖胆受风寒。宜服凉胆丸。至冬月极甚。发作不休。此因肺虚风。遇冷发。宜服白僵蚕散。"

十、地龙

【性味归经】味咸、寒。归肝、脾、膀胱经。

【功效】清热息风，通络，平喘、利尿。

【眼科应用】本品祛风通络用于风邪阻络，经络不舒所致的视网膜血管痉挛、硬化。清热平肝，治疗肝热之眼病有瘀肿者，多与石决明配伍等。

【用量】4.5~9g

【药理研究】现代药理学研究表明地龙主要含有多种氨基酸，谷氨酸，天门冬氨酸等。具有解热，舒张支气管，抗惊厥，镇痛，抗组胺，抗凝，增强免疫，抗癌，抗菌，利尿，兴奋子宫及肠道平滑肌等作用。

【眼科古籍文献摘要】

《圣济总录·卷第一百八·眼眉骨及头痛》："治眼眉骨，及头脑俱痛。地龙散方。"

第十二节 开窍药

一、麝香

【性味归经】味辛、温。归心、脾经。

【功效】开窍醒神，活血通经，消肿止痛。

【眼科应用】本品气极香，芳香走窜，开窍通闭，治疗窍闭神昏，活血散结，消肿止痛，治疗眼部痈肿疮毒等。

【用量】0.03~0.1g，入丸散。

【药理研究】现代药理学研究表明麝香主要含有麝香大环化合物如麝香酮等。具有双向调节中枢神经系统，改善脑循环，强心，抗炎，兴奋子宫，增强宫缩，抗肿瘤等作用。

二、冰片

【性味归经】味辛、苦、微寒。归心、脾、肺经。

【功效】开窍醒神，清热止痛。

【眼科应用】本品苦寒，清热泻火，明目退翳，消肿止痛，为五官科常用药物，治疗目赤肿痛。清热解毒，治疗眼部痈肿疮毒等。

【用量】0.15~0.3g，入丸散。

【药理研究】现代药理学研究表明冰片主要含有右旋龙脑，β-榄香烯，石竹烯等。具有镇静，止痛，抗炎，抑菌等作用。

【眼科古籍文献摘要】

《新修本草》："主心腹邪气，风湿积聚，耳聋，明目，去目赤肤翳。"

《医林纂要》："冰片主散郁火……目赤浮翳。"

三、石菖蒲

【性味归经】味辛、苦、温。归心、胃经。

【功效】开窍醒神，化湿和胃，宁神益智。

【眼科应用】本品辛开苦燥温通，气味芳香，又化湿治疗痰蒙清窍，窍闭神昏等。

【用量】3~9g

【药理研究】现代药理学研究表明石菖蒲主要含有挥发油，如 α-细辛醚，β-细辛醚，氨基酸，有机酸等。具有镇静，抗惊厥，解痉，抗心律失常，促进消化液分泌等作用。

【眼科古籍文献摘要】

《神农本草经》："主风寒湿痹，咳逆上气，开心孔，补五脏，通五窍，明耳目。"

第十三节　补虚药

一、人参

【性味归经】味甘、微苦、微温。归肺、心、脾经。

【功效】大补元气，补脾益肺，生津，安神益智。

【眼科应用】本品归肺、心、脾经，治疗气虚引起的眼病。

【用量】3~9g，单煎。

【药理研究】现代药理学研究表明人参主要含有人参皂苷，挥发油，氨基酸，微量元素等。具有抗休克，强心，提高应急反应能力，兴奋神经中枢，抗疲劳，促进蛋白质 RNA、DNA 合成，促进造血机能，促进胆固醇代谢，提高免疫力，促性腺激素作用，降血糖，抗炎，抗过敏，抗利尿，抗肿瘤等作用。

二、党参

【性味归经】味甘、平。归肺、脾经。

【功效】补脾肺气，生津，补血。

【眼科应用】本品治疗中气不足之眼病常与茯苓，白术配伍，治疗气血不足之眼病常与熟地，当归配伍。

【用量】9~30g

【药理研究】现代药理学研究表明党参主要含甾醇，党参苷，党参多糖，党参内酯，生物碱，氨基酸等。具有兴奋神经中枢，抗溃疡，提高免疫力，升高血压，血糖，抗衰老，抗缺氧，抗辐射等作用。

三、西洋参

【性味归经】味甘、微苦，凉。归肺、心、肾、脾经。

【功效】补气养阴，清热生津。

【眼科应用】本品治疗气阴两虚之眼病常与麦冬，沙参，天冬配伍。

【用量】3~6g

【药理研究】现代药理学研究表明西洋参主要含人参皂苷，多种挥发性成分，淀粉，树脂，糖类，氨基酸等。具有抗休克，兴奋中枢，抗缺氧，抗心肌缺血，抗心肌氧化，增强心肌收缩力，抗心律失常，抗疲劳，抗应激，抗惊厥，降血糖，止血，抗利尿等作用。

四、黄芪

【性味归经】味甘、微温。归肺、脾经。

【功效】补气健脾，升阳举陷，益卫固表，利尿消肿，托毒生肌。

【眼科应用】本品益气升阳治疗中气不足，上胞下垂常与党参、升麻配伍；益气摄血，治疗气不摄血所致眼部出血；健脾利水，治疗脾气虚弱所致胞睑浮肿、黄斑水肿；托毒排脓，治疗眼部疮疡溃口难收，常与人参、皂角刺配伍。

【用量】9~30g

【药理研究】现代药理学研究表明黄芪主要含苷类，多糖，黄酮，氨基酸，微量元素等。具有促进代谢，抗疲劳，促进血清和肝脏蛋白质合成，利尿，降糖，调节免疫力，抗菌，抗衰老，扩张冠脉，改善心功能，降血压，降血脂，抗凝，抗缺氧，抗辐射，保肝等作用。

【眼科古籍文献摘要】

《太平圣惠方·卷第三十三·治眼脓漏诸方》："治眼脓漏不止。宜服黄芪散方。"

《圣济总录·卷第一百三·目赤肿痛》："治热毒攻眼，黑睛通赤。黄芪汤方。"

《普济方·卷七十三·眼目门·目赤痛》："黄芪汤，治热毒攻眼。黑暗通赤。"

五、白术

【性味归经】味甘、苦、温。归脾、胃经。

【功效】益气健脾，燥湿利水，止汗，安胎。

【眼科应用】本品补脾益气，治疗脾虚气弱所致眼病，常与党参配伍，脾虚眼部水肿时常配伍茯苓，猪苓。

【用量】6~12g

【药理研究】现代药理学研究表明白术主要含挥发油:苍术酮,苍术醇,苍术醚等。具有双向调节肠管活动,抗溃疡,强壮作用,提高免疫力,抗疲劳,促进血清和肝脏蛋白质合成,利尿,降糖,调节免疫力,抗菌,抗衰老,降血糖,降血压,抗凝,保肝,利胆,抗肿瘤等作用。

【眼科古籍文献摘要】

《圣济总录·卷第一百七·五脏风热眼》:"治风热眼。白术菊花散方。"

六、山药

【性味归经】味甘、平。归脾、肺、肾经。

【功效】益气养阴,补肺脾肾,固精止带。

【眼科应用】本品肺脾肾,治疗肺脾肾功能失调所致眼病,如视瞻昏渺,视衣水肿等常与党参配伍,眼部水肿时常配伍茯苓,猪苓。

【用量】15~30g

【药理研究】现代药理学研究表明山药主要含薯蓣皂苷元,黏液质,胆碱,淀粉,糖蛋白,游离氨基酸等。具有双向调节肠管活动,助消化,降糖,调节免疫力等作用。

【眼科古籍文献摘要】

《普济方·卷八十·眼目门》:"目生花翳山药丸(出龙木论)治花翳白陷外障。"

七、甘草

【性味归经】味甘、平。归心、肺、脾、胃经。

【功效】补脾益气,祛痰止咳,缓急止痛,清热解毒,调和诸药。

【眼科应用】本品补脾益气,治疗脾虚气弱所致眼病,常与党参配伍;缓急止痛,治疗眼部拘挛疼痛;清热解毒,治疗热毒导致的目睛红赤,胞睑疮疡等。

【用量】1.5~9g

【药理研究】现代药理学研究表明甘草主要含三萜类,黄酮类,生物碱,多糖等。具有抗心律失常,抗溃疡,抑制胃酸分泌,缓解肠道平滑肌痉挛,镇痛,促进胰液分泌,镇咳,祛痰,平喘,抗菌,抗炎，抗病毒，抗过敏，类激素样作用等作用。

八、肉苁蓉

【性味归经】味甘、咸、温。归肾、大肠经。

【功效】补肾助阳，润肠通便。

【眼科应用】本品甘温助阳，治疗肾阳不足导致的近视，高风内障等眼病。

【用量】10~15g

【药理研究】现代药理学研究表明肉苁蓉主要含脂溶性成分：6-甲基吲哚，3-甲基-3乙基己烷，水溶性成分：N-二甲基甘氨酸甲酯等。具有增强巨噬细胞吞噬作用，提高淋巴细胞转化率，肾上腺激素样作用，增强下丘脑—垂体—卵巢的促黄体功能等作用。

【眼科古籍文献摘要】

《圣济总录·卷第一百五·目飞血赤脉》："治目赤飞血。苁蓉散方。"

九、淫羊藿

【性味归经】味甘、辛、温。归肾、肝经。

【功效】补肾壮阳，祛风除湿。

【眼科应用】本品甘温助阳，治疗肾阳不足导致的近视，高风内障等眼病。

【用量】3~15g

【药理研究】现代药理学研究表明淫羊藿主要含黄酮类化合物，木脂素，生物碱，挥发油等。具有增强巨噬细胞吞噬作用，提高淋巴细胞转化率，肾上腺激素样作用，增强下丘脑—垂体—性腺轴、胸腺轴等内分泌系统的分泌功能，促进蛋白质合成，扩张冠脉，降压等作用。

【眼科古籍文献摘要】

《本草纲目·主治第四卷·百病主治药·眼目》："病后青盲，同淡豉煎服；小儿雀目，同蚕蛾、甘草、射干末，入羊肝内，煮食。"

十、杜仲

【性味归经】味甘、温。归肾、肝经。

【功效】补肝肾，强筋骨，安胎。

【眼科应用】本品补肝肾，强筋骨，治疗肝肾不足导致的视瞻昏渺，视瞻有色等眼病。

【用量】10~15g

【药理研究】现代药理学研究表明杜仲主要含杜仲胶，杜仲苷，杜仲醇二葡萄糖苷等。具有调节细胞免疫，降压，抑制子宫自主收缩等作用。

十一、补骨脂

【性味归经】味苦、辛、温。归肾、脾经。

【功效】补肾壮阳，固精缩尿，温脾止泻，纳气平喘。

【眼科应用】本品苦辛温燥，善壮肾阳，治疗肾阳不足，命门火衰导致的弱视，近视，高风内障等眼病。

【用量】5~15g

【药理研究】现代药理学研究表明补骨脂主要含香豆素类，黄酮类，单萜酚类等。具有改善心肌缺血，抗组胺，平喘，雌激素样作用，调节神经，血液系统，促进造血功能，增强免疫和内分泌功能，抗衰老等作用。

十二、益智仁

【性味归经】味辛、温。归肾、脾经。

【功效】暖肾固精缩尿，温脾开胃摄唾。

【眼科应用】暖肾固精缩尿，温脾开胃摄唾，可治疗脾肾阳虚所致的眼部水肿等症。

【用量】3~10g

【药理研究】现代药理学研究表明益智仁主要含二苯庚体类，倍半萜类，挥发油类等。具有强心，抗肿瘤等作用。

十三、菟丝子

【性味归经】味辛、甘、平。归肾、肝、脾经。

【功效】补肾益精，养肝明目，止泻，安胎。

【眼科应用】本品滋补肝肾，益精养血而明目，常与熟地、车前子同用，如驻景丸。

【用量】10~20g

【药理研究】现代药理学研究表明菟丝子主要含皮素、胆醇、皂类、淀粉等。具有抑制白内障，增强过氧化氢酶作用等作用。

【眼科古籍文献摘要】

《本草纲目·主治第四卷·百病主治药·眼目》："补肝明目，浸酒丸服。"

《吴氏医方汇编·第一册·目症》："菟丝子炒，为末，香油调敷之。害眼方。"

十四、沙苑子

【性味归经】味甘、温。归肾、肝经。

【功效】补肾固精，养肝明目。

【眼科应用】本品滋补肝肾，益精养血而明目，常与枸杞子，菟丝子，菊花配伍。

【用量】10~20g

【药理研究】现代药理学研究表明菟丝子主要含氨基酸，蛋白质，酚类，鞣制，甾醇，三萜类等。具有抗疲劳，降胆固醇，降脂，增加脑供血，改善血液流变学等作用。

十五、当归

【性味归经】味辛、甘、温。归心、肝、脾经。

【功效】补血调经，活血止痛，润肠通便。

【眼科应用】本品补血和血治疗血虚眼病，常与熟地，白芍配伍；治疗瘀滞性眼病，常与赤芍，川芎配伍；润肠通便，治疗血虚眼病兼有便秘者。

【用量】5~15g

【药理研究】现代药理学研究表明当归主要含 β-蒎烯，α-蒎烯，莰烯等。具有收缩子宫，扩张冠脉，促进血红蛋白和红细胞生成等作用。

十六、熟地

【性味归经】味甘、微温。归肝、肾经。

【功效】补血养阴，填精益髓。

【眼科应用】本品治疗肝肾不足的眼病常配伍枸杞子，女贞子，阴虚火旺的眼病配伍知母，黄柏。

【用量】10~30g

【药理研究】现代药理学研究表明熟地主要含梓醇，地黄素，甘露醇，氨基酸等。具有促进肾上腺皮质激素合成，降血压，改善肾功能，降低死亡率，抗癌等作用。

十七、何首乌

【性味归经】味苦、甘、涩。归肝、肾经。

【功效】制用：补益精血。生用：解毒，截疟，润肠通便。

【眼科应用】本品制用补肝肾，益精血，乌须发治疗肝肾亏虚，头晕目花。

【用量】10~30g

【药理研究】现代药理学研究表明何首乌主要含蒽醌类化合物，大黄酚，大黄素等。具有延长寿命，增加脑和肝中的蛋白质，增加白细胞，降胆固醇，促进肠管运动等作用。

十八、白芍

【性味归经】味苦、酸、微寒。归肝、脾经。

【功效】养血敛阴，柔肝止痛，平抑肝阳。

【眼科应用】本品养血敛阴，治疗阴血不足的眼病常与熟地，当归配伍；柔肝止痛治疗血虚肝旺、肝气不和所致的胞轮振跳，频频眨目，眼珠胀痛，眉棱骨痛，常与当归，柴胡配伍。

【用量】5~15g

【药理研究】现代药理学研究表明芍药主要含芍药苷，牡丹酚芍药花苷，芍药内酯，苯甲酸等。具有促进巨噬细胞吞噬功能，消水肿，抑制肉芽肿，镇痛，解痉等作用。

十九、阿胶

【性味归经】味甘、平。归肺、肝、肾经。

【功效】补血，滋阴，润肺，止血。

【眼科应用】本品为血肉有情之品，补血，止血治疗血虚眼病，以及眼部出血症。

【用量】5~15g, 烊化。

【药理研究】现代药理学研究表明当归主要含骨胶原, 氨基酸, 赖氨酸, 精氨酸等。具有补血作用。

二十、沙参

【性味归经】味甘、微苦、微寒。归肺、胃经。

【功效】养阴清肺, 益胃生津。

【眼科应用】本品甘润偏于苦寒, 补肺、胃阴, 治疗肺胃阴虚, 虚火上炎所致眼病, 常与石斛, 玉竹配伍。

【用量】4.5~9g

【药理研究】现代药理学研究表明北沙参主要含生物碱, 淀粉, 多糖, 多种香豆素等。具有降温, 镇痛, 免疫抑制等作用。

二十一、麦门冬

【性味归经】味甘、微苦、微寒。归肺、胃、心经。

【功效】养阴润肺, 益胃生津, 清心除烦。

【眼科应用】本品养阴润肺治疗阴虚肺燥所致的白睛溢血, 眵干而赢, 常与沙参, 天花粉同用。治肺肾阴虚所致的眼部反复少量出血。另可益胃生津, 清心除烦治疗眼病兼心烦不眠, 口渴欲饮者。

【用量】6~12g

【药理研究】现代药理学研究表明麦门冬主要含多种甾体皂苷, β-谷甾醇, 豆甾醇, 高异黄酮类化合物等。具有肌注升高血糖, 口服升高外周血白细胞, 提高免疫力改善心肌, 提高耐缺氧能力, 抗休克, 镇静, 抗菌等作用。

二十二、石斛

【性味归经】味甘、微寒。归肾、胃经。

【功效】益胃生津, 滋阴清热。

【眼科应用】本品养胃阴, 生津, 清热明目, 治疗热病伤阴, 久病阴虚内热所致眼病, 常与生地, 麦冬配伍。

【用量】6~12g

【药理研究】现代药理学研究表明石斛主要含石斛碱, 石斛次碱, 石斛胺, 石斛星碱等。具有促进胃液分泌, 通便, 镇痛, 解热,提高免疫功能等作用。

二十三、玉竹

【性味归经】味甘、微寒。归肺、胃经。

【功效】养阴润燥，生津止渴。

【眼科应用】本品养肺、胃阴，生津，治疗热病伤阴，久病阴虚内热所致眼病，常与生地，麦冬配伍。

【用量】6~12g

【药理研究】现代药理学研究表明玉竹主要含甾体皂苷，黄酮，糖苷，微量元素，氨基酸等。具有促进抗体生成，促进干扰素生成，抑菌，降血糖，降血脂，缓解动脉粥样斑块形成扩张冠脉，强心，抗氧化、抗衰老，类肾上腺皮质激素等作用。

二十四、黄精

【性味归经】味甘、平。归肾、脾、肺经。

【功效】补气养阴，健脾，润肺，益肾。

【眼科应用】本品甘平，养肺阴，益肺气，补益脾气，补肾益精，治疗肺脾阴虚所致眼病，以及肾精不足导致的视瞻昏渺，高风内障等眼病。

【用量】9~15g

【药理研究】现代药理学研究表明黄精主要含黄精多糖，低聚糖，黏液质，淀粉，氨基酸等。具有提高免疫力，促进 DNA、RNA 合成，抑菌，抗结核，降压，增加冠脉流量，减轻冠状动脉粥样硬化，抗衰老等作用。

二十五、百合

【性味归经】味甘、微寒。归肺、心、胃经。

【功效】养阴润肺，清心安神。

【眼科应用】本品微寒，作用平和，补肺阴，清肺热，治疗肺阴虚有热所致白睛红赤等；清心安神，治疗眼病兼有心悸，失眠者。

【用量】6~12g

【药理研究】现代药理学研究表明百合主要含酚酸甘油酯，丙酸酯衍生物，酚酸甘油酯糖苷，甾体糖苷等。具有止咳，祛痰，强壮，镇静，抗过敏，耐缺氧，防治环磷酰胺所致白细胞减少症等作用。

二十六、枸杞子

【性味归经】味甘、平。归肾、肝经。

【功效】滋补肝肾，益精明目。

【眼科应用】本品滋补肝肾之阴，为平补肾精肝血之品，治疗精血不足所致的视力减退，内障目昏，两目干涩，常与熟地，菊花，山茱萸配伍，如杞菊地黄丸。

【用量】6~12g

【药理研究】现代药理学研究表明枸杞子主要含甜菜碱，多糖，粗脂肪，粗蛋白，硫胺素等。具有提高免疫功能，提高血睾酮作用，升高白细胞，抗衰老，抗肿瘤，降血脂，保肝，抗脂肪肝，降血糖，降血压等作用。

【眼科古籍文献摘要】

《药性论》："补益精，诸不足，易颜色，变白，明目。"

《明代方书·卫生易简方·卷之七·眼目》："治当风眼泪，用大枸杞子二升捣破、绢袋盛置罐中，酒一斗浸讫，密封三七日，每旦任性服。"

二十七、墨旱莲

【性味归经】味甘、酸、寒。归肾、肝经。

【功效】滋补肝肾，凉血止血。

【眼科应用】本品甘寒，滋补肝肾之阴又能凉血止血，治疗肝肾阴虚眼部诸症，以及阴虚火旺所致眼部出血。

【用量】6~12g

【药理研究】现代药理学研究表明墨旱莲主要含皂苷，鞣制，维生素 A 等。具有提高非特异性免疫功能，清除自由基，保肝，增加冠脉流量，镇静，镇痛，促进毛发增长，止血，抗菌，杀虫，抗癌等作用。

二十八、女贞子

【性味归经】味甘、酸、寒。归肾、肝经。

【功效】滋补肝肾，乌须明目。

【眼科应用】本品性偏寒凉，滋补肝肾治疗肝肾阴虚所致目暗不明，视力减退等。

【用量】6~12g

【药理研究】现代药理学研究表明女贞子主要含齐墩果酸，乙酰齐墩果酸，熊果酸，甘露醇等。具有提高非特异性免疫功能，升高白细胞，减少动脉粥样硬化提高超氧化物歧化酶活性，抗衰老，强心，利尿，降糖，保肝，止咳，缓泻，抗菌，抗肿瘤等作用。

【眼科古籍文献摘要】

《本草纲目》："强阴，健腰膝，变白发，明目。"

《本草备要》："益肝肾，安五脏，强腰膝，明耳目，乌须发，补虚风，除百病。"

二十九、龟板

【性味归经】味甘、寒。归肾、肝、心经。

【功效】滋阴潜阳，益肾健骨，养血补心

【眼科应用】本品滋阴潜阳，治疗肝阳上亢，目赤，眼胀等症。养血补心，治疗眼病兼有心悸失眠者。

【用量】9~24g

【药理研究】现代药理学研究表明龟板主要含动物胶，角蛋白，脂肪，骨胶原，氨基酸等。具有提高免疫功能，兴奋子宫，解热，镇静，抗凝增加冠脉流量，升高白细胞等作用。

第十四节 收涩药

一、五味子

【性味归经】味甘、酸、温。归肾、心，肺经。

【功效】收敛固涩，益气生津，补肾宁心。

【眼科应用】本品收敛固涩，治疗流泪症等眼部疾患；补肾宁心，治疗眼病兼有心悸，失眠多梦者。

【用量】3~6g

【药理研究】现代药理学研究表明五味了主要含挥发油,有机酸,鞣制,维生素,糖及树脂等。具有兴奋中枢,兴奋呼吸,镇咳,祛痰,降血压,保肝,增加细胞免疫,提高免疫力,抗氧化,抗衰老,抑菌等作用。

二、浮小麦

【性味归经】味甘、凉。归心经。

【功效】固表止汗,益气,除烦。

【眼科应用】本品固表治疗肌表不固流泪症,退虚热,治疗虚火上炎所致眼部疾患。

【用量】15~30g

【药理研究】现代药理学研究表明浮小麦主要含淀粉及酶类蛋白质,脂肪等。

三、芡实

【性味归经】味甘、涩、平。归肾、脾经。

【功效】益肾固精,健脾止泻,除湿止带。

【眼科应用】本品益肾健脾,治疗肾精亏虚所致视物昏花,视瞻昏渺等。

【用量】10~15g

【药理研究】现代药理学研究表明芡实主要含淀粉,蛋白质,脂肪,碳水化合物,核黄素等。具有收敛,滋养等作用。

四、山茱萸

【性味归经】味酸、涩、微温。归肾、肝经。

【功效】补益肝肾,收敛固涩。

【眼科应用】本品滋补肝肾阴阳,治疗肝肾亏虚所致视力减退,视瞻昏渺等。

【用量】5~10g

【药理研究】现代药理学研究表明山茱萸主要含山茱萸苷,乌索酸,莫罗忍冬苷,獐牙菜苦素等。具有抗菌,抗病毒,强心,升压,抗凝,抗血栓,降糖,保肝,增强非特异性免疫功能,抗氧化等作用。

五、覆盆子

【性味归经】味甘、酸、微温。归肾、肝经。

【功效】固精缩尿，益肝肾明目。

【眼科应用】本品滋补肝肾明目，治疗肝肾阴虚目暗不明，常与枸杞，菟丝子配伍，如四物五子汤。

【用量】5~10g

【药理研究】现代药理学研究表明覆盆子主要含有机酸，糖类，维生素 C 等。具有抗菌，雌激素样作用。

【眼科古籍文献摘要】

《本草备要》："益肾脏而固精，补肝虚而明目，起阳痿，缩小便。"

《本草纲目·主治第四卷·百病主治药·眼目》："补肝明目。"

《鸡峰普济方·卷第十七·眼目》："覆盆子丸治肝气不足两目昏暗热气冲上泪出疼痛两胁虚胀筋脉不利。"

第十五节　外用药

一、露蜂房

【性味归经】味甘、平。归胃经。

【功效】攻毒杀虫，祛风止痛。

【眼科应用】本品攻毒杀虫，攻坚破积，为外科常用药，用治疗眼部痈肿疮毒。

【用量】内服 3~5g，外用适量。

【药理研究】现代药理学研究表明蜂房主要含挥发油，蜂蜡，树脂，蛋白质，铁，钙等。具有抗炎，镇痛，促凝，杀虫，降压，扩张血管，强心，抗癌，抗菌，降温等作用。

二、丝瓜络

【性味归经】味甘、平。归肺，胃、肝经。

【功效】祛风，通络，活血。

【眼科应用】本品祛风通络治疗风中面部经络，口眼歪斜，活血治疗眼部出血疾患。

【用量】4.5~9g，外用适量。

【药理研究】现代药理学研究表明丝瓜络主要含木聚糖，甘露聚糖，半乳聚糖等。具有提高镇静，镇痛，抗炎等作用。

第十六节　退翳明目药

一、蝉蜕

【性味归经】味咸，甘，寒。归肺、肝经。

【功效】清热疏风止痒，退目翳。

【眼科应用】即可祛风又能止痒，可用于目痒，对风热引起的目赤肿痛，翳膜遮睛有明目退翳之功。

【用量】3~6g

【药理研究】现代药理学研究表明蝉蜕具有抗惊厥，解热镇痛镇静，平喘，抗炎抗氧化，抗肿瘤，免疫抑制，抗过敏，抗凝，红细胞膜保护作用。

【眼科古籍文献摘要】

钱氏方："痘后目翳。蝉蜕为末，每一钱，羊肝煎汤下，日二服。"

《和剂局方》："蝉花散，治肝经蕴热，风毒之气内搏上攻，眼目赤肿，翳膜疼痛昏涩，内外障翳，咸治之。用蝉蜕、谷精草、刺蒺藜、甘菊花、防风、草决明、密蒙花、甘草、羌活、黄芩、蔓荆子、川芎、木贼草、荆芥，等分为末。每二钱，茶清调，食后临卧各一服。"

《本草纲目·主治第四卷·百病主治药·眼目》："目昏障翳，煎水服；产后翳，为末，羊肝汤服。"

《太平惠民和剂局方·卷之七·宝庆新增方》："蝉花散治肝经蕴热，风毒之气内搏，上攻眼目，翳膜遮睛，赤肿疼痛，昏暗视物不明，隐涩难开，多生眵泪，内外障眼，蝉蜕（洗净去土）、谷精草（洗去土）、白蒺藜（炒）、菊花（去梗）、防风（不见火）、草决明（炒）、密蒙花（去枝）、羌活、黄芩（去土）、蔓荆子（去白皮）、山栀子（去皮）、甘草（炒）、川芎（不见火）、木贼草（净洗）、荆芥穗（各等分）。"

《太平惠民和剂局方·卷之七·续添诸局经验秘方》："蝉花无比散治大人、小儿远年近日一切风眼，气眼攻注，眼目昏暗，睑生风粟，或痛或痒，渐生翳膜，侵睛遮障，视物不明，及久患偏正头风，牵搐两眼，渐渐细小，连眶赤烂，及小儿疮疹入眼，白膜遮睛，赤涩隐痛，并皆治之。常服祛风、退翳、明目。"

二、青葙子

【性味归经】味苦、微寒。归肝经。

【功效】清热泻火，明目退翳。

【眼科应用】本品苦寒清降，专攻清泄肝经实火，以明目退翳。治肝火上炎目赤肿痛，眼生翳膜，视物昏花，可与决明子、茺蔚子、羚羊角配伍使用，如青葙丸；治疗肝虚血热之视物昏花，配伍生地黄、玄参、车前子；治疗肝肾亏虚，目昏干涩配伍菟丝子、肉苁蓉、山药，如绿风还睛丸。

【用量】10~15g

【药理研究】现代药理学研究表明青葙子主要含有羟基苯甲酸、棕榈胆酸甾烯酯、脂肪油、硝酸钾等具有降血压，扩瞳，抑菌作用。

【眼科古籍文献摘要】

《药性论》："治肝脏热毒冲眼，赤胀青盲翳肿。"

《本经逢原》："青葙子，治风热目疾，与决明子同。"

《本草纲目·主治第四卷·百病主治药·眼目》："肝热赤障，翳肿青盲。"

《太平圣惠方·卷第三十二·治眼风赤诸方》："治眼风赤。昏暗。泪出。青葙子丸方。"

《圣济总录·卷第一百二·眼目门·目胎赤》："治眼胎赤烂，日夜涩痛，畏日怕风，久医不瘥。青葙子散方。"

《圣济总录·卷第一百三·目赤痛》："治目赤热痛，羞明泪出，或生翳障。青葙子丸方。"

《圣济总录·卷第一百八·目昏暗》："治年深口近，日视昏暗。青葙子散方。"

《普济方·卷七十二·眼目门·肾肝虚眼黑暗青葙子丸》："治肾肝风虚。目昏暗。视物不明。"

《普济方·卷七十三·眼目门·目赤痛青葙子丸》："治目赤热痛。羞明泪出。或生翳障。"

三、木贼

【性味归经】味甘、苦、平。归肺、肝经。

【功效】疏风清热，明目退翳。

【眼科应用】本品疏散风热，明目退翳。用于风热上攻于目，目赤肿痛，多泪，目生翳障，常与蝉蜕，谷精草，菊花等疏散风热，明目退翳药同用；肝热目赤可与决明子，菊花，夏枯草等清肝明目药配伍。

【用量】3~9g

【药理研究】现代药理学研究表明木贼含有挥发油，黄酮及犬问荆碱、果糖等。具有扩张血管，降压，抑制中枢神经，抗炎，收敛及利尿等作用。

【眼科古籍文献摘要】

《嘉祐本草》："主目疾，退翳膜。又消积块，益肝胆，明目，疗肠风，止痢及妇人月水不断。"

《本草经疏》："木贼草，首主目疾，及退翳膜，益肝胆而明目也。其主积块、疗肠风、止痢，及妇人月水不断、崩中赤白、痔疾出血者，皆入血益肝胆之功，肝藏血故也。"

《本经逢原》："木贼专主眼目风热，暴翳，止泪，取发散肝肺风邪也。"

四、谷精草

【性味归经】味辛、甘、平。归肝、肺经。

【功效】疏风清热，明目退翳。

【眼科应用】本品轻浮升散，善疏散头面风热，明目退翳，用治风热上攻所致目赤肿痛、羞明多泪、眼生翳膜者可与荆芥、决明子、龙胆草配伍，如谷精草汤。

【用量】5~10g

【药理研究】现代药理学研究表明谷精草主要含有谷精草素，主要作用抑菌作用。

【眼科古籍文献摘要】

《本草纲目》："谷精草体轻性浮，能上行阳明分野。凡治目中诸病，加而用之，甚良，明目退翳之功，似在菊花之上也。"

《本草纲目·主治第四卷·百病主治药·眼目》："谷精草（去翳，同防风末服；痘后翳，同猪肝丸服。"

《圣济总录·卷第一百五·目积年赤》："治风毒赤眼，无问久新。谷精草散方。"

《普济方·卷三百八十一·婴孩诸疳门·眼疳（附论）》："谷精草散治小儿眼疳赤痒。"

五、密蒙花

【性味归经】味甘，微寒。归肝、胆经。

【功效】清热泻火，养肝明目，退翳。

【眼科应用】本品甘寒，入肝经而清泄肝火，并能明目退翳，治疗肝火上炎之目赤肿痛，常配伍菊花、甘草，如密蒙花散。治风火上攻，羞明多泪多配伍木贼，石决明，羌活。配伍蝉蜕、白蒺藜可治肝火郁滞，眼生翳膜，如拨云退翳丸。本品又能养肝可治疗肝虚有热所致目暗干涩、视物昏花，多配伍菟丝子、山药、肉苁蓉，如绿风还睛丸。

【用量】9~15g

【药理研究】现代药理学研究表明密蒙花主要含有刺槐苷，密蒙皂苷 A，B，刺槐素，梓苷，梓醇等，具有维生素 P 样作用，降低皮肤、小肠血管的通透性及脆性，有解痉。轻度利胆利尿作用。

【眼科古籍文献摘要】

《开元本草》："主青盲肤翳，赤涩多眵泪，消目中赤脉，小儿麸豆及疳气攻眼。"

《本草经疏》："密蒙花为厥阴肝家正药所主无非肝虚有热所致，盖肝开窍于目，目得血而能视，肝血虚则为青盲肤翳，肝热甚则赤肿眵泪，赤脉，及小儿痘疮余毒，疳气攻眼，此药甘以补血，寒以除热，肝血足则诸证无不愈矣。"

《本草纲目·主治第四卷·百病主治药·眼目》："青盲肤翳，赤涩眵多，目中赤脉，及疳气攻眼，润肝燥。同黄柏丸服，去障翳。"

《圣济总录·卷第一百六·目涩痛》："治肝热目涩磣痛，昏暗视物不明。密蒙花散方。"

《圣济总录·卷第一百一十一·翳膜遮障》："治眼障翳，密蒙花丸方。"

《普济方·卷七十七·眼目门·目涩痛》："密蒙花汤，治肝热目涩。磣痛昏暗。视物不明。"

《普济方·卷八十三·眼目门·目青盲密蒙花方》："主青盲肤翳。赤涩多眼泪。消目中赤脉。及肝气攻眼。"

《医方选要·卷之八·眼目门》："密蒙花散，治风气攻注，两眼昏暗，眵泪羞明，睑生风粟，隐涩难开，或痒痛，渐生翳膜，视物不明，及久患偏头痛，牵两眼渐小，并暴赤肿痛。"

六、熊胆

【性味归经】味苦、寒。归肝、胆、心经。

【功效】清热解毒，息风止痉，清肝明目。

【眼科应用】本品能入肝经，有清肝明目退翳之功，治疗肝热目赤肿痛，目生翳障，羞明流泪等症，如熊胆丸。

【用量】9~15g

【药理研究】现代药理学研究表明熊胆主要含有熊去氧胆酸，鹅去氧胆酸，去氧胆酸等。具有利胆，解痉，抑菌，抗过敏，镇咳，祛痰，平喘，降压，助消化，抗心律失常，促进角膜翳修复的作用。

【眼科古籍文献摘要】

《本草纲目》："退热，清心，平肝，明目退翳，杀蛔蛲虫。"

《本草从新》："凉心，平肝，明目，杀虫，治惊痫无痔。"

《本草纲目·主治第四卷·百病主治药·眼目》："熊胆（并点赤目），熊胆（明目除翳，清心平肝。水化点）。"

《圣济总录·卷第一百八·目昏暗》："治因伤寒患后，起早余热不消，体虚未复，多飧热物，致令眼疾，或见黑花，瞳仁开大，发歇不定，睑赤泪出，瘀肉肿胀，宜服熊胆丸方。"

七、秦皮

【性味归经】味苦、涩、寒。归肝、胆、大肠经。

【功效】清热燥湿，收涩止痢，止带，明目。

【眼科应用】本品清泻肝火明目退翳，治疗肝经郁火，目赤肿痛，目生翳膜，可单用，可与秦艽，防己配伍，如秦皮汤。

【用量】6~12g

【药理研究】现代药理学研究表明秦皮主要含七叶素，七叶苷及鞣制等，主要作用抑菌，抗炎，镇静，镇咳，祛痰，平喘，利尿等作用。

【眼科古籍文献摘要】

《神农本草经》："除热，目中青翳白膜。"

八、白蒺藜

【性味归经】味辛、苦、微温。有小毒归肝经。

【功效】平肝疏肝，祛风明目。

【眼科应用】本品味辛，疏散肝经风热，明目退翳，为祛风明目要药。治疗风热目赤肿痛，多泪多眵，或翳膜遮睛，常与菊花，蔓荆子，决明子，青葙子配伍，如白蒺藜散。

【用量】6~9g，入丸散，外用适量。

【药理研究】现代药理学研究表明白蒺藜主要含有挥发油，鞣制，树脂，甾醇，钾盐，皂苷，微生物碱等，主要有降压，强心，提高免疫力，强壮，抗衰老，降糖，抗过敏等作用。

【眼科古籍文献摘要】

《神农本草经》："主恶血，破癥结积聚，喉痹，乳难。久肤，长肌肉，明目。"

《本草求真》："宣散肝经风邪，凡因风盛而见目赤肿翳，并全身白癜瘙痒难当者，服此治无不效。"

第五章　常用方剂

第一节　经验方

一、视明宝颗粒

【药物组成】熟地黄、枸杞子、当归、白芍、党参、菟丝子、黄柏、陈皮、黄精、薏仁、女贞子、陈皮。

【治则】滋补肝肾，益精养血，健脾益气。

【主治】小儿弱视，屈光不正。

【方解】本方选用补肝肾，益精血兼健脾明目的熟地黄和枸杞子为君药，其中熟地黄入肝肾两经，味甘性微温，能养肝补肾，精血并补，为滋养先天，治疗精血不足所致的目暗不明之要药，历代医家对此多有阐述。《珍珠囊》说："（地黄）主补血气，滋肾水，益真阴。"《秘传眼科七十二症全书》曰："生血养血，治虚目昏。"王好古认为"主坐而欲起，目慌慌无所见。"《药性赋》则认为能"补虚损，温中下气，通血脉"，善滋肾固本，补先天之不足。枸杞子甘平，入肝肾经，具有滋补肝肾，养肝明目作用，与熟地黄合用，共奏滋补肝肾，填精明目之功效。当归、白芍为臣药。当归味甘温辛，入肝脾心经，能补肝血而明目，力专效宏，补而能行。《本草正义》说："其味甘而重，故专能补血，其气轻而辛，故又能行血，补中有动，行中有补，诚血中之气药，亦血中之圣药。"《古今医统》称"当归养血生血，为血之君药。"白芍味苦，性微寒，归肝肾经，补益肝血，养血柔肝明目，为治血虚目暗之首选药物，特别适用于肝血不足者。《本草正义》说"（白芍）补血益肝脾真阴，而收摄脾气之散乱……故益阴养血，滋润肝脾，皆用白芍"。与当归配伍，前者甘温辛，白芍苦微寒，一温一寒，二者同归肝经，合用则酸甘化阴，肝有所藏，肝受血而目能视。白芍酸苦主静，当归辛温主动，一辛一酸，收散相益，血生而能行，使肝中之血上达目中，共奏养血明目之功。党参、菟丝子为佐药，其中党参味甘性辛，既能补血，且可生津，不燥不腻，善于补脾养胃，健运中气，补中益气可有人参之功，但无人参之燥，且可助当归、白芍养血生津之功。菟丝子味甘辛微温，入肝、肾、脾经能补肾益精，养肝明目益脾，既可补阳又可益阴，具有温而不燥，补而不滞的特点，为平补肝肾之良药，与熟地同用有增强养肝明目作用，与党参配伍可增补益脾肾作用，对脾肾两虚，食欲不振，大便溏患儿作用尤佳。黄柏、陈皮为使药。其中黄柏苦寒沉降，此取其以泻为补之意，使火去不复伤阴，此药在方中用量较小所以为使药，亦为组方用药之妙。弱视患儿用药治疗时间较长，此药是防止长时间用滋补药而致火旺伤阴，主要是防患于未然。因儿童为稚阴稚阳之体，不耐寒热，药性稍有所偏，就易引起阴阳偏盛偏衰。特别是儿童阴常不足，阳常有余。方中陈皮辛苦而性温，入脾肺经，功能健脾和胃，理气燥湿，在此为辅助之品，配入以上药物中能助其健脾之效，并使补而不滞。全方的用药特点在于，药物集中归经于肝脾肾，先天与后天同调，药无偏性，一药多效，滋而不腻，动静相宜，调整阴阳。既考虑到眼的生理特点，又对儿童有极强的针对性。同时该药剂型为冲剂，保持了煎剂药效高，吸收快，奏效迅速的优点，并克服了汤剂煎服不便，用量偏大的弊端。因此，易为儿童所接受，提高了临床疗效。

二、视明饮合剂

【药物组成】熟地黄、当归、白芍、黄精、山药、女贞子、肉苁蓉、桑葚子、陈皮。

【治则】滋补肝肾，健脾益气，养血明目。

【主治】小儿弱视，屈光不正。

【方解】方中熟地黄、女贞子、桑葚子共为君药。熟地黄味甘，性微温，入肝肾经，质柔润，能养肝补肾，滋阴养血，精血并补，为滋养先天，治疗精血不足所致的目暗不明之要药。《珍珠囊》曰："(地黄) 主补血气，滋肾水，益真阴。"《秘传眼科七十二症全书》曰：

"生血养血，治虚目昏。"善滋肾固本，补先天之不足。女贞子味甘、苦，性凉，归肝、肾经，补肝肾阴，乌须明目。《本草备要》云："益肝肾，安五脏，强腰膝，明耳目。"与熟地相配伍可加强滋补肝肾之功，治疗肝肾阴虚之目暗不明。桑葚子味甘酸，性微寒，归心、肝、肾经，养血补肝，益肾明目。善滋阴补血，生津润肠。《滇南本草》谓："益肾脏而固精，久服黑发明目。"《随息居饮食谱》云："滋肝肾，充血液，聪耳明目。"《新修本草》曰："单食，主消渴。"与熟地相伍，可加强补肝肾益精血之作用。山药、当归、白芍共为臣药。山药味甘平，入脾肺肾经，补脾胃，益肝肾。《本草纲目》曰："益肾气，主健脾胃，"而《别录》曰："补中益气，久服耳目聪明。"《本草经读》认为："山药能补肾填精，精足则阳强，目明耳聪。"《本草正》云："山药能健脾补虚，滋精固肾。"当归味甘、辛、苦，性温，补辛散，苦泄温通，既能补血，又能活血，且兼补肝肾而明目，力专效宏，补而能行。《本草正》曰："当归，其味甘而重，故专能补血，其气轻辛，故又能行血，补中有动，行中有补，诚血中之气药，亦血中之圣药。凡有形虚损之病，无所不宜。"《古今医统》称："当归养血生血，为血之君药。"当归与君药中之熟地黄配伍，二者同归肝经，合用则酸甘化阴，肝有所藏，肝受血而能视。亦能减轻熟地之滋腻之性，使补而不滞，补而能行。白芍味苦，性微寒，归肝、脾经，能补益肝血，养血柔肝明目，为治血虚目暗之首选药物，特别适用于肝虚不足者。《本草备要》曰："补血、泻肝、益脾，敛肝阴，治血虚之腹痛。"《本草求真》曰："白则有敛阴益营之力。"《本草正义》曰："（白芍）补血益肝脾真阴，而收摄脾气之散乱……故益阴养血，滋润肝脾，皆用白芍。"故熟地长于滋阴养血，白芍长于养血敛阴，二者皆为阴柔之品，故臣辅熟地共奏养肝补血滋阴明目之效。肉苁蓉、黄精、陈皮共为佐使之品。肉苁蓉味甘、咸、温，归肾、大肠经，虽具有温补肾阳的功能，但咸而质润，具有温而不燥、滋而不腻的特点，温通肾阳补肾虚，益精养血。《本草》谓："养五脏，强阴，益精气。"《本草汇言》曰："养命门，滋肾气，补精血之药。"张景岳认为："善补阴者必于阳中求阴，阴得回升而泉源不竭。"肉苁蓉与其他药物的配伍，正体现了阴中有阳，阴阳互补的特点。正如柯琴所说："不知一阴一阳者，天地之道；一开一合者，动静之机。"黄精味甘平，润而不燥，归脾、胃、肺经，具有补中益气，滋补肝肾的功能。如《别录》谓其："主补中益气"，《本经逢原》曰："黄精，宽中益气，使五脏调和，皆是补阴之功。"《本草纲目》称其："补诸虚……填精髓。"《本草正义》则认为其："味甘而厚腻，颇类熟地……补血补阴而养脾胃是其专长。"可见，黄精不仅是传统的滋养肝肾的药物，更为健脾益气的首选药物。山药和黄精二药同归脾肾二经，合用益气健脾兼补肝肾，调补后天，健脾养胃，强气血生化之源，并能滋肾养阴，兼养先天。陈皮辛、苦、温，归脾、肺经，具有理气健脾，燥湿化痰之功。《本经》云："主胸中瘕热，逆气，利水谷。"《本草纲目》："疗呕哕反胃嘈杂。"与山药相配共起健脾之功。

在此方基础上，可根据不同临床症候灵活加减化裁：若腹胀、食少纳呆，常加焦三仙配合黄精、陈皮健脾理气、消食化积；若见目珠偏斜、多梦易惊失眠，加珍珠母以重镇潜阳安神；若远视屈光度大、视力低下者，加用五味子、山萸肉敛阴益津；若长时间视力不提高或提高不明显者，常加益智仁、巴戟天阴阳双补；近视性弱视常加石菖蒲、黑芝麻以开窍明目、益肾安神；对年龄偏大及成年弱视者，除加大药量外，尚酌情加用疏肝解郁、活血化瘀、平肝明目之品。

三、益阴明目合剂

【药物组成】黄精、五味子、枸杞、麦冬、当归、党参、知母、石菖蒲、川芎。

【治则】益气养阴，开窍明目。

【主治】中晚期青光眼，症见视物模糊，视野缩窄，视力下降，全身乏力，口渴，情绪低落，舌淡苔白，脉沉细。

【方解】中晚期青光眼患者多病程较长，久病易耗伤正气，同时，本病老年人发病率高，因年老体弱之人，多真气不足，气阴两亏。黄精味甘，性平，归脾、肺、肾经。《日华子》曰其具有"补五劳七伤，助筋骨，止饥，耐寒暑，益脾胃，润心肺。单服九蒸九暴，食之驻颜"之功。《药物图考》认为其具有："主理气血，坚筋骨，润皮肤，去面黑，目痛，眦烂。"方中以黄精为君，来养阴润肺，补脾益气，滋肾填精，气阴双补。石菖蒲味辛、苦，性微温。归心、肝、脾经。具有化痰开窍、化湿行气、祛风利痹，消肿止痛之功。《本经》曰："主风寒湿痹，咳逆上气，开心孔，补五脏，通九窍，明耳目，出声音。"川芎味辛，性温。归肝、胆、心包经。具有活血行气、祛风止痛之效。《本草汇言》提到："上行头目，下润经水，中开郁结，血中气药。常与当归助使，非第治血有功，而治气亦神验也。"枸杞味甘，性平。归肝与肾经。具有滋补肝肾、养阴明目之功。《本草纲目》谓其："滋肾，润肺，明目。"当归味甘辛，性温。归心、肝、脾经。能补血活血、调经止痛、润肠通便。《本草正》指出："当归，其味甘而重，故专能补血，其气轻而辛，故又能行血，补中有动，行中有补，诚血中之气药，亦血中之圣药也。"党参味甘，性平。归脾与肺经。有补中益气、健脾益肺之功。《本草正义》曰："党参力能补脾养胃，润肺生津，健运中气，本与人参不甚相远。其尤可贵者，则健脾运而不燥，滋胃阴而不湿，润肺而不犯寒凉，养血而不偏滋腻，鼓舞清阳，振动中气，而无刚燥之弊。"石菖蒲、川芎、当归、党参、枸杞五药共为臣药，协助君药补助正气，兼能开窍明目。知母味苦甘，性寒。归肺、胃、肾经。为清降虚火，生津润燥之品。《用药发象》曰："泻无根之肾火，疗有汗之骨蒸，止虚劳之热，滋化源之阴。"五味子味酸，性温。归肺、心、肾经。具有收敛固涩，益气生津，宁心安神之功。《本经》曰："主益气，咳逆上气，劳伤羸瘦，补不足，强阴，益男子精。"麦冬味甘微苦，性微寒。归心、肺、胃经。具有养阴生津，润肺清心的功效。《秘传眼科七十二症全书》提到："清心，除肺热，解烦渴，明目，生津。"五味子、麦冬、知母三药共为佐使。全方共具益气养阴开窍之功。

组方配伍特点：攻补兼施。中晚期青光眼的中医辨证，多属于本虚标实之证。所以临床治疗时多攻补兼施。方中以黄精、党参、五味子、枸杞、麦冬等大量益气养阴之品，来补益正气，一方面取其"正气存内，邪不可干"之意，扶助正气以祛邪外出；另一方面，用补助正气之品，可以防治攻邪之品损伤正气。方中用知母来清泄虚火，防止阴虚火炎，以石菖蒲来启闭开窍，开启玄府。同时，石菖蒲走十二络，宁心安神，清心火，对肝火偏旺者可兼取其，实则泻其子的原理。全方攻补兼施，使目中脉道通利，气血调和，则诸症俱解。注重开窍：中医辨证认为，青光眼的病机主要是由于各种原因导致气血失和，经脉不利，目中玄府闭塞，神水瘀积所致。玄府闭塞是本病发病的病机关键之一。所以方中重用石菖蒲，化痰开窍、开启玄府，以达到标本兼治的功效。中晚期青光眼及抗青光眼术后的患者多病程较长，同时，本病老年人发病率高。

四、川白眼药水

【药物组成】川芎、蜀椒、白芷、鹅不食草、金银花。

【治则】活血行气，祛风止痒。

【主治】春季卡他性结膜炎，症状：季节性发作史，奇痒，角膜、结膜典型病变，轻者球结膜色素增多而色泽发暗，睑结膜浸润增多，呈粉红色，组织不透明，角膜缘增厚，稍充血；重者上睑结膜有典型的石榴子状硬而扁平的盘，角膜缘正对睑裂处有黄褐色结节状或堤状增生，乳样黏液分泌物常见于上睑结膜，角膜缘和睑结膜刮片检查可见嗜酸细胞。

【方解】川芎活血行气化瘀，散风止痛，川芎辛温香燥，走而不守，既能行散，上行可达巅顶；又入血分，下行可达血海，共为君药；白芷祛风散寒，生肌止痛为臣药；鹅不食草、蜀椒共为佐药，鹅不食草有通利窍道，祛风利湿，之功，蜀椒祛风除湿止痒，行气散瘀；金银花清热解毒，凉血退赤为使药。诸药合用，可祛风清热利湿、通窍止痒、标本兼治。

五、祛障明目片

【药物组成】熟地黄、山药、党参、当归、白芍、红花、制桃仁、云苓、菊花、女贞子、枸杞子、车前子、陈皮。

【治则】补肝肾，健脾胃，活血明目。

【主治】白内障、视网膜炎、黄斑变性等。

【方解】熟地、山药为君药。熟地味甘，性微温，色黑，质柔润，入肾精，能生精补髓。又为补血要药，肝藏血，补血即宜肝之体。故能肝肾同补，精血并补，填精益髓，而达聪耳明目之功。《秘传眼科七十二症全书》曰"熟地生血养血，治虚目昏。"《本草纲目》云"填骨髓，长肌肉，生精血，补五脏内伤不足，通血脉，利耳目，黑须发。"山药味甘性平，归脾肺肾经，益气养阴，补脾肺肾。《本经》曰"主伤中，补虚羸，除寒热邪气，补中，益气力，长肌肉，久服耳目聪明。"《本草经读》认为"山药能补肾填精，精足则阳强，目明耳聪。"二者合用，健脾益气，滋补肝肾，肝脾肾三脏并补，以治本病之本。臣以党参、云苓、女贞子、枸杞、当归、白芍。其中党参甘平，归脾肺经，补中益气，生津养血。《本草丛新》曰党参"主补中益气，和脾胃，除烦渴、中气微弱，用以调补，甚为平妥"。云苓甘淡平，入脾肾经，益脾和中，用于脾虚诸证，亦可用于益肾明目。二者合用益气健脾以助君。女贞子味甘苦性凉，归肝肾经，补脾肾，强腰膝，明目。《本草纲目》曰"强阴，健腰膝，明目"。枸杞子甘平，入肝肾经，补益肝肾，养血明目。《药性论》谓"味甘平，能补益精诸不足，易颜色变白，明目安神，令人长寿"。枸杞与女贞子合用，能达助君补肝肾明目之功。当归味甘辛性温，入肝心脾经。《本草正》云"当归，其味甘而重，故专能补血，其气轻辛，故又能行血，补中有动，行中有补，减血中之气药，亦血中之圣药。凡有形虚损之病，无所不宜"。其甘补辛散，既能补血，又能活血，且兼补肝肾而明目，力专效宏，补而能行。与大队阴柔滋腻之品相伍，使补中有动，补而不滞。白芍味苦酸性凉，归肝脾经，能补益肝血，养血柔肝明目，为治血虚目暗之首选药，特别适用于肝虚不足者。《本草正义》曰："(白芍) 补血益肝脾真阴，而收摄脾气之散乱…故益阴养血，滋润肝脾，皆用白芍"。与当归相伍，一酸一甘，酸甘化阴，使肝有所藏，肝受血而能视。配伍熟地，前者长于养血敛阴，后者长于滋阴养血，二者皆阴柔之品，合用共凑养肝补血滋阴明目之效。六药助君健脾、滋补肝肾、养血而达明目之效。余为佐药。桃仁味苦甘性平，入心肝大肠经，活血祛瘀，配以养肝益肾之品，治疗肝虚气滞、瘀阻胁痛，眼目昏暗之症，如补肝汤（《证治准绳》）。红花味辛温，入心肝经，功能活血祛瘀、善通利血脉，为血中气药。《银海精微》谓"味甘苦，入心经，能破血，行滞血，少用之养血"。两药相须为用，活血祛瘀行血，并使补而不滞。菊花甘苦凉，入肺肝经，益阴平肝，明目退翳。《银海精微》云"菊花，味甘苦，微寒，入肝经，明目，去目翳"。《本草正义》则记载"凡花皆主宣扬疏泄，独菊花则摄纳、下降，能平肝风，熄内风，抑木气之横逆，菊花之清苦泄降，能收摄虚阳而纳归于下，故为目科要药。"车前子甘寒，入肝肾膀胱经，功能清肝退翳明目，《眼科集成》曰其能"补肝益肾，久服强筋骨，聪耳明目"。两药合用，达明目之功，以治本病之标。陈皮理气健脾，另具行气之功，少量佐之，使诸药补而不滞。

综观全方，诸药合用，滋而不腻，补而不滞，行中有补，动静结合，集补肝肾，健脾胃，活血明目于一体，达标本兼治之效。

第二节 眼科常用方剂

一、八珍汤

【出处】《正体类要》

【组成及用量】人参 10g、白术 10g、茯苓 10g、当归 10g、川芎 5g、白芍 10g、熟地 15g、炙甘草 6g、生姜 6 片、大枣 5 枚。

【治则】益气补血明目。

【主治】气血两虚引起的眼痒、夜盲等眼病，症见眼痒，夜盲，频频眨眼，视物模糊，面色苍白或萎黄，四肢倦怠，气短，心悸怔忡等症。

【方解】方中人参与熟地相配，益气养血，共为君药。白术、茯苓健脾渗湿，助人参益气补脾；当归、白芍养血和营，助熟地滋养心肝，均为臣药。川芎为佐，活血行气，使地、归、芍补而不滞。炙甘草为使，益气和中，调和诸药。眼科用其补益气血之功，用于治疗慢性结膜炎、维生素 A 缺乏性夜盲症、玻璃体混浊、视网膜色素变性、视神经萎缩等眼病。

二、人参养荣汤

【出处】《太平惠民和剂局方》

【组成及用量】人参 10g、茯苓 10g、白术 10g、炙甘草 6g、当归 10g、熟地 15g、白芍 10g、肉桂 3g、黄芪 10g、远志 5g、陈皮 10g、五味子 5g。

【治则】益气补血，健脾养心。

【主治】气血不足引起的麦粒肿，上睑下垂，黄斑变性，青光眼等病。症见眼睑反复生疖肿，上睑下垂，视物模糊伴四肢沉重，气短心悸，食欲不振等症。

【方解】方中人参，白茯苓，白术，炙甘草为四君子汤，健脾补气，温而不燥，补而不峻。当归、白芍、熟地黄补血调血。同时，陈皮行气健脾，五味子配合参、芪敛汗、固表以强外，远志化痰安神以安里，外强里安，利于气血两生。

三、三仁汤

【出处】《温病条辨》

【组成及用量】杏仁 15g、飞滑石 15g、通草 6g、白蔻仁 6g、竹叶 6g、厚朴 6g、生薏仁 18g、半夏 10g。

【治则】清利湿热，宣畅气机。

【主治】湿热引起的慢性结膜炎，病毒性角膜炎，真菌性角膜炎，视疲劳，干眼症，玻璃体混浊等眼病。

【方解】本方为湿温初起，邪在气分，湿重于热之证而设。方用杏仁宣通上焦肺气，使气化有助于湿化；白蔻仁芳香行气，开发中焦湿滞，化浊宜中；薏苡仁益脾渗湿，使湿热从下而去；三药为主，故名"三仁"。辅以半夏、厚朴辛开苦降，除湿消痞，行气散满；通草、滑石、竹叶清利湿热。诸药合用，共成宣上、畅中、渗下之剂，而有清热利湿，宣畅混浊之功。

四、天麻钩藤饮

【出处】《杂病证治新义》

【组成及用量】天麻 10g、钩藤 12g、生石决明 20g、栀子 10g、黄芩 10g、川牛膝 2g、杜仲 10g、益母草 10g、桑寄生 10g、夜交藤 10g、茯神 15g。

【治则】平肝阳，息肝风，清肝火。

【主治】肝阳上亢，肝风上扰引起的血压升高，头晕目眩，视物模糊昏暗等症状，多见于视网膜中央或分支静脉堵塞，视网膜血管炎，缺血性视神经病变等眼病。

【方解】本方是潜阳熄风之方，是治疗肝阳偏亢，肝风上扰的常用方剂。方中天麻、钩藤平肝熄风，是为君药；生石决明咸寒质重，平肝潜阳，清热明目，与君药合用，加强平肝熄风之功；牛膝活血通络，引血下行，与生石决明共为臣药。山栀，黄芩清肝泻火；杜仲、桑寄生补益肝肾；夜交藤、茯神养心安神；益母草活血利水；诸药合用，共成平肝熄风，清热活血，补益肝肾之效。

五、五苓散

【出处】《伤寒论》

【组成及用量】猪苓 10g、茯苓 10g、白术 10g、泽泻 10g、桂枝 6g。

【治则】健脾渗湿，温阳化气。

【主治】用于水湿上泛引起的膀胱气化不利之蓄水证，症见眼外观正常而视物变形，伴水肿，泄泻等。借本方利水渗湿之功，常用于治疗视网膜脱离，黄斑病变，视乳头水肿等眼病。

【方解】本方在《伤寒论》中原治蓄水证，乃由太阳表邪不解，循经传腑，导致膀胱气化不利，而成太阳经腑同病。方中重用泽泻为君，以其甘淡，直达肾与膀胱，利水渗湿。臣以茯苓、猪苓之淡渗，增强其利水渗湿之力。佐以白术、茯苓健脾以运化水湿。《素问·灵兰秘典论》谓："膀胱者，州都之官，津液藏焉，气化则能出矣"，膀胱的气化有赖于阳气的蒸腾，故方中又佐以桂枝温阳化气以助利水，解表散邪以祛表邪，《伤寒论》提示人服后当饮暖水，以助发汗，使表邪从汗而解。

六、五味消毒散

【出处】《医宗金鉴》

【组成及用量】金银花 15g 野菊花 6g 蒲公英 6g 紫花地丁 6g 紫背天葵子 6g。

【治则】清热解毒，消散疔疮。

【主治】风热邪毒所致的眼睑红肿疼痛，化脓，麦粒肿，眼睑蜂窝织炎，眼球积脓以及眼外伤感染后有化脓征象者。

【方解】本方为清热解毒，消散疔疮的常用方。眼科借其清热解毒之力常用于治疗眼部有细菌感染者。方中金银花、野菊花，清热解毒散结，金银花入肺胃，可解中上焦之热毒，野菊花入肝经，专清肝胆之火，二药相配，善清气分热结；蒲公英、紫花地丁均具清热解毒之功，为痈疮疔毒之要药；蒲公英兼能利水通淋，泻下焦之湿热，与紫花地丁相配，善清血分之热结；紫背天葵能入三焦，善除三焦之火。

七、丹栀逍遥散

【出处】《薛氏医案》

【组成及用量】炙甘草 6g、当归 9g、白芍 30g、茯苓 15g、炒白术 9g、柴胡 9g、炒栀子 9g、牡丹皮 12g。

【治则】健脾解郁，健脾养血，清热活血。

【主治】本方用于治疗肝郁不疏，血虚生热引起的视力下降、视物变色或突然视物不见等症状。

【方解】本方是逍遥散的加减方，常用于治疗视神经乳头炎、球后视神经炎、视神经萎缩、中心性浆液性脉络膜视网膜病变、原发性开角型及闭角型青光眼、青光眼睫状体综合征、甲状腺相关性免疫眼眶病等眼病。加味逍遥散是在逍遥散的基础上加丹皮、栀子而成，故又名丹栀逍遥散、八味逍遥散。方中以逍遥散疏肝解郁，养血健脾。因肝郁血虚日久，则生热化火，此时逍遥散已不足以平其火热，故加丹皮以清血中之伏火，炒山栀善清肝热，并导热下行。

八、六君子汤

【出处】《妇人良方》

【组成及用量】人参 10g、白术 10g、茯苓 10g、炙甘草 6g、陈皮 5g、半夏 6g。

【治则】益气健脾，燥湿化痰。

【主治】脾胃气虚兼痰湿引起的斜视。

【方解】本方由四君子汤加陈皮、半夏而成。方中四君子汤健脾益气，治疗脾胃气虚证，陈皮、半夏燥湿化痰。六药合用共奏益气健脾，燥湿化痰之功。

九、六味地黄丸

【出处】《小儿药证直诀》

【组成及用量】熟地黄 15g、山萸肉 10g、山药 12g、泽泻 10g、牡丹皮 10g、茯苓 10g。

【治则】滋补肝肾。

【主治】肝肾阴虚引起的翼状胬肉、春季结膜炎、玻璃体混浊、维生素 A 缺乏性角膜上皮干燥等眼病。

【方解】本方为治疗肝肾阴虚的基础方。方中重用熟地黄滋阴补肾，填精益髓，为君药。山萸肉补养肝肾，并能涩精，取"肝肾同源"之意；山药补益脾阴，亦能固肾，共为臣药。三药配合，肾肝脾三阴并补，是为"三补"，但熟地黄用量是山萸肉与山药之和，故仍以补肾为主。泽泻利湿而泄肾浊，并能减熟地黄之滋腻；茯苓淡渗脾湿，并助山药之健运，与泽泻共泻肾浊，助真阴得复其位；丹皮清泄虚热，并制山萸肉之温涩。三药称为"三泻"，均为佐药。六味合用，三补三泻，其中补药用量重于"泻药"，是以补为主；肝、脾、肾三阴并补，以补肾阴为主，这是本方的配伍特点。

十、正容汤

【出处】《审视瑶函》

【组成及用量】羌活 10g、白附子 5g、防风 10g、秦艽 10g、胆南星 5g、白僵蚕 10g、半夏 10g、木瓜 10g、甘草 5g、黄松节 10g、生姜 3 片、黄酒适量。

【治则】祛风化痰，舒筋活络。

【主治】用于治疗风痰阻络引起的口眼歪斜，眼珠偏斜等证。常见于上睑下垂、麻痹性斜视、面神经麻痹所致的口眼歪斜、急惊风后眼肌及动眼神经麻痹等眼病。

【方解】本方以羌活、防风祛风化痰；秦艽、木瓜舒筋活络，僵蚕、白附子、胆南星、半夏祛风化痰，燥湿解痉；黄松节、生姜燥湿化痰和胃；黄酒以助药力。诸药合用，使风痰除，血脉通而诸证自除。

十一、甘露消毒丹

【出处】《医效秘传》

【组成及用量】飞滑石 15g、淡黄芩 10g、绵茵陈 10g、石菖蒲 10g、川贝母 10g、木通 10g、藿香 10g、连翘 10g、白蔻仁 10g、薄荷 5g、射干 10g。

【治则】利湿化浊，清热解毒。

【主治】本方常用于治疗湿温时疫，邪在气分，湿热并重引起的眼痛、畏光、流泪及视物变形等证，常见于各种急性、亚急性结膜炎，真菌性角膜炎，角膜基质炎，中心性视网膜脉络膜病变，球后视神经炎等。

【方解】本方重用滑石、茵陈、黄芩，其中滑石利水渗湿，清热解暑，两擅其功；茵陈善清利湿热而退黄；黄芩清热燥湿，泻火解毒。三药相合，正合湿热并重之病机，共为君药。湿热留滞，易阻气机，故臣以石菖蒲、藿香、白豆蔻行气化湿，悦脾和中，令气畅湿行；木通清热利湿通淋，导湿热从小便而去，以益其清热利湿之力。热毒上攻，颐肿咽痛，故佐以连翘、射干、贝母、薄荷，合以清热解毒，散结消肿而利咽止痛。

十二、石决明散

【出处】《普济方》

【组成及用量】石决明 20g、决明子 15g、赤芍 10g、青葙子 10g、麦冬 10g、栀子 10g、木贼草 5g、大黄 10g、羌活 10g、荆芥 10g。

【治则】清热平肝，明目退翳，祛风散邪。

【主治】本方常用于治疗肝热火旺引起的细菌性角膜炎、角膜溃疡、虹膜突出及急性结膜炎后期余邪未尽等眼病。

【方解】方中重用石决明、决明子为君药，旨在清热平肝，明目退翳；栀子、大黄、赤芍为臣药，旨在导热下行，清热凉血；木贼、青葙子明目退翳；荆芥、羌活祛风止痛；麦冬养阴明目，其五者共为佐使。诸药合用，病症自除。

十三、龙胆泻肝汤

【出处】《太平惠民和剂局方》

【组成及用量】龙胆草 10g、栀子 10g、黄芩 10g、木通 10g、泽泻 10g、车前子 10g、柴胡 10g、甘草 5g、当归 10g、生地 10g。

【治则】清泻肝胆实火，清利肝经湿热。

【主治】肝经实火及肝经湿热引起的眼睛红肿，眼痛，流泪，畏光，视物模糊等证，常用于病毒性睑皮炎，急性及超急性结膜炎，泡性角结膜炎、病毒性角膜炎、细菌性角膜炎、大泡性角膜炎，急性泪囊炎，急性葡萄膜炎，特发性葡萄膜大脑炎，急性闭角型青光眼，全眼球炎，眶蜂窝织炎等眼病。

【方解】本方乃清泻肝胆实热及肝经湿热之著名方剂，也是眼科常用方剂。故方用龙胆草大苦大寒，上泻肝胆实火，下清下焦湿热，为本方泻火除湿两擅其功的君药。黄芩、栀子具有苦寒泻火之功，在本方配伍龙胆草，为臣药。泽泻、木通、车前子清热利湿，使湿热从水道排除。肝主藏血，肝经有热，本易耗伤阴血，加用苦寒燥湿，再耗其阴，故用生地、当归滋阴养血，以使标本兼顾。方用柴胡，是为引诸药入肝胆而设，甘草有调和诸药之效。综观全方，是泻中有补，利中有滋，以使火降热清，湿浊分清，循经所发诸证乃克相应而愈。

十四、四物汤

【出处】《太平惠民和剂局方》

【组成及用量】熟地 12g、当归 10g、白芍 12g、川芎 8g。

【治则】补血调血。

【主治】血虚引起的眼睑浮肿，频频眨眼及夜盲等证，常见于眼睑血管性水肿，营养不良性眼睑水肿，维生素 A 缺乏性夜盲症等眼病。

【方解】本方为补血调血之基本方剂。（《成方便读》）王晋三曰："四物汤，物，类也，四者相类而仍各具一性，各建一功"，并行不悖，芎归入少阳主升，芍地入阴主降，川芎郁者达之，当归虚者补之，芍药实者泻之，地黄急者缓之。"四物汤配方非常合理，以熟地、白芍阴柔补血之品（血中血药）与辛香的当归、川芎（血中气药）相配，动静结合，补血而不滞血，活血而不伤血。

十五、四君子汤

【出处】《太平惠民和剂局方》

【组成及用量】人参 9g、白术 9g、茯苓 9g、甘草 6g。

【治则】益气健脾。

【主治】脾胃气虚所引起的视物模糊，视物变形等证，常见于年龄相关性白内障，黄斑病变，角膜炎及反复发作的睑腺炎等眼病

【方解】脾胃为后天之本，气血生化之源，正如《医方考》所说："夫面色萎白，则望之而知其气虚矣；言语轻微，则闻之而知其气虚矣；四肢无力，则问之而知其气虚矣；脉来虚弱，则切之而知其气虚矣。"方中人参为君，甘温益气，健脾养胃。臣以苦温之白术，健脾燥湿，加强益气助运之力；佐以甘淡茯苓，健脾渗湿，苓术相配，则健脾祛湿之功益著。使以炙甘草，益气和中，调和诸药。四药配伍，共奏益气健脾之功。这四味药材均属于平、温药材，不燥热，补性平和，共奏益气健脾之功。

十六、四物五子丸

【出处】《济生方》

【组成及用量】当归（酒洗）10g、川芎 5g、熟地黄 15g、白芍 10g、枸杞子 10g、覆盆子 10g、地肤子 10g、菟丝子（酒浸，炒）10g、车前子（酒蒸）10g。

【治则】补肝血，益肝肾。

【主治】肝肾不足引起的视物昏暗，眼干涩。常见于视网膜色素变性、高度近视眼底退行性病变、视神经萎缩、弱视等眼底退行性病变等眼病。

【方解】本方由四物汤与五子组成。因四物中有川芎，乃血中气药，故补血而不滞血；五子中有车前子，为补中有利，故补阴而不滞阴，故为内障虚证的常用方。方中熟地黄、白芍、当归、川芎

为四物汤，为补血调血之基本方剂，补血而不滞血，活血而不伤血，能滋养肝血，补养肝阴；枸杞子、覆盆子、地肤子、车前子、菟丝子五子质柔多润，能补肾养精，精血足，瞳神得养，则目昏等症可除。

十七、四顺清凉饮子

【出处】《审视瑶函》

【组成及用量】当归身 10g、龙胆草（酒洗，炒）10g、黄芩 10g、炙桑皮 10g、车前子 10g、生地黄 15g、赤芍 10g、枳壳 5g、炙甘草 5g、熟大黄 10g、防风 5g、川芎 5g、黄连（炒）5g、木贼草 5g、羌活 10g、柴胡 10g。

【治则】清肝祛风，凉血退翳。

【主治】里热炽盛引起的细菌性角膜炎，症见眼红，视力减退伴便秘等症状。

【方解】方中龙胆草，柴胡清肝胆火；黄芩，桑白皮清肺火；黄连清心火；大黄泻火解毒，活血散瘀，通腑导滞，引热下行。当归、赤芍凉血活血，川芎行气活血，羌活、防风祛风散邪，枳壳疏肝行气，生地养阴清热，以防热伤津血。木贼清热疏风，明目退翳，车前子清热利水，炙甘草调和诸药，养血润燥。

【加减】若前房积脓，大便秘结不通，加芒硝以泄热通腑；肿痛严重者，加乳香，没药等凉血化瘀；眼眵黄绿，邪毒炽盛者，加蒲公英，紫花地丁等清热解毒。

十八、生脉散

【出处】《医学启源》

【组成及用量】麦冬、人参、五味子。

【治则】益气生津，敛阴止汗。

【主治】气阴两虚引起的视物不清，眼前黑影飘动及突然视物不见等证，常见于玻璃体混浊，视网膜脱离等眼病。

【方解】本方是治疗气阴两虚的常用方。方中人参甘温，益元气，补肺气，生津液，故为君药。麦门冬甘寒养阴清热，润肺生津，故为臣药。人参、麦冬合用，则益气养阴之功益彰。五味子酸温，敛肺止汗，生津止渴，为佐药。三药合用，一补一润一敛，益气养阴，生津止渴，敛阴止汗，使气复津生，汗止阴存，气充脉复，故名"生脉"。《医方集解》说："人有将死脉绝者，服此能复生之，其功甚大。"至于久咳肺伤，气阴两虚证，取其益气养阴，敛肺止咳，令气阴两复，肺润津生，诸症可平。

【加减】此方在治疗中，常与他方合用。肝肾不足引起的玻璃体混浊常与六味地黄丸合用；视网膜脱离者常与驻景丸合用。

十九、生蒲黄汤

【出处】《中医眼科六经法要》

【组成及用量】生蒲黄 25g、旱莲草 30g、丹参 20g、丹皮 15g、生地 15g、郁金 15g、荆芥炭 10g、栀子 10g、川芎 6g。

【治则】滋阴降火，化瘀止血。

【主治】用于治疗眼底出血性疾病，常见于前房积血，年龄相关性黄斑变性，内眼出血的早期。

【方解】方中生蒲黄，郁金，丹参，川芎活血化瘀，消散离经之血；旱莲草养阴止血；生地黄，荆芥炭凉血止血，丹皮凉血止血，散瘀明目，全方止血又可化瘀，止血而不留瘀。

【加减】出血较多者，可去川芎，郁金，加白茅根，大蓟，血余炭等凉血止血；出血日久者，加山楂，鸡内金以活血消滞。

二十、仙方活命饮

【出处】《校注妇人良方》

【组成及用量】白芷 10g、贝母 10g、防风 10g、赤芍 10g、当归尾 10g、甘草 6g、皂角刺 6g、穿山甲 6g、天花粉 10g、乳香 6g、没药 6g、金银花 10g、陈皮 6g。

【治则】清热解毒，消肿散结，活血止痛。

【主治】热毒蕴结所致的眼睑红肿疼痛、化脓等症，常见于睑腺炎，眼睑蜂窝织炎，眼眶蜂窝织炎等急性炎症。

【方解】本方是治疗热毒痈肿的常用方。方中金银花性味甘寒，清热解毒疗疮，故重用为君。当归尾、赤芍、乳香、没药、陈皮行气活血通络，消肿止痛，共为臣药。疮疡初起，其邪多羁留于肌肤腠理之间，与白芷、防风相配，通滞散结，热毒外透；贝母、花粉清热化痰散结，消未成之脓；山甲、皂刺通行经络，透脓溃坚，可使脓成即溃，均为佐药。甘草清热解毒，并调和诸药；煎药加酒者，借其通瘀而行周身，助药力直达病所，共为使药。诸药合用，共奏清热解毒，消肿溃坚，活血止痛之功。

【加减】眼睑红肿热痛甚者，加金银花，野菊花，蒲公英等以加强清热解毒之功；眼睑颜色紫暗者，加丹皮，玄参以活血消瘀；热入营血者，加犀角，生地以凉血清热。

二十一、归脾汤

【出处】《正体类要》

【组成及用量】白术 10g、人参 10g、黄芪 15g、当归 10g、甘草 6g、茯苓 15g、远志 10g、酸枣仁 10g、木香 6g、龙眼肉 10g、生姜 6g、大枣 5 枚。

【治则】益气补血，健脾养心。

【主治】用于心脾两虚，脾不统血引起的视物模糊，视物变色或突然视物不见。常见于视网膜静脉阻塞，玻璃体积血，年龄相关性黄斑变性，中心性渗出性脉络膜视网膜病变等眼病。

方解：方中黄芪甘微温，补脾益气；龙眼肉甘温，既能补脾气，又能养心血，共为君药。人参、白术甘温补气，与黄芪相配，加强补脾益气之功；当归甘辛微温，滋养营血，与龙眼肉相伍，增加补心养血之效，均为臣药。茯神、酸枣仁、远志宁心安神；木香理气醒脾，与补气养血药配伍，使之补不碍胃，补而不滞，俱为佐药。

【加减】出血较多者，可加蒲黄，荆芥炭以凉血止血；血色淡红者，加阿胶以补血止血；血已止者，加丹参，三七粉以活血化瘀止血。

二十二、宁血汤

【出处】《中医眼科学》

【组成及用量】生地黄 20g、白茅根 15g、白及 15g、白蔹 15g、阿胶 10g（烊冲），侧柏炭 10g、白芍 10g、仙鹤草 30g、墨旱莲 30g、栀子炭 10g。

【治则】清热养阴、凉血止血

【主治】血热导致的眼内出血

【方解】方中生地黄、栀子炭、白茅根、侧柏炭、墨旱莲、仙鹤草、白蔹凉血止血；白芍、白及收敛止血；阿胶滋阴止血。

【加减】本方主要用于治疗眼内出血早期，不可久服，以免止血留瘀，待血止后改用活血化瘀兼以止血之法。火热甚者，加黄柏、黄连以清热降火；病情较久（15 天以上），出血止，瘀血未除者，加川芎、红花、以活血化瘀；有机化条索者，加穿山甲、昆布、海藻、浙贝母等以软坚散结；出血后期，视力恢复较差，加山萸肉、女贞子、党参、麦冬等以益气养阴。

二十三、加减地黄丸

【出处】《原机启微》

【组成及用量】生地黄 15g、熟地黄 15g、川牛膝 10g、当归 10g、枳壳（麸炒）10g、杏仁 10g、羌活 10g、防风 10g。

【治则】补肝益肾，祛风明目。

【主治】肝虚受风所致的眼红、视物模糊等症状，常见于治疗单纯疱疹病毒性角膜炎、外伤性白内障、中心性脉络膜视网膜病变、视神经萎缩等眼病。

【方解】《原机启微》曰："上方以地黄补肾水真阴为君，夫肾水不足者，相火必盛，故生熟地黄退相火也；牛膝逐败血，当归益新血为臣；麸炒枳壳和胃气，谓胃能生血，是补其原；杏仁润燥为佐；羌活、防风，俱升发清利，大除风邪为使。"

【加减】若单纯疱疹病毒性角膜炎阴虚夹风者，加菊花、蝉蜕等以增退翳明目之功；兼气短乏力，眼干涩者，加太子参、麦冬，以益气生津；睫状充血较明显者，加知母、黄柏，以滋阴降火。

二十四、加减驻景丸

【出处】《银海精微》

【组成及用量】枸杞子 10g、五味子 6g、车前子 10g、楮实子 10g、川椒 3g、熟地黄 10g、当归 10g、菟丝子 10g。

【治则】补益肝肾明目。

【主治】治肝肾气虚导致的两目昏暗，常见于视神经萎缩，年龄相关性白内障等眼病

【方解】熟地，枸杞补肝滋肾；菟丝子，楮实子益精强阴；五味子敛耗散而助金水；当归和气血而益肝脾；川椒温中补肾阳，以逐下焦虚寒；车前子利水而泻肝肾邪热。诸药合用，补肝血，养肾精，补而不滞。

二十五、托里消毒散

【出处】《医宗金鉴》

【组成及用量】人参 6g、生黄芪 15g、川芎 3g、当归 10g、白芍 10g、白术 10g、金银花 10g、茯苓 15g、白芷 10g、皂角刺 10g、甘草 5g、桔梗 10g。

【治则】补益气血，托毒消肿。

【主治】薛己将此方定义为"腐肉不溃，新肉不生"的治疗方，在眼科常用于治疗气血不足引起的急性泪囊炎、慢性泪囊炎、细菌性角膜炎后期，或正虚邪实之麦粒肿、眼睑蜂窝织炎等眼病。

【方解】方中人参、白术、茯苓、甘草为四君子汤，能补益气血而利生肌；当归、川芎、白芍、生黄芪，补益气血，托毒排脓；金银花、白芷、桔梗，清热解毒，提脓生肌收口；皂角刺消肿排脓，托疮毒促其早溃。本方配伍特点在于补益气血与托毒消肿合用，使正气充则祛邪有力，余毒随即外泄而疾病得愈。

【加减】眼睑红肿甚者，加野菊花，蒲公英等清热解毒之品；红肿不甚，硬结难消者，加海藻、昆布以软坚散结；慢性泪囊炎者去皂角刺。

二十六、当归补血汤

【出处】《原机启微》

【组成及用量】当归 10g、熟地黄 15g、川芎 10g、牛膝 10g、白芍药 10g、炙甘草 6g、白术 12g、防风 12g、生地 10g、天门冬 10g。

【治则】滋阴补血，止痛。

【主治】用于失血过多或日久贫血引起的睛珠疼痛酸涩，畏光，不能视物，伴头痛、眼眶酸痛等症状，常见于眶上神经痛、球后视神经炎，视疲劳，屈光不正等眼病。

【方解】当归，川芎，白芍，熟地养血补血；白术健脾益气；生地，天门冬养阴生津,以防血虚生燥,牛膝活血通经,补气养血,补而不滞;防风生发祛风,使药达病所;炙甘草调和诸药。

【加减】治疗气血不足之屈光不正,眼胀酸涩者,加木瓜以养血活络;伴失眠,心悸者,加远志,酸枣仁以养心安神;伴消化不良者,加焦三仙以健脾消食。

二十七、当归活血饮

【出处】《审视瑶函》

【组成及用量】当归10g、白芍10g、熟地黄10g、川芎5g、黄芪10g、苍术10g、防风10g、羌活10g、甘草5g、薄荷5g。

【治则】养血祛风。

【主治】治疗血虚生风引起的眼肌痉挛。

【方解】方中熟地黄、当归、白芍、川芎补血养血;黄芪补气生血;苍术燥湿健脾,脾能生血;羌活、防风、薄荷上行祛风;甘草调和诸药。

二十八、血府逐瘀汤

【出处】《医林改错》

【组成及用量】桃仁12g、红花5g、当归10g、生地黄15g、川芎5g、赤芍10g、牛膝10g、桔梗10g、柴胡10g、枳壳10g、甘草5g。

【治则】活血化瘀,行气止痛。

【主治】主要用于治疗视网膜动脉阻塞、视网膜静脉阻塞、新生血管性青光眼、糖尿病性视网膜病变、缺血性视神经病变、视神经萎缩、眼内出血及瘀血所致的玻璃体混浊。

【方解】本方配伍特点有三:一为活血与行气相伍,既行血分瘀滞,又解气分郁结;二是祛瘀与养血同施,则活血而无耗血之虑,行气又无伤阴之弊;三为升降兼顾,既能升达清阳,又可降泄下行,使气血和调。方中桃仁破血行滞而润燥,红花活血祛瘀以止痛,共为君药。赤芍、川芎助君药活血祛瘀;牛膝活血通经,祛瘀止痛,引血下行,共为臣药。生地、当归养血益阴,清热活血;桔梗、枳壳,一升一降,宽胸行气;柴胡疏肝解郁,升达清阳,与桔梗、枳壳同用,尤善理气行滞,使气行则血行,以上均为佐药。桔梗并能载药上行,兼有使药之用;甘草调和诸药,亦为使药。合而用之,使血活瘀化气行,则诸症可愈。

【加减】眼内出血鲜红者，宜去桃仁、红花，加生蒲黄、生三七以止血化瘀；陈旧性出血者，加牛膝、鸡血藤以活血通络；眼中瘀血较多者，加丹参、三棱、莪术以行气破血消瘀。

二十九、防风通圣散

【出处】《宣明论方》

【组成及用量】防风 10g、大黄 10g、芒硝 10g、荆芥 10g、麻黄 5g、栀子 10g、赤芍 10g、连翘 10g、甘草 5g、桔梗 10g、川芎 5g、当归 10g、石膏 12g、滑石 15g、薄荷 5g、黄芩 10g、白术 10g。

【治则】疏风解表，泻热通便。

【主治】风热壅盛，表里俱实引起的睑缘溃烂，眼睑灼热疼痛，眼眵增多，畏光眼红，视力下降伴小便短赤，大便秘结等症状，常见于睑缘炎，急性结膜炎，春季结膜炎，巩膜炎等眼病。

【方解】方中防风、荆芥、麻黄、薄荷轻清升散，疏风解表，使风热之邪从汗而解；大黄、芒硝泻热通便，山栀、滑石清热利湿，使里热从二便而出；更以石膏、黄芩、连翘、桔梗清解肺胃之热；当归、川芎、芍药养血和血，白术、甘草健脾和中。配合成方，则汗不伤表，下不伤里，从而达到疏风解表，泻热通便之效。王旭高评本方说："此为表里气血三焦通治之剂"，"名曰通圣，极言其用之神耳"。

【加减】若热毒偏盛，去麻黄，当归，加野菊花，蒲公英以清热解毒；眼痒甚者，加蝉蜕，蔓荆子以祛风止痒；视力下降者，加密蒙花以明目退翳。

三十、杞菊地黄汤

【出处】《医级》

【组成及用量】枸杞子 10g、菊花 10g、熟地黄 15g、山茱萸 10g、牡丹皮 10g、山药 12g、茯苓 10g、泽泻 10g。

【治则】补益肝肾，明目退翳。

【主治】肝肾阴虚引起的眼干涩，视物昏暗、变形，流泪等症状，常见于远视老视，视疲劳，年龄相关性白内障等眼病。

【方解】由六味地黄丸加枸杞子、菊花而成。枸杞子补肾益精，养肝明目；菊花善清利头目，宣散肝经之热。

【加减】眼干涩甚者，加玉竹，沙参以养阴生津润燥；流泪甚者，多由阳气不足，不能气化津液而得，加肉苁蓉，肉桂等药以补阳助气。

三十一、还阴救苦汤

【出处】《原机启微》

【组成及用量】升麻 5g、苍术 10g、炙甘草 5g、柴胡 10g、防风 10g、桔梗 10g、黄连 5g、黄芩 10g、黄柏 10g、知母 10g、连翘 10g、生地黄 10g、羌活 10g、龙胆草 10g、藁本 10g、川芎 5g、红花 5g、当归 10g、细辛 3g。

【治则】泻火解毒，凉血散结。

【主治】风热火毒瘀结导致的眼睑红肿热痛，畏光流泪，视力骤降等症状，常见于细菌性角膜炎，巩膜炎，急性葡萄膜炎，交感性眼炎等眼病。

【方解】本方是《原机启微》为"心火乘金水衰反制之病"而设的主方。由清热、解毒、祛风、活血诸药组成。方中黄芩、黄柏、黄连、知母、连翘、生地黄、龙胆草清热解毒，客者除之；川芎、红花、归尾活血化瘀，留者行之；柴胡、羌活、细辛、藁本开散化结，结者散之；升麻、苍术疏风祛湿，退翳明目；桔梗通利肺气，载药上行；甘草调补中气。

三十二、羌活胜风汤

【出处】《原机启微》

【组成及用量】柴胡 10g、黄芩 10g、白术 10g、荆芥 10g、枳壳 10g、川芎 5g、防风 10g、羌活 10g、独活 5g、前胡 10g、薄荷 5g、桔梗 10g、白芷 10g、甘草 5g。

【治则】祛风清热，升发退翳。

【主治】风邪偏盛引起的眼红眵多、干涩畏光，伴头痛鼻塞，眉骨酸痛痛等症状。常见于流行性结膜角膜炎、过敏性结膜炎、单纯疱疹病毒性角膜炎、角膜基质炎等眼病。

【方解】方中羌活祛太阳之风，独活祛少阴之风，柴胡祛少阳之风，白术祛阳明之风，防风祛一切外风；桔梗、前胡、荆芥、薄荷辛热祛风，清利头目；上述辛散之品，还有升发退翳除膜的作用；川芎祛风，达巅顶，止头痛；黄芩苦寒清热；白术、枳壳调和胃气；甘草调和诸药。合之为祛风为主，清热为辅之方。

【加减】眼病初起，来势急骤，热重于风，加板蓝根、金银花、连翘等以清热散毒；头重如裹，兼脘闷纳呆，为湿重于热，加薏苡仁、车前子等，以清热利湿；球结膜充血明显者，加桑白皮 10g、连翘 10g、牡丹皮 10g，以清热泻肺，凉血退赤。

三十三、补中益气汤

【出处】《脾胃论》

【组成及用量】黄芪 15g、人参 15g、白术 10g、炙甘草 15g、当归 10g、陈皮 6g、升麻 6g、柴胡 12g、生姜 9 片、大枣 6 枚。

【治则】补脾健胃，益气升阳。

【主治】脾胃气虚，清阳下陷引起的眼睑下垂，视疲劳，视力下降等症状。常见于上睑下垂，视疲劳，年龄相关性白内障，视网膜色素变性等眼病。

【方解】方中黄芪味甘微温，入脾肺经，补中益气，升阳固表，故为君药。配伍人参、炙甘草、白术，补气健脾为臣药。当归养血和营，协人参、黄芪补气养血；陈皮理气和胃，使诸药补而不滞，共为佐药。少量升麻、柴胡升阳举陷，协助君药以升提下陷之中气，共为佐使。炙甘草调和诸药为使药。

【加减】上睑下垂伴眼球运动障碍者，加僵蚕、全蝎等以祛风通络；伴食欲不振者，加焦三仙，以消食开胃。

三十四、补阳还五汤

【出处】《医林改错》

【组成及用量】黄芪 30~120g、当归尾 6g、赤芍 5g、地龙 3g、川芎 3g、红花 3g、桃仁各 3g。

【治则】补气活血通络。

【主治】气虚血瘀引起的视物不清。常见于视网膜动脉堵塞及视网膜静脉堵塞后期，视神经萎缩等眼病。

【方解】本方证以气虚为本，血瘀为标，即王清任所谓"因虚致瘀"。治当以补气为主,活血通络为辅。本方重用生黄芪,补益元气,意在气旺则血行,瘀去络通,为君药。当归尾活血通络而不伤血,用为臣药。赤芍、川芎、桃仁、红花协同当归尾以活血祛瘀;地龙通经活络,力专善走,周行全身,以行药力,亦为佐药。

【加减】伴失眠多梦心慌者,加酸枣仁、远志以宁心安神;情志抑郁者,加柴胡,郁金以疏肝解郁;不思饮食者,加陈皮、砂仁以行气醒脾。

三十五、祛风散热饮子

【出处】《审视瑶函》

【组成及用量】连翘10g、牛蒡子10g、羌活10g、薄荷5g、大黄(酒浸)10g、赤芍10g、防风10g、当归尾10g、甘草3g、栀子10g、川芎5g。

【治则】祛风,泻火,活血。

【主治】风热毒邪上攻头目所致的眼红赤、疼痛、流泪、眵多、畏光等症状,常见于治疗睑腺炎、急性泪囊炎、急性细菌性结膜炎、流行性出血性结膜炎、流行性角结膜炎、沙眼、细菌性角膜炎、病毒性角膜炎等眼病。

【方解】本方乃《审视瑶函》为天行赤眼症而设,《审视瑶函》曰:"天时流行热邪感染,人或素有目疾,及痰火热病,水少元虚者,尔我传染不一。若感染轻而本源清,邪不胜正者,七日自愈。盖火数七,故七日火气尽而愈,七日不愈,而有二七者,乃再传也。二七不退者,必其触犯及本虚之故,须防变生他症矣,宜服祛风散热饮子。"方中防风、羌活、薄荷、牛蒡子疏风散热,辛凉解表;大黄、连翘、栀子清热泻火解毒;当归尾、川芎、赤芍活血消肿止痛;甘草调和诸药。诸药合用,共奏疏风清热,活血止痛之功。

【加减】热重于风者,加金银花、蒲公英、紫花地丁、大青叶等,以清热解毒消肿;眼睑硬肿者,加浙贝母、天花粉,以加强消肿散结之功;若结膜红赤,溢血广泛者,加牡丹皮、紫草、大蓟,以清热凉血退赤。

三十六、明目地黄汤

【出处】《审视瑶函》

【组成及用量】熟地黄（焙干）15g、生地黄（酒洗）15g、山药10g、泽泻10g、山萸肉（去核，酒洗）6g、牡丹皮（酒洗）10g、柴胡10g、茯神（乳蒸，晒干）10g、当归身（酒洗）10g、五味子（焙干）5g。

【治则】补益肝肾，滋阴明目。

【主治】肝肾阴虚所致的眼前黑影飘动，眼干涩，视物变形等症状，常见于干眼症、中心性浆液性脉络膜视网膜病变、缺血性视乳头病变、老年黄斑变性、年龄相关性白内障、玻璃体混浊、视网膜色素变性、视神经萎缩等眼病。

【方解】《审视瑶函》曰："精生气，气生神，故肾精一虚，则阳光独治。阳光独治，则壮火食气，无以生神，令人目暗不明"，"凡人年在精强，而多丧失其真元。或苦思劳形纵味，久患头风，素多哭泣，妇女经产损血，而内外别无症候，日觉昏花月复月而年复年，渐渐昏渺者，非青盲即内障也。宜服明目地黄丸。"故用生熟地黄、山萸、五味、当归、牡丹皮、泽泻味厚之属，以滋阴养肾，滋阴则火自降，养肾则精自生。乃山药者所以益脾而境万物之母；茯神者，所以养神而生明照之精；柴胡者，所以升阳而致神明之气于精之窠也。"

【加减】眼内干涩者，加天花粉、玄参，以养阴清热活血。虚火伤络者，加知母、黄柏，以养阴清热凉血多梦盗汗者，加知母、黄柏、牡丹皮，以滋阴清热。

三十七、知柏地黄汤

【出处】《医宗金鉴》

【组成及用量】熟地黄20g、山茱萸6g、山药12g、泽泻10g、茯苓10g、丹皮10g、知母10g、黄柏10g。

【治则】滋阴降火明目。

【主治】阴虚火旺所致的眼痒干涩、视力下降，手足心热，盗汗等症状，常见于慢性结膜炎，翼状胬肉，葡萄膜炎，中心性浆液性脉络膜视网膜病变，糖尿病性视网膜病变等眼病。

【方解】知柏地黄丸是六味地黄丸加知母、黄柏而成。六味地黄丸滋补肝肾，知母清热泻火，生津润燥。黄柏清热燥湿，泻火除蒸，解毒疗疮。八药合用，共奏滋阴降火之功。

加减：眼干涩甚者，加玉竹，沙参，枸杞等养阴生津；眼痒甚者，加蝉蜕，刺蒺藜以祛风止痒。

三十八、金匮肾气丸

【出处】《金匮要略》

【组成及用量】熟地黄 25g、山萸肉 10g、山药 15g、泽泻 10g、牡丹皮 10g、茯苓 10g、桂枝 3g、炮附子 3g。

【治则】补肾助阳。

【主治】肾阳亏虚，命门火衰引起的双眼闭合，眼球内陷伴畏寒肢冷，小便不利，腰膝酸软等症状，常见于巩膜炎、原发性开角型青光眼、慢性葡萄膜炎、视神经萎缩及原发性视网膜色素变性等眼病。

【方解】方中附子大辛大热，为温阳诸药之首；桂枝辛甘而温，乃温通阳气之要药，二药相合，补肾阳之虚，助气化之复，共为君药。重用熟地黄滋阴补肾；配伍山茱萸、山药补肝肾而益阴血，共为臣药。君臣相伍，补肾填精，温肾助阳，不仅可借阴中求阳而增补阳之力，而且阳药得阴药之柔润则温而不燥，阴药得阳药之温通则滋而不腻，二者相得益彰。泽泻、茯苓利水渗湿，配桂枝又善温化痰饮；牡丹皮苦辛而寒，擅入血分，合桂枝则可调血分之滞，三药寓泻于补，使邪去而补药得力，为制诸阴药可能助湿碍邪之虞。诸药合用，助阳之弱以化水，滋阴之虚以生气，使肾阳振奋，气化复常，则诸证自除。

【加减】眼科常用于治疗临床上用于治疗双目闭合，不欲睁开，眼球内陷，可加党参、黄芪、升麻以益气升举；视物模糊者，可加枸杞子、肉苁蓉以补益肝肾；若兼气血不足，加党参、当归、川芎以补益气血。

三十九、泻心汤

【出处】《金匮要略》

【组成及用量】大黄 10g、黄连 5g、黄芩 5g。

【治则】泻火解毒，燥湿泄热。

【主治】火毒炽盛引起的眼睑及结膜红肿热痛者，常见于睑缘炎，睑腺炎，急性结膜炎，泪囊炎，翼状胬肉等眼病。

【方解】方中黄芩泻上焦火，黄连泻中焦火，大黄泻下焦火。

【附】泻心汤《银海精微》

组成：黄芩、黄连、大黄、连翘、荆芥、赤芍、车前子、菊花、薄荷。

治法：清心泻火，凉血退赤。

主治：心火上炎引起的眼部红肿热痛，畏光流泪，视力减退等症状，常见于睑缘炎，急性结膜炎，葡萄膜炎，急性泪囊炎，细菌性角膜炎等眼病。

方解：方中黄芩、黄连、大黄泻三焦之火；赤芍凉血散瘀；连翘助三黄清心降火，解毒散结；车前子清热利湿，荆芥、薄荷、菊花清热祛风消肿，诸药合用清心泻火，凉血退赤。

四十、泻肺汤

【出处】《审视瑶函》

【组成及用量】桑白皮 10g、黄芩 10g、地骨皮 10g、知母 10g、麦冬 10g、桔梗 10g。

【治则】清肺降火。

【主治】肺火上炎引起的眼红、结膜见泡性隆起、眼干涩疼痛等症状，常见于泡性角结膜炎、慢性结膜炎、巩膜外层炎、巩膜炎等眼病。

【方解】本方为清肺降火之常用方，方中桑白皮、地骨皮、黄芩清泻肺火；知母、麦冬清肺养阴；桔梗载药上浮，引药入经。

【加减】大便秘结者，增加大黄用量，以泻火通便，引热下行；疼痛明显者，加赤芍、红花、郁金，以化瘀散结止痛；热甚者，加连翘、生石膏，以加强清热之力。

四十一、泻肺饮

【出处】《眼科纂要》

【组成及用量】生石膏 10g、黄芩 10g、桑白皮 10g、栀子 10g、羌活 10g、荆芥 10g、防风 10g、白芷 10g、连翘 10g、赤芍 10g、木通

10g、枳壳 10g、甘草 5g。

【治则】清肺降火。

【主治】肺经风热所致的眼红流泪畏光，眵多黏稠等症状，常见于急性细菌性及病毒性结膜炎，翼状胬肉等眼病。

【方解】方中生石膏、黄芩、桑白皮、栀子清泻肺胃火邪；羌活、荆芥、防风、白芷、连翘祛风散结消肿；赤芍活血消滞；木通清降通利，导热下行，使热从小便出；前人认为，凡白睛肿胀浮起者，乃肺气逆上而行，故用枳壳理气下气，肺气下降则肿消；甘草调和诸药。

【加减】球结膜充血水肿明显者，重用桑白皮，加桔梗、葶苈子，以泻肺、利水消肿；视物模糊，角膜点状浸润病灶者，加蝉蜕、密蒙花，以祛风退翳；大便干结者，加大黄以通腑泻热。

四十二、泻青丸

【出处】《小儿药证直诀》

【组成及用量】当归 10g、龙胆草 10g、川芎 5g、栀子 10g、大黄 10g、羌活 10g、防风 10g。

【治则】清肝泻火。

【主治】肝火郁热所致的眼红肿热痛伴头痛、烦躁易怒等症状，常见于急性细菌性结膜炎、细菌性角膜炎、虹膜脱出、巩膜炎等眼病。

【方解】《删补名医方论》云："肝木主春，乃阳生发动之始，万物生化之源，不可伤也。本方重用苦寒之品，以清泻肝火为主，又佐升散之品，以散郁火，寓升于降，是升降同用之法，可使泻肝而不伤肝气，升散而不助火势，相得而益彰，故为泻肝之善法。"汪昂云："本方一泻（肝火）一散（肝风）一补（肝血），同为平肝之剂，故曰泻青"。方中龙胆草、大黄苦寒厚味，沉阴下行，直入厥阴而散泻之，所以抑其怒而折之于下也。羌活气雄，防风善散，故能搜肝风而散肝火，所以从其性而升之于上也。少阳火实，多头痛目赤，川芎能上行头目而逐风邪。少阳火郁，多烦躁，栀子能散三焦郁火而使邪热从小便下行。且川芎、当归乃血分之药，能养肝血而润肝燥，又皆血中气药，辛能散而温能和，兼以培之也。

【加减】热毒盛者，加金银花、蒲公英以清热解毒。

四十三、定志丸

【出处】《审视瑶函》

【组成及用量】远志（去心）5g、菖蒲 10g、人参 5g、茯神 10g、朱砂 0.15g（不宜入煎剂）。

【治则】补心强志，开窍明目。

【主治】近视。

【方解】人参补心气；菖蒲开心窍；茯苓能交心气于肾；远志能通肾气于心；朱砂色赤，清肝镇心，心属离火，火旺则光能及远也。

【加减】本方为中医治疗近视眼的传统方剂，汤剂一般不用朱砂。

四十四、参苓白术散

【出处】《太平惠民和剂局方》

【组成及用量】莲子肉 10g、砂仁 5g、薏苡仁 10g、桔梗 10g、白扁豆 15g、茯苓 15g、人参 10g、炙甘草 10g、白术 15g、山药 15g。

【治则】益气健脾，渗湿止泻。

【主治】肺脾亏虚所致视物不清，夜盲，视野缩小伴乏力、便溏等症状，常见于病程较长的营养不良和自身免疫性疾病，如泡性角结膜炎、角膜软化症、弱视、后葡萄膜炎、中心性浆液性脉络膜视网膜病变、原发性视网膜色素变性、视神经萎缩等眼病。

【方解】本方药性平和，温而不燥，补而不滞，利而不峻，久服无不良反应，是治疗脾胃气虚的基本方。方中以人参、白术、茯苓、甘草（即四君子汤）平补脾胃之气，为主药。以白扁豆、薏苡仁、山药之甘淡，莲子之甘涩，助白术既可健脾，又可渗湿而止泻，为辅药。以砂仁芳香醒脾，促中州运化，通上下气机，吐泻可止，为佐药。桔梗为太阴肺经的引经药，入方，如舟车载药上行，达上焦以益肺气。此方对证而兼见肺气虚弱，久咳痰多者，亦颇为相宜，为培土生金之法。诸药合用，共奏益气健脾，渗湿止泻之功。

【加减】若兼食滞者选加焦三仙、鸡内金，以消食化滞；脘腹胀满者，加枳实、陈皮，以理气健脾；完谷不化，四肢不温者，加熟附子，以温阳健脾。

四十五、驻景丸加减方

【出处】《中医眼科六经法要》

【组成及用量】楮实子 20g、菟丝子 15g、枸杞子 12g、茺蔚子 15g、车前子 12g、木瓜 6g、寒水石 10g、紫河车粉 5g、五味子 6g、三七粉 2g。

【治则】滋阴补肾，益气生津。

【主治】本方系著名眼科专家陈达夫经验方。临床广泛用于治疗治疗肝肾亏损所致的近视、年龄相关性黄斑变性、糖尿病视网膜病变、视网膜脱离、视神经萎缩等眼病。

【方解】方中楮实子、菟丝子、枸杞补肾益精，养肝明目，茺蔚子以助明目；木瓜调理肝经气机，车子治热利湿而明目；五味子益气生津，补肾养心；紫河车粉补肾益精血；三七粉补血活血；寒水石抑紫河车粉之燥性。诸药合用，既滋肝肾精血，更能疏肝理气，补而不滞。

四十六、荆防败毒散

【出处】《摄生众妙方》

【组成及用量】荆芥 10g、防风 10g、羌活 10g、独活 6g、柴胡 10g、前胡 10g、枳壳 10g、茯苓 10g、桔梗 10g、川芎 5g、甘草 5g。

【治则】发表散寒，祛风退翳。

【主治】外感风寒所致的眼红疼痛，畏光流泪伴恶寒身痛，鼻塞等症状，常见于病毒性角膜炎及眼睑化脓性炎症。

【方解】方中荆芥、防风、羌活、独活发散风寒；柴胡、前胡解表祛风；桔梗宣肺利气；枳壳宽胸理气；茯苓渗湿；川芎祛风止痛；甘草和中益气止咳，调和诸药。

四十七、牵正散

【出处】《杨氏家藏方》

【组成及用量】白附子 5g、白僵蚕 5g、全蝎 5g。

【治则】祛风化痰，通络止痉。

【主治】风痰阻络所致的口眼歪斜、斜视。常见于睑外翻、眼肌麻痹、颜面神经麻痹眼病。

【方解】方中白附子辛温燥烈，入阳明经而走头面，以祛风化痰，尤其善散头面之风为君。全蝎、僵蚕均能祛风止痉，其中全蝎长于通络，僵蚕且能化痰，合用既助君药祛风化痰之力，又能通络止痉，共为臣药。用热酒调服，以助宣通血脉，并能引药入络，直达病所，以为佐使。

【加减】初起风邪重者，宜加羌活、防风以辛散风邪；病久不愈者，加蜈蚣、地龙、桃仁、红花，以祛风化瘀通络；体弱气虚者，加党参、白术以益气扶正。

四十八、加味修肝散

【出处】《银海精微》

【组成及用量】羌活 10g、防风 10g、桑螵蛸 10g、栀子 10g、薄荷 5g、当归 10g、赤芍 10g、甘草 5g、麻黄 5g、连翘 10g、菊花 10g、木贼 5g、刺蒺藜 10g、川芎 5g、大黄 10g、黄芩 10g、荆芥 10g。

【治则】疏风清热，退翳明目。

【主治】外感风热所致的角膜溃疡，常见于蚕食性角膜溃疡、病毒性角膜炎等眼病。

【方解】方中羌活、麻黄、荆芥、薄荷、防风辛散外风，消肿止痛；栀子、连翘、大黄、黄芩清热解毒，泻火通便；菊花、木贼、蒺藜祛风散热，退翳明目；当归、川芎、赤芍活血行滞，退热消肿；桑螵蛸软坚散结，祛风明目，甘草调和诸药。全方祛风清热并重。

【加减】若火盛于风，酌减麻黄、羌活；若肺火偏盛，去麻黄、羌活，加桑白皮、生石膏以清肺热角膜新生血管多者，加生地黄、赤芍等以凉血散瘀。

四十九、养阴清肺汤

【出处】《重楼玉钥》

【组成及用量】生地黄 15g、麦冬 10g、生甘草 5g、玄参 10g、贝母 10g、牡丹皮 10g、薄荷 3g、炒白芍 10g。

【治则】养阴清肺。

【主治】热伤肺阴所致眼干涩、结膜泡性隆起及视力下降等症状，常见于慢性结膜炎、浅层点状角膜炎、干眼症、泡性角结膜炎、角膜软化症以及病毒性角膜炎等眼病。

【方解】方中生地养肾阴，麦冬养肺阴，玄参养阴增液，并可清热解毒，三者配伍，养阴清热之功益显；丹皮凉血而消肿；贝母润肺止咳，清热化痰；薄荷辛凉疏解，散邪利咽；甘草解毒，调和诸药。诸药合用，共奏养阴清肺之功。

【按语】目中津亏干燥者，加石斛、玉竹以养阴清热、生津润燥；若阴虚甚者，加熟地滋阴补肾；热毒甚者，加银花、连翘以清热解毒。

五十、退赤散

【出处】《审视瑶函》

【组成及用量】桑白皮（蜜制）10g、甘草 5g、牡丹皮（酒洗）10g、黄芩（酒炒）10g、天花粉 10g、桔梗 10g、赤芍 10g、当归尾 10g、瓜蒌仁 10g、麦冬 10g。

【治则】清肺散瘀。

【主治】肺热引起的球结膜下出血。

【方解】方中桑白皮、桔梗、瓜蒌仁、黄芩清泻肺热；牡丹皮、赤芍、当归尾凉血散瘀；天花粉、麦冬滋阴生津；甘草调和诸药。合之共奏清肺散瘀之功。

【加减】结膜下出血日久，色紫暗者，加丹参、赤芍以活血散瘀。

五十一、除风益损汤

【出处】《原机启微》

【组成及用量】藁本 10g、防风 10g、前胡 10g、当归 10g、熟地黄 10g、白芍 10g、川芎 5g。

【治则】除风治损。

【主治】眼球外伤。

【方解】目以血为本，目被物伤，伤则络脉损，血为之病。以熟地黄补肾水为君，黑睛为肾之子，此虚则补其母也；以当归补血，为目为血所养，今伤则目病，白芍药补血又补气，为血病气亦病也，为臣；川芎治血虚头痛，藁本通血去头风，为佐；前胡、防风通疗风邪为使。

【加减】本方为《原机启微》治疗目被物所伤之主方，当今将此作为眼球穿透伤及内眼手术后之通用方。邪毒入侵者，加金银花、蒲公英，以清热解毒；瘀滞较甚者，加乳香、没药、桃仁、红花以破血化瘀止痛；大便秘结者，加大黄、芒硝以通腑泻便。

五十二、桃红四物汤

【出处】《医宗金鉴》

【组成及用量】当归 10g、川芎 6g、白芍 10g、熟地黄 10g、桃仁 10g、红花 5g。

【治则】养血活血化瘀。

【主治】眼科常用于治疗内眼出血，多于视网膜静脉阻塞、视网膜动脉阻塞、视网膜脱离、前房积血、眼内出血、玻璃体积血等眼病。

【方解】本方以祛瘀为核心，辅以养血、行气。方中以强劲的破血之品桃仁、红花为主，力主活血化瘀；以甘温之熟地、当归滋阴补肝、养血调经；芍药养血和营，以增补血之力；川芎活血行气、调畅气血，以助活血之功。此六味合用，使瘀血祛、新血生、气机畅，化瘀生新。

【加减】视网膜静脉阻塞、视网膜动脉阻塞之视网膜水肿、渗出明显者，加车前子、泽兰以利水化瘀消肿；眼内出血较多者，加丹皮、丹参、三七，以清热活血止血；外伤引起之血瘀可加乳香、没药以活血止痛；后期气虚者，加黄芪、党参以益气扶正。

五十三、柴胡疏肝散

【出处】《医学宗旨》

【组成及用量】柴胡 6g、白芍 10g、枳壳 6g、炙甘草 3g、陈皮 6g、川芎 6g、香附 6g。

【治则】疏肝理气，活血止痛。

【主治】肝气郁结所致的眼胀眼痛、视力骤降或视物变色伴胁肋疼痛，脘腹胀满等症状，常见于急慢性闭角型青光眼、原发性开角型青光眼、黄斑变性、原发性视网膜色素变性，视疲劳等眼病。

【方解】本方以疏肝理气为主，疏肝之中兼以养肝，理气之中兼以调血和胃。方中以柴胡功善疏肝解郁，用以为君。香附理气疏肝而止痛，川芎活血行气以止痛，二药相合，助柴胡以解肝经之郁滞，并增行气活血止痛之效，共为臣药。陈皮、枳壳理气行滞，芍药、甘草养血柔肝，缓急止痛，均为佐药。甘草调和诸药，为使药。诸药相合，共奏疏肝行气、活血止痛之功。

【加减】病程长者加丹皮、丹参以活血化瘀；不思饮食者加焦三仙以消食导滞。

五十四、消翳汤

【出处】《眼科纂要》

【组成及用量】木贼 5g、密蒙花 5g、柴胡 10g、川芎 5g、当归尾 10g、生地黄 15g、荆芥 10g、防风 5g、蔓荆子 10g、枳壳 6g、甘草 5g。

【治则】升发退翳。

【主治】角膜云翳及瘢痕。

【方解】方中荆芥、防风、柴胡升发退翳；蔓荆子、密蒙花明目退翳；川芎、归尾、枳壳活血退翳；生地黄益血养阴，又防辛散耗阴；甘草协调诸药。

五十五、逍遥散

【出处】《太平惠民和剂局方》

【组成及用量】柴胡 10g、白芍 10g、当归 10g、茯苓 10g、白术 10g、炙甘草 6g、煨生姜 3g、薄荷 3g。

【治则】疏肝解郁，养血健脾。

【主治】肝气不舒、情志郁结、气血失调所致的眼胀眼痛，视物黑蒙伴抑郁、胸胁胀痛等症状，常见于开角型青光眼、闭角型青光眼、青光眼术后、葡萄膜炎、中心性浆液性脉络膜视网膜病变、中心性渗出性视网膜脉络膜病变、视神经炎、视神经萎缩等眼病。

【方解】本方柴胡疏肝解郁，使肝气得以调达，为君药；当归甘辛苦温，养血和血；白芍酸苦微寒，养血敛阴，柔肝缓急，为臣药。木郁则土衰，肝病易于传脾，白术、茯苓健脾去湿，使运化有权，气血有源，炙甘草益气补中，缓肝之急，为佐药。用法中加入薄荷少许，疏散郁遏之气，透达肝经郁热；生姜温胃和中，为使药。

【加减】肝郁气滞较甚，加香附、郁金、陈皮以疏肝解郁；血虚者，加熟地以养血；肝郁化火者，加丹皮、栀子以清热凉血。

五十六、桑白皮汤

【出处】《审视瑶函》

【组成及用量】桑白皮 10g、泽泻 10g、玄参 10g、麦冬 12g、黄芩 10g、菊花 10g、地骨皮 10g、桔梗 10g、茯苓 10g、旋覆花 10g（包煎）、甘草 3g。

【治则】清热利肺。

【主治】肺脾湿热熏蒸所致的两目涩痛。常见于泪腺炎、浅层点状角膜炎、慢性结膜炎、泡性角结膜炎、干眼症等眼病。

【方解】《审视瑶函》曰："白涩症，此症南人俗称白眼，其病不肿不赤，只是涩痛，乃气分隐伏之火，脾肺络湿热，秋天多患此，俗称稻芒赤目者，非也。宜服桑白皮汤。"方中桑白皮、地骨皮、黄芩、旋覆花清降肺中伏热；茯苓、泽泻渗湿以清热；玄参、麦冬清肺润燥；菊花清利头目；桔梗载药上浮，引药入经；甘草调和诸药。诸药合之，共奏清肺养阴、利湿清热之功。

【加减】大便秘结者，加生大黄、枳壳以清热通腑；眼睑红肿及球结膜红赤者，加蒲公英、金银花、紫花地丁以清热解毒。

五十七、通窍活血汤

【出处】《医林改错》

【组成及用量】川芎 3g、赤芍 3g、桃仁 10g、红花 5g、老葱 3 根、生姜 10g、红枣 7 个、麝香（绢包）0.16g、黄酒 250g。

【功效】活血通窍。

【主治】常见于瘀阻所致的视力骤降或突然视物不见伴头痛等症状。眼科常用于治疗视网膜动脉阻塞、视网膜静脉阻塞、外伤性视神经萎缩等眼病。

【方解】方中桃仁、红花、赤芍、川芎活血祛瘀，使目中血络通畅；加大枣、生姜、老葱散达升腾，使行血之品易上达头目巅顶；麝香芳香通窍走窜，引导活血药祛目络中之瘀血，而散结滞。全方芳香辛散之药与活血药同用，能通达头面诸窍，故名通窍活血汤。

五十八、黄连解毒汤

【出处】《外台秘要》

【组成及用量】黄连 6g、黄芩 10g、黄柏 10g、栀子 10g。

【治则】清热泻火解毒。

【主治】火毒炽盛导致眼睑红肿热痛，畏光流泪伴小便黄赤等症状，常见于急性睑腺炎、急性泪囊炎、眶蜂窝组织炎、细菌性角膜炎等化脓性炎症。

【方解】方中以大苦大寒之黄连为君，清泻心火，兼泻中焦之火；以黄芩为臣，清上焦之火；以黄柏为佐，泻下焦之火；栀子清泻三焦之火，导热下行，引邪热从小便而出为使。四药合用，苦寒直折，三焦之火邪去而热毒解，诸症可愈。

【加减】疮疡初起，未成脓者，加金银花、蒲公英、野菊花以清热解毒；处红肿热痛甚者，加郁金、乳香以助活血散瘀、消肿止痛；欲成脓未溃者，加皂角刺、穿山甲以促脓面溃破。

五十九、菊花决明散

【出处】《原机启微》

【组成及用量】决明子 10g、石决明 10g、木贼 10g、羌活 10g、防风 10g、菊花 10g、蔓荆子 10g、川芎 5g、黄芩 10g、石膏 10g、炙甘草 5g。

【治则】明目除翳。

【主治】肝经风热所致的眼痛头痛、视力下降、流泪等症状，常见于葡萄膜炎、病毒性角膜炎等眼病。

【方解】本方乃《原机启微》为心火乘金水衰反致病而设的方剂。方中草决明、石决明、木贼草明目祛翳为君；防风、羌活、蔓荆子、甘菊花散风升阳为臣；甘草、川芎和气顺血为佐；黄芩、石膏清除邪热为使。配合同用，共成疏风清热，祛翳明目之功。

六十、银翘散

【出处】《温病条辨》

【组成及用量】金银花 15g、连翘 10g、桔梗 10g、牛蒡子 10g、荆芥穗 10g、薄荷 5g、淡豆豉 10g、芦根 10g、淡竹叶 10g、甘草 5g。

【治则】辛凉透表，清热解毒。

【主治】外感风热所致睑缘溃烂，红肿热痛，眵多流泪畏光伴头痛、咳嗽咽痛等症，常见于急性睑腺炎、病毒性睑皮炎、睑缘炎、眼睑蜂窝组织炎、急性结膜炎、沙眼、急性细菌性结膜炎、病毒性结膜炎等眼病。

【方解】本方配伍特点有二，一是辛凉之中配伍少量辛温之品，既有利于透邪，又不悖辛凉之旨。二是疏散风邪与清热解毒、芳香辟秽之品相配，具有外散风热，透邪解表，兼清热毒，芳香辟秽之功，构成清疏兼顾之剂。方中重用金银花、连翘为君，既有辛凉透表，清热解毒的作用，又具芳香辟秽的功效，在透解卫分表邪的同时，兼顾了温热病邪多挟秽浊之气的特点。薄荷、牛蒡子味辛而性凉，疏散风热，清利头目，且可解毒利咽；荆芥穗、淡豆豉辛而微温，助君药发散表邪，透热外出，此两者虽属辛温，但辛而不烈，温而不燥，与大队辛凉药配伍，可增辛散透表之力，为臣药。竹叶清上焦热，芦根清热生津，桔梗宣肺止咳，同为佐药。甘草既可调和诸药，护胃安中，又可合桔梗清利咽喉，是属佐使之用。

【加减】眼痒者，加蝉蜕、菊花以增祛风之力；眼红肿甚者，加生地黄、赤芍以增清热凉血之功。

六十一、普济消毒饮

【出处】《东垣试效方》

【组成及用量】黄芩 10g、黄连 5g、陈皮 5g、甘草 5g、玄参 10g、柴胡 10g、桔梗 10g、连翘 10g、板蓝根 10g、马勃 3g、牛蒡子 10g、薄荷 3g、僵蚕 3g、升麻 3g。

【治则】清热解毒，疏风散邪。

【主治】风热火毒所致眼红肿热痛，视力下降伴头面红肿热痛等症状，常见于眼睑皮肤炎、泪腺炎、急性细菌性结膜炎、病毒性结膜炎、眶蜂窝组织炎等眼病。

【方解】方中黄连、酒黄芩清热泻火，祛上焦头面热毒，为君药；牛蒡子、连翘、薄荷、僵蚕辛凉疏散头面，为臣药。玄参、马勃、板蓝根加强清热解毒；甘草、桔梗清利咽喉；陈皮理气散邪，为佐药。

升麻、柴胡疏散风热、引药上行，为佐使药。

【加减】眼睑红肿甚者，加金银花、生地黄以增清热凉血解毒之力；头痛甚者，加白芷、菊花以祛风止痛；若便秘者，加大黄通腑。

六十二、滋阴退翳汤

【出处】《眼科临症笔记》

【组成及用量】玄参 15g、知母 10g、生地黄 15g、麦冬 10g、刺蒺藜 10g、木贼 5g、菊花 5g、青葙子 10g、蝉蜕 5g、菟丝子 10g、甘草 5g。

【治则】滋阴退翳。

【主治】阴液不足所致的眼干涩不适，视物昏暗等症状，常见于细菌性角膜炎、病毒性角膜炎、基质性角膜炎后期等眼病。

【方解】方中玄参、知母、生地黄、麦冬滋阴养液；刺蒺藜、木贼、菊花、青葙子、蝉蜕退翳除障；菟丝子补益肝肾；甘草调和诸药。全方共奏滋阴退翳之功。

六十三、犀角地黄汤

【出处】《备急千金要方》

【组成及用量】犀角（水牛角 30g 代替）、生地黄 24g、赤芍 12g、牡丹皮 10g。

【治则】清热解毒、凉血散瘀。

【主治】热扰心神所致的眼内出血。

【方解】方中犀角（现以水牛角代）咸寒，清心、凉血、解毒，使热清血宁，为君药。生地黄清热凉血，养阴生津，既助君药清解血分热毒，又可复已伤之阴血，为臣药。赤芍、牡丹皮清热凉血、活血散瘀，既能增强凉血之力，又可防止留瘀之弊，共为佐药。本方四药相合，清热、养阴、凉血、散瘀并用，使热清血宁而无耗血动血之虑，凉血止血而无留瘀之弊。

【加减】若眼睑红肿剧痛者，加黄连、栀子、金银花、野菊花以清热解毒；若胞睑色紫暗黑，加郁金、玄参以助凉血散瘀。

六十四、新制柴连汤

【出处】《眼科纂要》

【组成及用量】柴胡 10g、黄连 5g、黄芩 10g、赤芍 10g、蔓荆子 10g、栀子 10g、龙胆草 10g、木通 10g、甘草 5g、荆芥 10g、防风 10g。

【治则】泻肝火，祛风邪，退翳膜。

【主治】肝经风热炽盛所致的眼红肿热痛，羞明流泪、瞳孔缩小等症状，常见于单纯疱疹性角膜炎、细菌性角膜炎、急性葡萄膜炎、交感性眼炎等眼病。

【方解】《眼科纂要》指出本方主治"目暴痒、暴肿、暴红、暴痛，若一二日后，畏风之甚，见风日则痛如针刺，或泪如汤下，此风而兼热也。"方中龙胆草、栀子、黄芩、黄连清肝泻热；荆芥、防风、蔓荆子祛风清热；柴胡既可辛凉祛风，又可引药入肝；赤芍凉血退红；木通利尿清热；甘草调和诸药，合之为清热为主兼以祛风退翳之方。

【加减】若见结膜混合充血甚者，加金银花、蒲公英清热解毒；头痛甚者加川芎、白芷以祛风止痛。

六十五、镇肝熄风汤

【出处】《医学衷中参西录》

【组成及用量】怀牛膝 30g、生赭石 30g、生龙骨 15g、生牡蛎 15g、生龟甲 15g、白芍 15g、玄参 10g、天冬 15g、川楝子 6g、生麦芽 6g、茵陈 6g、甘草 4.5g。

【治则】镇肝熄风，滋阴潜阳。

【主治】肝风上扰引起的斜视，口眼㖞斜。常见于麻痹性斜视、高血压性视网膜病变、眼睑痉挛、视网膜动脉阻塞、视网膜静脉阻塞等眼病。

【方解】方中怀牛膝性味苦酸而平，归肝肾经，重用以引血下行，并有补益肝肾之效，《本草经疏》谓其"走而能补，性善下行"，用为君药。又用代赭石镇肝降逆，龙骨、牡蛎、龟板、白芍益阴潜阳，镇肝熄风，共为臣药。玄参、天冬以滋阴清热，壮水涵木；肝喜条达而恶抑郁，纯用重镇之品以强制之，势必影响其条达之性，故用茵陈、川楝子、生麦芽清泄肝热，疏肝理气，以利于肝阳的平降镇潜，均为佐药。甘草调和诸药，与生麦芽相配，并能和胃调中，防止金石类药物碍胃之弊，为使药。本方配伍特点，重用镇潜诸药，配伍滋阴之品，镇潜以治其标，滋阴以治其本，标本兼顾，以治标为主。诸药成方，共奏镇肝熄风之效。

【加减】治疗麻痹性斜视可加石菖蒲 10g、丹参 10g、川芎 5g，以助通络活血；僵蚕 6g、全蝎 5g、海风藤 10g，以助祛风通络解痉；心悸健忘，失眠多梦者，加夜交藤 10g、珍珠母 20g，以镇静安神；五心烦热者，加知母 10g、黄柏 10g、地骨皮 10g，以降虚火；视网膜水肿明显者，加车前子 10g（包煎）、益母草 10g、泽兰 10g、郁金 10g，以活血利水。

第六章　临床经验

第一节　善治病种

一、中晚期青光眼

青光眼属中医瞳神疾病范畴。中医对五风内障的记载最早见于《秘传眼科龙木论》，名曰五风变内障。发病急骤、善变如风，瞳神散大，分别呈现青、绿、黑、乌、黄不同颜色，故历代中医眼科以青风、绿风等命名。本病的发病特点为双眼先后发病"便令一眼先患，然后相牵俱损。"《证治准绳》中有关于其症状及相互转化的详细论述。后代许多学者认为所谓五风是古人根据五色配五行五脏的理论推衍而来，正如《医宗金鉴·眼科心法要诀》说："瞳变黄色者，名曰黄风；变绿白色者，名曰绿风；变黑色者，名曰黑风；变乌红色者，名曰乌风；变青色者，名曰青风。"

五风内障实际是同一种疾病在不同阶段表现的不同证型：青风、乌风的证型比较缓和，绿风、黑风均属急重眼病，黄风为五风内障的后期阶段。但亦有人进行了详细归类，认为急性闭角型青光眼急性发作期相当于"绿风内障"，慢性期相当于"黑风内障"，慢性闭角型青光眼相似于"乌风内障"，开角型青光眼相似于"青风内障"，而"黄风内障"则相当于闭角型青光眼的绝对期。

中晚期青光眼是指青光眼急性期过后，通过手术、药物等眼压控制尚可或偏高，患者视野较差或者缓慢进展的青光眼阶段。中晚期不可强行区分，而是各有侧重不同。

【病因病机】

忧愁忿怒，肝郁气滞，气郁化火；或肝胆火炽，上攻于目；或脾湿生痰，痰郁化火，痰火升扰；或竭思劳神，真阴暗耗，阴虚阳亢；或肝胃虚寒，饮邪上犯；或阴虚血亏，虚火风动；或真阴暗耗，阴虚火炎等均可致气机失常，气血不和，脉络不利，目中玄府闭塞，气阴亏损，目之窍道无力以通，神水瘀积而成本病。

【临床表现】

1. 自觉眼胀痛，或无不适，视物昏朦或不睹三光。

2. 白睛丝脉粗蟠，色赤紫暗，或见抱轮微红，黑睛晦暗，可生翳如水泡，大小不等，大者常见，溃后则眼痛涩泪出。黑睛常有赤脉侵入，瞳神极度散大，展缩失灵，黄仁全周缩窄如线，变薄泛白，可有赤脉伸入其上，睛珠混浊，呈显黄色，眼底多不能窥见。如偶能窥见者，可见视乳头凹陷如杯，色变苍白。目珠仍较硬，但亦可变软萎缩而塌陷。

3. 青光眼中晚期视野标准：局限性缺损呈弓形暗点、颞侧视岛、管状视野、向心性缩小；弥漫性缺损：平均视敏度较正常标准值降低 10dB 及以上。

【辨证分型】

1. 脾虚湿泛证

证候：视物昏朦，头重眼胀，过用目力可出现视物模糊，视野缩小，胸闷泛恶，纳食不馨，少气懒言，口腻口甜，大便溏薄，舌质淡，边有齿痕，苔白腻，脉滑。

病机分析：素体脾虚或忧思伤脾，运化失健，消化迟缓，输布精微乏力，湿浊内生，阻遏气机，神水运行失畅，则视物昏朦，头重眼胀；水湿内停，气机不利，胃失和降，则胸闷泛恶，纳食不馨，口腻口甜；湿浊困脾，中气不足则少气懒言；水湿不化，流注肠中，则大便溏薄；舌质淡，边有齿痕，苔白腻，脉滑为脾虚湿泛之征。

方药：参苓白术散（《和剂局方》）加减。人参、白术、茯苓、白扁豆、薏苡仁、山药、莲子肉、炙甘草、砂仁、桔梗。眼珠胀痛，舌苔白滑者，可加车前子、桂枝利水渗湿，温阳通络；纳食不馨者，加炒麦芽。

2. 肝肾阴虚证

证候：视物不清，视野日渐缩窄，伴有头晕耳鸣，腰膝酸软，口燥咽干，舌淡苔少，脉细无力。

病机分析：病程迁延或年老体弱，肝肾不足，则视物不清，视野日渐缩窄；肝肾阴虚，水不涵木，则头晕耳鸣；精不上乘，则口干咽燥；舌淡苔少，脉细无力为肝肾不足之征。

治法：补益肝肾。

方药：明目地黄丸（《审视瑶函》）加减。熟地黄、生地黄、怀山药、山萸肉、泽泻、茯神、牡丹皮、柴胡、当归、五味子。目珠隐痛者，加怀牛膝、鸡血藤活血祛瘀，引血下行；视物昏朦者，加麝香、冰片、石菖蒲通络开窍；精血亏少者，可加何首乌、菟丝子益精养血。

3. 气血两虚证

证候：视物昏朦，视野缩小，伴有面色萎黄，神疲乏力，少气懒言，动辄汗出，食少便溏，舌淡苔白，脉细。

病机分析：青光眼术后或病程日久，气血亏耗，目失濡养，则视物昏朦，视野缩小；气血虚弱，不能上荣于面舌，卫表不固，运化乏力，则见面色萎黄，少气懒言，动辄汗出，食少便溏，舌淡苔白，脉细。

治法：益气养血。

方药：八珍汤（《正体类要》）加减。当归、川芎、白芍药、熟地黄、人参、白术、茯苓、炙甘草。大便溏薄，可加怀山药健脾益气；目珠胀痛者，可加郁金、枳壳理气化瘀。

4. 气阴双亏，目窍不通证

证候：病程迁延日久，视物昏朦，睛珠无明显胀痛，视野窄小，严重影响生活，肝肾阴阳失调，肝脾气机瘀滞，痰浊内生，皆可引起气血失和，目窍不利，神水瘀积而发生本病。病缓，多虚中夹实或虚证，以气血失和，阴阳失调，肝肾亏虚为主。

病机分析：青光眼多见于中老年，内外合因，致气阴双亏；或暴怒伤肝，肝气郁结，肝风内动，耗伤气阴，或肝郁气滞，玄府郁闭，水道不通，络脉幽微，易发生郁阻滞涩，脉道空虚，日久目失濡养，又或脾虚气陷，清阳不升，同样可致目窍不通，目失所养而神光暗淡。

治法：益气养阴，开窍明目。

方药: 益气养阴明目汤 (自拟方)。黄精、五味子、枸杞、麦冬、当归、党参、知母、石菖蒲等。方中黄精味甘, 性平, 归脾、肺、肾经, 为君药, 具养阴润肺, 补脾益气, 滋肾填精之功。五味子、石菖蒲、枸杞子三药共为臣药, 协助君药补助正气, 兼能开窍明目。当归养血和营, 知母清降虚火, 党参益气, 麦冬养阴, 增强益气养阴之功, 共为佐使。

【其他治法】

1.针刺治疗, 以取足阳明胃经、足太阴脾经、足厥阴肝经、足少阳胆经、足少阴肾经、足太阳膀胱经及督脉经穴为主, 分清虚证、实证, 主要适应证为眼压已经控制在目标眼压的患者。

主穴: 风池、晴明或上晴明、承泣、太阳、百会、印堂。

配穴: 实证: 行间、大敦、光明、太冲。

   虚证: 肝俞、肾俞、三阴交、足三里。

2.中药离子导入, 主要适用于青光眼眼压控制后的视神经保护治疗, 可根据病情选择复方血栓通注射液, 维生素 B_1、B_{12} 等, 采用电离子导入, 每日 1 次, 10 天为 1 疗程, 可达到活血化瘀、营养神经的作用。

3.中药注射剂静脉点滴, 川芎嗪注射液, 葛根素注射液, 丹参注射液, 血栓通注射液, 参麦注射液等。

4.局部穴位注射, 主要选用复方樟柳碱、神经生长因子、维生素 B_{12} 等药物, 在太阳穴、球后穴注射, 每日 1 次或隔日 1 次, 10 天为 1 疗程。

【预防与调护】

1.畅情志, 避免恼怒、过度忧思。

2.应积极治疗, 定期观察和检查视力、眼压、眼底、视野等情况。

3.注意休息, 避免情绪激动, 不宜熬夜。

4.饮食宜清淡易消化、多吃蔬菜、水果, 忌烟酒、浓茶、咖啡、辛辣等刺激性食品。保持大便通畅。不可一次性饮水过多, 每次饮水不宜超过 250ml, 间隔 1~2 小时再次饮用。

【典型案例】

医案一:

张某，男，54 岁，初诊日期：2017 年 7 月 25 日。

主诉：双眼视物模糊 7 月余。

患者于外院诊为"慢性闭角型青光眼（双）"，目前用药噻吗心胺滴眼液双眼 Bid，自觉视物模糊仍加重。纳可，眠差，二便调，既往无慢性疾病史，为求中医治疗特来求诊。舌质暗红，苔黄腻，脉弦细。

眼部检查：右眼视力：0.5，左眼视力：0.06，双眼矫正无助。眼压：右眼 11.7mmHg，左眼 10.0mmHg，双眼前房浅，周边虹膜膨隆，晶体皮质轻度混浊，眼底：视乳头黄白，边界消失，网膜在位，黄斑区中心反光（-）。2017 年 7 月 11 日查视野：10°以内管状视野。

诊断：慢性闭角型青光眼（双），视神经萎缩（青光眼性，双）

方药：黄精 30g、当归 12g、知母 15g、葛根 30g、麦冬 15g、枸杞 15g、石菖蒲 6g、女贞子 12g、玄参 15g、白芷 15g、细辛 3g、陈皮 6g、五味子 6g、茯苓 15g、生地 15g，400ml 水煎服，日一剂，分早晚两次温服。

复诊：2017 年 8 月 22 日。患者视物较前清晰，睡眠改善。

眼部检查：视力：右眼 0.5，矫正 0.6，左眼 0.25，矫正 0.4，眼压：右眼 17.0mmHg，左眼 12.3mmHg

治法：前方改知母 30g，加川芎 10g，去玄参、细辛。400ml 水煎服，日一剂，分早晚两次温服。

按：气阴两虚是中晚期青光眼的根本病机，所以临床治疗应以益气养阴为主。益气主要是补脾胃之气。脾主运化水谷，为后天之本，是精、气、血、津液生化之源；脾又主升清，能将以上精微物质上输于目而使目得滋养。正如李东垣《兰室秘藏》所言"夫五脏六腑之精气，皆禀受于脾，上贯于目。脾者诸阴之首也，目者血脉之综也，故脾虚则五脏六腑皆失所司，不能归明于目矣。"故方中用黄精、党参健脾益气，使气血生化有源，五脏六腑之精气皆上注目而为之精，精气充足则目明能视。养阴主要是滋肝肾之阴。虽然五脏六腑之精气皆上著于目，但目为肝之外窍，尤以肝血的濡养为要，故"肝受血而能视"，肝阴血亏虚则目失所养。肾者，藏真阴而寓真阳，肾阴为阴气之本。目之能视，有赖于五脏六腑精气的濡养，其中与肾所藏脏腑之精气充足与否，关系最为密切。故肾精不足，则目暗不明。又肝肾同源，肝藏血，肾藏精，二者互相涵养补充，精血旺盛，目得精血之养，才能视觉敏锐。方中黄精、当归、枸杞、五味子等滋补肝肾之阴。结合本病的根本病机，益气养阴是治疗本病的关键所在，也是本方的组方亮点所在。

患者坚持服药2月余，双眼视力矫正0.6，左眼视野较前亦有改善。嘱患者坚持治疗，随访半年，病情稳定。

医案二：

喻某某，男，78岁，某高校退休教师，2003年在北京同仁医院诊为"正常眼压型青光眼"，先后点阿法根、贝特舒、派立明、苏为坦等，但是眼压控制不理想（具体见表1），达不到目标眼压，视力、视野仍在恶化。2008年2月27日开始来我院中西医结合治疗，在原来用派立明、适利达的基础上，同时服用益阴明目合剂，临床观察3年余，右眼平均眼压由中西医结合治疗前的14.1mmHg降为11.2mmHg，左眼由14.1mmHg降为11.3mmHg，3年来一直维持在该水平，视力稳定，视野也有明显改善，因右眼视力差，视野未能检测，左眼MD、PSD分别由-28.20dB、5.71dB（2008年8月13日）提高到-14.25dB、12.53dB（2009年11月18日）。患者非常满意，现仍坚持半月复诊一次。

表1：2003年~2008年中西医结合治疗前的平均眼压情况

	右眼（mmHg）	左眼（mmHg）
2003年~2005年	16.25	16.26
2005年~2007年	14.2	14.25
2007年~2008年	12.8	12.69

结语：本合剂中五味子和当归具有降低眼压的作用。多数本草学及教科书皆谓五味子入肺、心、肾经，殊不知该药还能入肝经，有缩瞳之功，能治瞳仁散大。五味子缩瞳功效，古籍载录甚少，仅《用药法象》指出"五味子……收耗散之气、瞳孔散大。"近代医家张

锡纯在《医学衷中参西录》中才明确阐述了缩瞳的机理，他说"其至酸之味，又善入肝，肝开窍于目，故五味子能敛瞳子散大。"现代理论认为，五味子通过缩小瞳孔，牵拉房角小梁网，增加房水流出易度，从而能达到降低眼压的目的。另外，有日本学者报道当归水溶液的浓缩液无论是静脉还是内服给药，均能降低家兔眼压，并推论当归降眼压机制，在静脉注射时可能由于血压下降使房水产生受到抑制，而内服降眼压机制，可能是由于抑制中枢性的升降因子。现代研究认为，当归可能通过抑制眼压中枢及房水生成这两个途径而起到降低眼压的作用。因此认为，本合剂具有直接降低眼压的作用。

　　本患者曾前往北京同仁医院就诊，要求患者眼压控制在10mmhg左右，但患者在其他医院用了几乎所有治疗青光眼的药物，均未达到目标眼压。中西医结合治疗后眼压一直控制在11~12mmHg左右，使病人在有生之年保持了有用的视功能。

二、弱视

　　中医对本病的论述见于小儿通睛、能近怯远、胎患内障等，弱视是眼球无器质性病变，单眼或者双眼矫正视力低于同龄正常儿童的眼病。弱视为西医病名，多因在视觉发育期各种原因导致的视觉细胞的有效刺激不足，从而导致视力发育迟缓，视力低下。根据病因，临床上一般分为斜视性弱视、屈光不正性弱视、屈光参差性弱视、形觉剥夺性弱视及其他类型弱视。其中，屈光不正、屈光参差性弱视大部分归属于"能远怯近、能近怯远"，斜视性弱视归属于"小儿通睛症"，形觉剥夺性及其他类型弱视归属于"小儿青盲"。弱视严重损害儿童视力，使双眼视功能不完善，严重影响患儿生活、学习质量，对儿童的生长发育、心理健康有明显的消极影响。

　　【病因病机】

　　弱视局部病变部位在目之瞳神、目系。在内常责之于肾、脾。其病机虚实夹杂，尤以虚证或本虚标实居多，以肾虚、脾虚为本，食滞、血瘀为标。

　　1. 原发病因

　　① 正气虚损，先天肾气失充，或病后气血亏损，导致精衰，则

目中真精不足,神膏不充,瞳神失养,且精汁之清者不足以化髓充脑以滋养目系。

②饮食内伤,小儿脾常不足,饮食不节,饮食偏嗜,均可造成脾胃功能失调。脾胃不和,日久则脾胃虚弱,运化功能失常,营养不易吸收,气血生化乏源,而且小儿生长发育迅速,对水谷精微的需求更为迫切,气血乏源,目中真精失养,视物不明。

2. 继发病因

① 食滞,小儿脾常不足,稍有饮食失调则易影响脾胃的正常运纳升降功能,而导致食滞。饮食内停不能化生水谷精微奉养周身,水谷不化而妨碍脾胃正常运行,日久导致脾胃虚损诱发或加重本病。

②瘀血,小儿久病失养,或饮食失调致元气不足。血不能自行,必赖气的推动,气虚不能推动血液的正常运行,导致血行减慢凝滞不畅,形成瘀血加重弱视。

弱视是与视觉发育成熟有关的视觉紊乱,发生在视觉尚未发育成熟的幼儿期,出生到3岁是视觉发育的关键时期,6岁以前是视觉发育的最快的时期,这两个时期在遭受异常环境刺激时视觉最易产生损害,8岁以上儿童视觉发育已近成熟,能抵制诱发弱视的因素,不会发生弱视。轻度弱视以脾虚夹滞多见,中度、重度弱视以脾肾亏损多见,青少年久治不愈弱视以脾肾亏损和气虚血瘀多见。病势变化多由实致虚、由虚致瘀。病机转化特点:脾虚夹滞→脾肾两虚→气虚血瘀。

【临床表现】

1. 自觉症状,视物昏朦。因患儿年幼不能自述,多因目偏斜或者患儿上学后查体发现。

2. 眼科检查,矫正视力3岁以下儿童低于0.5;4~5岁儿童低于0.6;6~7岁儿童低于0.7;或者8岁以上儿童视力低于0.8;或者双眼视力相差2行以上;或者伴有目偏视;或者在婴幼儿时期患屈光间质混浊、上睑下垂遮盖瞳孔等病史。视力检查中,对单个字体的辨认能力比对同样大小排列成行字体的辨认能力高(拥挤现象),对比敏感度降低,立体式功能障碍。眼底检查常有异常固视。

【辨证分型】

1.肝肾不足证

症候：胎患内障术后或先天远视、近视等导致视物不清；或兼见小儿夜惊，遗尿；头晕耳鸣，腰酸乏力；舌质淡，脉弱。

病机分析：肝藏血，肝受血而能视；肾主水，受五脏六腑之精而藏之。肝虚血少，肾水不足，不能涵养瞳神，故视物昏朦。泪乃肝之液，肝血虚不能化生泪液，肾水不足不能涵养眼目，目失泪液之润养，故干涩不爽。精血不足，不能上充于脑，故头晕。腰为肾之府，肾虚则腰酸乏力。肾开窍于耳，肾水不足则有耳鸣。肾虚则心肾不交，故健忘，失眠多梦。舌质淡红，苔薄白，脉弦细或弱，均是肝肾不足之象。

治法：补益肝肾，滋阴养血。

方药：四物五子汤（《审视瑶函》）加减。川芎、五味子、白芍、丹参、当归、茺蔚子、枸杞、菟丝子、熟地黄、覆盆子、党参。偏肾阳虚者，加山萸肉、补骨脂、仙灵脾以温补肾阳；肝肾阴虚明显者，加楮实子、桑葚以滋补肝肾；伴脾胃虚弱者，加白术、党参健脾益气。

2.气血亏损证

证候：视物昏朦，目若忽无所见，或者眼位偏斜，头晕，神疲乏力，少气懒言，食纳不佳，面色淡白，舌质淡嫩，苔薄白或者无苔，脉沉细弱。

病机分析：眼睛依赖营血的润养，气的温煦。气虚不足以上贯五轮，则目中真气虚少，无力往来于经络之中，不能温煦润养眼部组织，以及运行目中精、血、津液，血虚水少，致水不养膏，膏亦不养护瞳神，故气血亏损则视物昏朦，目若忽无所见，眼位偏斜。气虚清阳不展，血虚脑失所养，故头晕。心主血脉，其华在面，血虚则面色淡白。气虚则神疲乏力，少气懒言，食纳不佳。舌质淡嫩，苔薄白或无苔，脉沉细弱均为气血亏损所致。

治法：补益气血

方药：八珍汤（《正体类要》）加减。川芎、白芍、白术、当归、远志、石菖蒲、炙甘草、黄芪、葛根、熟地黄、党参。兼血瘀者加赤芍、丹参、桃仁、红花。

3. 脾胃虚弱证

症候：视物不清，或胞睑下垂；或兼见小儿偏食，面色萎黄无华，消瘦，神疲乏力，食欲不振，食后脘腹胀满、便溏；舌淡嫩，苔薄白，脉缓弱。

病机分析：脾胃为后天之本，主运化水谷和输布精微，为气血生化之源，小儿生长发育迅速，对水谷精微的需求更为迫切。脾胃虚弱使脏腑精气不足以上养目窍，致视物不清；胞睑内属于脾，脾胃虚弱气血生化不足，胞睑筋肉失于气血润养，则无力提睑，以致胞睑下垂，或举睑无力。脾胃运化失职，不行津液，水湿停滞，故胞睑浮肿。脾胃虚弱，气血来源不足，故面色萎黄无华，神倦乏力，肌肉消瘦。脾胃虚弱，运化无权，水谷不化，清浊不分，故便溏。脾阳不振，运化失常，故食欲不振，食后脘腹胀满。舌淡嫩边有齿痕，苔薄白，脉缓弱乃脾胃虚弱之象。

治法：健脾益气，渗湿和胃。

方药：参苓白术散（《太平惠民和剂局方》）加减。山药、白茯苓、白术、甘草、白扁豆、砂仁、桔梗、党参、莲子肉、薏苡仁。兼食滞者加山楂、麦芽、神曲、谷芽、鸡内金。

4. 气虚血瘀证

证候：视物不见，目偏视，眦部、胞睑色青紫或污暗，面色萎白，倦怠乏力，言语轻微，自汗，舌淡，脉虚无力，小便频数。

病机分析：气为血帅，血不能自行，血的运行主要依赖于气的温煦及推动作用。气虚不能推动血液的正常运行，致血行减慢凝滞不畅，形成瘀血。气虚目中真气虚少，无力往来于经络之中，不能温煦润养眼部组织，以及运行目中血液，致血行减慢凝滞不畅，故视物不明，目偏视。瘀血阻滞于眦部、胞睑，故见眦部、胞睑色青紫或污暗。气虚卫表不固而汗出，气虚不能固摄小便则小便频频。面色萎白，言语轻微，倦怠乏力，舌淡，脉虚无力均为气虚之象。

治法：补气，活血，通络。

方药：补阳还五汤（《医林改错》）加减。川芎、当归、赤芍、地龙、黄芪、桃仁、红花、党参。

【其他治法】

1. 耳穴压豆：取穴：神门、目 1、目 2、眼、肝、脾、胃、肾、心、内分泌等，每次根据患者具体情况，选取 6~8 个穴位，每次压一侧耳穴，两耳交替选穴，一周 1~2 次，10 次为一疗程。

2. 穴位贴敷：取穴：太阳（双侧）、翳明（双侧）、大椎、光明（双）、三阴交（双）、印堂等，每次选穴 3~5 个，贴服时间 2~3 小时，一周 1~2 次，10 次为一疗程。注：如果有皮肤发红、痒、水肿者应及时停止贴服，用大量清水冲洗干净局部皮肤。

3. 针刺疗法：眼周取穴：睛明、承泣、攒竹、球后等，头部及四肢取穴：百会、四神聪、风池、合谷、光明、内关、三阴交、太溪、足三里等，肝肾不足者配肝俞、肾俞、复溜；脾胃虚弱者配关元、天枢、中脘、气海，每日一次，每周治疗 5 次，休息 2 天，十次为一疗程。

4. 严格散瞳验光配镜，矫正屈光不正。

5. 适当的弱视训练，伴有斜视者，及时选择时机进行手术矫正斜视。

【预防与调护】

1. 儿童应在 3 岁左右及时进行眼科检查，早期发现、及时治疗十分重要，年龄越小治疗效果越好。

2. 弱视治疗需要较长时间，坚持正确的治疗多能恢复正常视功能，因此应建立良好的医患合作关系。

【衣元良名老中医治疗弱视临床经验介绍】

衣元良为山东省中医院已故眼科名医，王教授师从衣元良，衣元良根据弱视的发病原因，总结数十年的临床经验，抓住了屈光不正中远视之主要致病因素。远视属中医学"能远怯近症"范畴，多因肾阴不足，肝肾俱虚所致。衣老在弱视治疗中采用了滋补肝肾，益气养阴，平肝明目的基本治疗原则。经多年临床筛选出了对小儿弱视有效的药物，拟方为"视明饮"，主要药物组成：地黄、白芍、枸杞子、山药、女贞子、薏苡仁、桑葚子、黄精、党参、石决明等组成，治疗时灵活化裁。后经王老师进一步继承、挖掘、发展为"

视明宝颗粒"，大大方便了患儿的服用。全身望诊如若见午后颧红而伴夜热盗汗，舌色鲜红无苔者多为阴虚火旺，常加知母配黄柏滋阴以降虚火；若食欲不振见胞睑浮肿，苔厚腻者多伴脾虚湿浊上泛，常加茯苓、白术、车前子，健脾利湿升清降浊；若见胞睑特别是内眦部色青紫者为伴气血瘀滞，常加川芎、红花配合养血活血；若见两眦淡白，舌质淡者多为气血亏虚，常加重党参、黄精、当归等；若见面色不华，伴少气乏力、心悸、自汗、多梦易惊多为心气虚，加炒枣仁、茯神、远志、浮小麦；若腹胀、食少纳呆，苔剥蚀或无苔，多为脾胃不和，常加枳壳、焦三仙配合陈皮健脾理气。在眼局部症状方面，见眼珠偏斜者多为肝肾阴虚，肝阳偏亢，常重用石决明；伴眼珠震颤者，多为阴血不足，风火内生，常加阿胶、天麻养血息风；若远视度数较大，视力低下者，常为阴亏较甚，加用五味子、山萸肉敛阴生津；若服药时间较久而视力不提高或提高不明显者，多属肝肾阴阳俱虚，因小儿肾阳虚的全身症状往往不明显，故滋补肝肾，补益气血药治疗视力不提高时，衣氏常加覆盆子、何首乌、巴戟天、沙苑子等阴阳双补药而能收到一定疗效；近视性弱视者常加黑芝麻、石菖蒲。

医案一：某男 6 岁，患儿自幼双眼视力较差。家长发现患儿自幼双眼视力较差，认为长大后可自然好转而没有及时治疗，半年前在当地医院验光后诊为"先天性眼球震颤、屈光不正、弱视"，给予戴镜治疗，配镜后视力略有提高，现患儿烦躁、睡眠较少，要求配合中药治疗。

眼部检查：视力：右眼 0.4，矫正视力：+5.00DS+1.75DC/75=0.6，左眼 0.3，矫正视力：+6.00DS+1.25DC/90=0.3，左眼内斜约 10°，双眼水平震颤，运动尚可，屈光间质清；眼底：均为中心旁注视；舌淡，苔薄白，脉沉细弦。

中医诊断：辘轳转关、视瞻昏渺（双），小儿通睛（左）；西医诊断：先天性眼球震颤、屈光不正、弱视（双），共同性内斜视（左）。证属先天禀赋不足，肝肾亏虚，肝风内动，目失濡养。治以滋补肝肾，益气养血，平肝熄风，益心安神。

方药：视明饮加减。生地黄 15g、菊花 10g、白芍 10g、枸杞子 12g、菟丝子 12g、党参 12g、石决明 20g、龙牡各 20g、远志 6g、黄柏 10g、当归 6g、生黄芪 15g、陈皮 6g。400ml 水煎服，日一剂，分早晚两次温服。

服药 1 个月后，睡眠好转，复查视力右眼 0.4，左眼 0.5，前方去黄柏、远志，加五味子 12g、茺蔚子 10g 继服。又服药 1 个月后，眼球震颤次数明显减少，有时盗汗，前方去龙牡，加地骨皮 10g、浮小麦 30g、山萸肉 6g。服药半月后盗汗消失，上方去地骨皮、浮小麦，加黄精 12g、麦冬 12g 继服，后一直坚持服药 10 个月复查，视力右眼 1.0，左眼 0.8。停药 1 年后复查双眼视力稳定于停药前，仍遗留轻微眼球震颤。

按语：此类弱视包括在其他类型弱视中，发病机制目前不十分清楚，有人认为与新生儿视网膜或视路出血影响视功能的正常发育有关。此类弱视可归属于中医"视瞻昏渺"范畴，属先天禀赋不足，肝肾亏虚，因有先天性眼球震颤，方中加了石决明、龙骨、牡蛎平肝熄风，远志、当归益心安神。

医案二：张某，男，8 岁，山东省济宁市，初诊日期：2017 年 5 月 30 日

主诉：双眼视物模糊 2 月余。

2 月前患儿自诉上学看黑板不清晰，家长随于当地医院就诊，诊断为"双眼弱视"。配镜后视力提高不佳。为求中西医结合治疗，特来求诊。

眼部检查：右眼视力：0.4，矫正 0.8，左眼视力：0.15，矫正 0.8。在当地阿托品眼用凝胶散瞳验光：右眼：+4.75DS+0.75DC/72，左眼：+4.25DS+0.75DC/98。双眼眼位正，屈光间质清，眼底未见异常。患儿形体消瘦，面色微黄，纳差，眠可，大小便调，舌质偏红，苔薄白，脉细数。

中医诊断：能近怯远（双）；西医诊断：屈光不正（双），弱视（双）。

证候：肾阴不足，气血虚弱。

治法：滋补肝肾，健脾益气。

方药：生地黄 15g、赤芍 15g、山萸肉 10g、山药 10g、枸杞15g、茯苓 15g、黄柏 10g、玄参 10g、陈皮 6g、焦山楂 10g、麦冬15g，14 剂 400ml 水煎服，日一剂，分早晚两次温服。

二诊：2017 年 7 月 4 日。患儿服药一个月后复查，面色较前红润，食欲较前改善。

眼部检查：右眼视力：0.6，矫正 1.0-，左眼视力：0.6，矫正 1.0，眼部检查大致同前。舌红，苔薄，脉细数。

方药：前方去黄柏，赤芍改白芍 15g，加党参 10g、菟丝子 10g。适量温水冲服，早晚两次服用 14 剂，嘱其坚持服药一个月，半年后复查。

按语：祖国医学认为，视觉的发育不仅取决于目本身，同时与"神识"密切相关，即所谓的"内因神识，故有所见"。而神识取决于大脑，脑为髓海，目系上属于脑，为脑的延续部分。如《医林改错》所说"两目即脑汁所生，两目系如线，长于脑，所见之物归于脑"。肾藏精生髓，脑为髓之海，肾精充足，则髓海丰满，神识清晰，目才有所见。而"十二经脉三百六十五络，其血气皆上于面而走空窍，其精阳气上走于目而为之睛"。因此，肾之强弱，气血的盛衰，与目的视觉功能密切相关。肾精充足，髓海丰满，气血上达，则目视精明。临床实践所见，由于先天禀赋不足，肾精（气）亏虚，所致视觉异常者并不少见，如《灵枢·海论》所说："髓海不足，目无所见"。只有肾精充足，髓海丰满，才能辨析万物，视觉敏锐。针对上述理论，结合祖国医学和现代医学对弱视发病机理的认识，我们以滋补肝肾，益精养血，健脾益气为治疗原则。患者为双眼远视性弱视，坚持服药约 3 月余，半年后复查，双眼视力 1.0，远视度数亦较前减轻。

医案三：屈光参差性弱视，张某某，男，7 岁。

主诉：发现患儿左眼视力欠佳 2 年余。

2 年前家长发现患儿左眼视力欠佳，在外院验光诊为"屈光不正、弱视"，矫正视力不佳，戴眼镜后视力进展缓慢，要求中药治疗。

眼部检查：视力：右眼 0.8，左眼 0.25，近视力：右眼 1.2，左眼 0.6，矫正视力：右 +0.75DS+0.5DC/100=1.0，左 -1.00DS+3.75DC/180=0.5。

双眼正位,屈光间质清晰,眼底:右眼为中心注视,左眼为中心旁注视。立体视觉,颜氏图 =60″,双眼中心抑制暗点均为 10°。P-VEP:右眼 P2、N2 波潜伏期略延迟,左眼 P2、N2 波潜伏期明显延迟。提示 P-VEP 右眼轻度异常,左眼中度异常。舌淡苔薄白,脉沉细。

中医诊断:能近怯远(右);视瞻昏渺(左)

证型:肾精虚少,气血亏虚

治法:滋补肝肾,补益气血。

方药:视明饮加减:生地黄 15g、党参 12g、白芍 6g、山药 15g、女贞子 12g、桑葚子 10g、枸杞子 12g、黄精 12g、苁蓉 15g、陈皮 15g、车前子 15g。400ml 水煎服,日一剂,分早晚两次温服。

配合遮盖右眼。

二诊:服上方 1 月后,复诊食欲欠佳,余无任何不适。检查视力:右眼 1.5,左眼 0.8,舌脉同前。上方加黄芪 15g、焦三仙各 10g、麦冬 12g 继服。

三诊:又服上方 1 月后,视力右眼 1.5,左眼 1.0,左眼为中心旁注视 3°,余同前。又服上方 2 月后,停药定期观察。

四诊:停药 2 年后复查,视力右眼 1.2,左眼 1.0,立体视觉,颜氏图 =60″ 中心抑制暗点右眼消失,左眼为 5°,复查 P-VEP:双眼 P2、N2 波潜伏期均正常,双侧各波幅对称,提示双眼大致正常。

按:先天之精是目发生和发展的物质基础,也是抵抗不良因素影响,保证视觉正常发育的根本。现代医学中形成弱视主要原因的屈光参差、屈光不正和斜视等都与先天禀赋不足有关。后天之精匮乏则精微物质不能上达于目而影响眼视瞻功能的发挥。由于人生之后,目形虽俱,神却未全,此时尚不具备完善的视觉功能,必须随着人体的发育,不断接受后天之精的滋养。与机体的其他组织器官相比,眼的发育和成熟要早得多,这就要求更加充足的精微物质,而精微物质则完全来源于后天的补给,这意味着眼的发育极易受到后天因素的影响。五脏为后天之精化生和储藏的场所,《审视瑶函》云:"眼乃五脏六腑之精上注于目而为光明"。因此,只有脏腑功能正常,化生有源,精有所藏,眼才能源源不断地得到精微物质的滋养,形成形神兼备的眼睛。对此，《灵枢·大惑论》做了更加全面的论述："五脏六腑之精气皆上注于目而为之精，精之案为眼，骨之精为瞳子，筋之精为黑眼，血之精为络，其案气之精为白眼，肌肉之精为约束"。可以看出，眼在形成发育过程中对后天之精的依赖作用。同时，来源于不同脏腑的精微物质的缺乏可以不同的方式影响视觉的发育。

屈光参差性弱视容易反复，一定嘱患者定期复查，视力正常后亦应坚持服药，巩固疗效。

医案四：屈光不正性弱视

赵某，男，6岁。

主诉：家长发现患儿低头视物10月余。

10月前家长发现患儿低头视物，曾在外院诊为"屈光不正，弱视"先后行后像加遮盖、戴镜治疗后视力稍有提高，要求配合中药治疗。

眼部检查：视力：右眼0.1，左眼0.1，矫正视力：右+5..00DS+1.25DC/90=0.5，左+5.75DS+1.00DC/90=0.4。左眼外斜约5°，屈光间质清晰，眼底：双眼黄斑中心反射不见。立体视觉小于800°，双眼中心抑制暗点均为5°，P-VEP：双眼P2波潜伏期延迟，提示P-VEP双眼中度异常。舌赤苔薄白，脉细数。

中医诊断：能远怯近（双）；视瞻昏渺（双）；目偏视（左）

证型：肝肾亏虚，气血不足，目失濡养

治法：滋补肝肾，补益气血。

方药：视明饮加减：生地黄15g、党参12g、白芍6g、山药15g、女贞子12g、桑葚子10g、枸杞子12g、黄精12g、菊花10g、陈皮15g、石决明20g。400ml水煎服，日一剂，分早晚两次温服。

二诊：服上方1月后，无任何不适，自觉视物较前清晰。检查视力：右眼0.4，左眼0.4，舌脉同前。上方去石决明，加黄芪15g、山药15g继服。

三诊：又服上方3月后，视物明显清晰，近期感冒咳嗽，少量白痰，舌红苔白，脉沉细。视力右眼1.0，左眼0.8，更方生地黄15g、党参12g、山药15g、肉苁蓉10g、沙苑子15g、桔梗10g、生黄芪20g、远志6g、益智仁10g、陈皮6g。水煎服，每日1剂。

四诊：又服上方月余，视力已达正常。检查视力右眼 1.5，左眼 1.2，双眼黄斑中心反射出现，立体视觉 =800°，中心抑制暗点右眼 1°，左眼为 5°。停药观察。

按语：《秘传眼科龙木论》曰："眼虽属五脏，而五脏之中肾最为贵……肾气衰则五脏皆病，攻于眼目之病，其系首重。"眼睛视物虽然与五脏六腑有关，但主要靠肾的精气上承。肾精的盛衰关系到眼的形成发育与衰退。肝肾同源，肾为藏精之所，肝为藏血之脏，肝血要靠肾精的涵养，肾精有赖肝血的补充，目得精血之养，才能视觉敏锐。故《仁斋直指方·眼目》说："肝肾之气充则精彩光明，肝肾之气乏，则昏蒙晕眩。"故方中多为滋补肝肾，益气养血之药。

三、视网膜静脉阻塞

视网膜静脉阻塞中医称之为"络损暴盲"，本病发病急骤，一眼或双眼视力迅速下降，甚至视物不见，而眼球外观端好，不红不肿，瞳神内亦无任何气色可察。是最常见的视网膜血管病，也是致盲眼病之一。多见于中老年人，单眼发病，偶见于双眼，多伴有高血压、动脉硬化、糖尿病等全身性疾病。临床根据荧光素钠眼底血管造影分为缺血型和非缺血型，根据阻塞部位不同分为视网膜中央静脉阻塞、视网膜分支静脉阻塞及视网膜半侧静脉阻塞。

【病因病机】

《素问·百病始生》曰："阳络伤则血外溢，血外溢则衄血，阴络伤则血内溢，血内溢则后血。"《银海指南·贤经主病》提出其病可因"属相火上浮，水不能制"的见解。目窍至高，当属阳络，七情过极动火，情志所伤；肝气郁结，气滞目久，血流滞涩；或劳伤竭视，过用目力，心阴暗耗，心火上炎，火灼伤阴；或因久病气虚，不能摄血，均可致血溢络外。

1. 肝阳上亢：忽怒暴悖，恣酒嗜辛，好燥腻，久患热病痰火，阴津不足，肝阳化火，上冲头目。

2. 阴虚阳亢：色欲过度，悲伤哭泣，肾阴不足，瞳神失于涵养，阴虚火动，损伤血络。神离，伤于神者，因思虑太过，用心罔极，忧伤过甚，惊恐无措。

3.气滞血瘀：离经之血即为瘀血，瘀血阻络，使瘀阻加重，引发新出血。

4.痰浊内阻：血不利则化为水，水湿停留，聚而成痰，痰瘀互结加重病情，壅滞血脉，上蒙清窍。

5.七情刺激：喜伤心、悲伤肺、怒伤肝、恐伤肾、忧思伤脾等，脏腑功能一旦有伤，导致气血不和，经络阻滞，诱发本病。

6.劳倦过度：劳瞻竭视，嗜好烟酒，恣食肥甘，外感热邪，房事不节，撞击伤目。

【临床表现】

1.自觉症状：突然无痛性盲而不见或视物昏朦。单眼，多发生于中老年。若为分支静脉阻塞，则多表现为与阻塞静脉分布的视网膜区域相应的视野缺损。出血未波及黄斑区则中心视力较少受到影响。常伴有动脉硬化、高血压、糖尿病、高血脂、血管炎、肾炎等全身疾病。

2.眼部检查：视网膜中央静脉阻塞者视网膜静脉高度迂曲扩张，色暗红，断续、起伏于出血斑和水肿的视网膜中，动脉细，出血以视乳头为中心，视网膜静脉呈放射状、火焰状及不规则分布的视网膜神经纤维层的广泛性出血。出血斑从视乳头一直延续至视网膜周边部，或夹有棉絮状斑，较大血管破裂所致的出血，可形成视网膜前出血或进入玻璃体内；视乳头水肿、出血、边界模糊，甚至被出血斑遮盖。

视网膜分支静脉阻塞者视网膜出血、水肿、渗出及静脉迂曲扩张局限于阻塞静脉分布区内。视网膜半侧静脉阻塞者占整个眼底1/2~2/3，视神经乳头出现与阻塞部位一致性的区域性水肿混浊、出血。

3.实验室检查

眼底荧光血管造影根据荧光遮蔽、荧光素渗漏、血管无灌注区面积将静脉阻塞分为缺血型和非缺血型，对本病的诊断、治疗、预后有重要的指导意义。

光学相干断层扫描（OCT）对本病有重要的诊断意义。

视野检查：根据视网膜静脉阻塞的程度不同，可出现严重程度不同的视野或出现局限性扇形视野缺损。

视网膜电图、眼电图对本病有一定的临床意义。

【辨证分型】

1. 肝郁气滞证

证候：视力突然下降，眼底可见以视乳头为中心或者沿一支血管呈放射状出血，静脉迂曲扩张、出血为鲜红，时间长则有黄白渗出，兼有情志不舒，精神抑郁，胸胁腹痛或胸闷，烦躁易怒，食少，善太息，口苦面红，头晕目眩，妇女月经不调小腹痛，苔白，舌质紫暗，脉涩或弦数。

辨证分析：肝性喜条达而主疏泄，调畅气机，推动气血津液之运行。思虑太过，情志不畅，肝郁气滞，肝脉布胸胁，故胸胁胀满不适，善太息，胃失和降，故不思饮食；肝郁气结，气郁化火而上逆，故口苦，头晕目眩，视物不清；肝气郁结，气血不畅，冲任失调，妇女月经不调，或暴怒伤肝，肝气上逆，血随气上壅于目窍，故目中脉络瘀阻。目内气血不畅，郁于眼底则见视乳头水肿，静脉高度迂曲扩张，血不循经，溢于脉外，故见视网膜出血，舌质紫黯，脉涩或弦数。

治法：疏肝理气，祛瘀通络。

方药：血府逐瘀汤（《医林改错》）加减。生地黄、当归、赤芍、川芎、桃仁、红花、牛膝、桔梗、枳壳、柴胡、甘草。发病初期，眼底出血新鲜，止血为主，选用生蒲黄汤加减，出血多者加羚羊角或三七，水肿明显者加车前子、茯苓、泽泻，血压高者加石决明、夏枯草等。

2. 肝火上炎证

证候：视力急剧下降，甚至手动、光感。眼底见放射状、火焰状出血，出血鲜红或暗红，视网膜静脉高度怒张迂曲呈腊肠样改变，伴有棉絮状渗出，常波及黄斑，伴有眼胀痛，头痛耳鸣，口苦咽干，胸胁胀满，额面红赤，烦躁易怒，舌红，苔黄，脉弦数。

病机分析：肝火上攻目窍，窍道受阻，遂致昏朦；因肝火盛血壅则头痛耳鸣，颜面红赤，目珠胀痛，热伤津液则口苦咽干，眼底大片渗出；肝气横逆则两胁胀满，烦躁易怒，眼底静脉怒张呈腊肠状；肝火伤络则脉络出血，舌红，苔黄，脉数弦。

治法：清肝泻火，凉血止血。

方药：龙胆泻肝汤（《医方集解》）加减。龙胆草、黄芩、柴胡、当归、生地黄、山栀子、木通、车前子、泽泻、甘草。眼底出血多新鲜者加仙鹤草、藕节、大小蓟、侧柏叶、茜草、郁金等。龙胆草不宜久用，久用伤胃。

3. 痰浊血瘀证

证候：视力剧降，外观端好，见有眼前黑花飞舞，眼底视乳头充血，视网膜水肿，棉絮状或黄白色渗出，出血稀少，静脉迂曲扩张，黄斑水肿间有渗出。兼有素体肥胖，头重，胸闷痰多，食少口苦，舌暗红，苔黄腻，脉滑数。

病机分析：恣酒嗜燥，过食肥甘，脾失健运，聚湿生痰，痰浊瘀血互结，上壅清窍，脉络不道，清阳不升故视力骤降，头重，痰热阻滞中焦，则胸闷烦躁，食少口苦；痰郁生热，上蒸清窍则眼底静脉迂曲扩张，出血，水肿，渗出，痰黏口苦，苔黄腻，脉滑数。

治法：化痰祛瘀通络。

方药：温胆汤（《千金方》）加减。陈皮、半夏、茯苓、枳实、竹茹、甘草。出血多加侧相叶、藕节、槐花炭、荆芥炭，三七粉，瘀血重及陈旧性出血者加桃仁、红花、丹参、葛根，三菱、莪术、石菖蒲等。

4. 肝肾阴虚，肝阳上亢证

证候：视物模糊，或突然下降，眼底出血陈旧，条状，点状，血色暗红，出血逐渐吸收，原出血区及周围出现大片黄白色渗出及结晶，黄斑水肿，渗出，陈旧出血，或有色素紊乱。兼见头晕目眩，耳鸣，腰膝酸软，烦躁易怒难寐，舌红少苔，脉细数。

病机分析：肾水亏虚，不能涵木，肝阳上亢故头晕、目眩、耳鸣；腰为肾之府，肝肾阴虚，故腰膝酸软；阳盛伤阴，口干舌燥；阴虚阳亢，脉络受灼，故见眼底出血；热扰心神，烦躁易忽难寐。舌红少痰，脉细数。

治法：平肝潜阳，行气活血。

方药：天麻钩藤饮（《杂病证治新义》）加减。天麻、钩藤、石决明、郁金、牛膝、杜仲、桑寄生、夜交藤、茯神、益母草。出血不吸收加桃仁、红花、当归尾、丹参以助行血散瘀；风痰盛加胆南星、竹茹、白僵蚕清肝化痰；大便干加枳壳，大黄；肢体麻木加全蝎，地龙。

5. 气虚血瘀证

证候：视物模糊，眼底出血久不吸收，或反复出血，眼底可见出血量不多，血色淡红，视网膜静脉轻度迂曲扩张，黄斑轻度水肿，兼见面色㿠白，神疲乏力，心悸少眠，少气懒言，食少纳差，头晕目眩，动则汗出，小便失禁，舌淡苔少体胖，脉虚无力。

病机分析：血液在脉道中正常运行，须赖心气的推动，脾气的统摄。若心气不足，推动无力，则血行迟缓，瘀积凝结，生成瘀血阻塞脉道而溢于络外致目盲；脾虚不能统血，则反复出血；气虚则少气懒言；血虚则心悸怔忡，少寐，食少纳差；气虚则血虚，头晕目眩，面色苍白，气虚不能固表，则动则汗出，小便失禁，舌淡苔薄质胖，脉虚而无力。

治法：益气养血，行血散瘀。

方药：归脾汤（《济生方》）加减。人参、白术、茯苓、黄芪、远志、当归、桂圆肉、枣仁、生姜、大枣、木香、甘草。解郁行滞加柴胡、枳壳、郁金；气血虚合八珍汤并用，反复出血去桃仁、红花；水肿明显加车前子、赤小豆、白茅根、泽兰；渗出明显加牡蛎、连翘、昆布、海藻、夏枯草等；后期为了增强视力加枸杞子、女贞子、菟丝子、决明子等补肝肾药物。

【其他治法】

1. 针刺治疗：主穴承泣、太阳、鱼腰、风池、睛明，配穴肝俞、肾俞、足三里、太溪、三阴交、光明等，按补虚泻实的原则行针，10 次为一疗程。

2. 激光光凝治疗：黄斑区水肿或者荧光素钠血管造影后有大片无灌注区者可行视网膜光凝治疗。

3. 曲安奈德球后注射：伴有黄斑水肿者可行曲安奈德注射液 20g 球后注射。

4. 尿激酶球后注射：陈旧性出血、出血较多者可行尿激酶球后注射，促进出血的吸收。

5. 玻璃体切除术：如玻璃体积血经积极治疗一个月以上仍不能吸收，或经 B 超检查有机化膜形成甚或有视网膜脱离者，应考虑行玻璃体切除术。

6. 黄斑区水肿严重者：可行药物玻璃体腔药物注射，抗 VEGF 药物（雷珠单抗、康博西普、阿伯西普）或傲迪适（Ozurdex）。配合应用中药，效果更佳。

【预防与调护】

1. 保持平静的心情，尤其是出血后视力突然下降，应避免烦躁沮丧，情绪激动，以防气火上逆，引起再次出血。对出血量多者，视力恢复缓慢的患者，要给患者作好长期治疗的思想准备，配合治疗。

2. 伴玻璃体积血者，需坚持长期服药 30~90 天，1 个月出血仍不吸收，建议行玻璃体切割手术，以免发生牵拉性视网膜脱离。

3. 参加力所能及的体育活动，促进血脉流畅。忌剧烈活动。

4. 饮食清淡，多食新鲜蔬菜水果，豆类食物海带等。忌食辛辣、胡椒、牛羊肉等热性食物。

5. 保持大便通畅。

6. 患有高血压、高血脂及糖尿病等者，应同时积极治疗全身疾病。

【典型案例】

医案一：患者张某，男，48 岁，济南市长清区，首诊日期 2017 年 2 月 20 日

主诉：右眼视物模糊半年。

患者半年前在外院诊断为 CRVO（左），2017 年 2 月 11 日外院 OCT 示：左眼黄斑区神经上皮层下水肿。

眼部检查：右眼视力：1.0，左眼视力：0.1，眼压：右眼：15.7mmHg，左眼 30.3mmHg。左眼角膜透明，前房中深，瞳孔散大，直径约 5mm，对光反应 (-)，虹膜大量新生血管，眼底视乳头色淡，

血管迂曲，网膜见散在激光斑，黄斑区金箔样反光。右眼眼前节及眼底大致正常。舌绛，苔薄，脉沉细。

中医诊断：络瘀暴盲（左），乌风内障（左）；西医诊断：陈旧性 CRVO（左），黄斑区水肿（左），新生血管性青光眼（左）。

方药：黄芪 30g、地龙 15g、当归 12g、葛根 30g、川芎 10g、生地黄 15g 赤芍 20g、知母 15g、茯苓 15g、车前子 15g（包）、桂枝 10g、肉桂 6g、黄连 6g、泽泻 15g、远志 15g、浮小麦 30g，400ml 水煎服，早晚两次温服 7 剂。

二诊：2017 年 2 月 28 日。复诊，患者服药平妥。

眼部检查：右眼视力：0.8，左眼视力：0.04。眼压：右眼：15.3mmHg，左眼：31.7mmHg。左眼瞳孔缘大量虹膜新生血管，余大致同前。

方药：阿法根眼药水，左眼 Tid，派立明眼药水，左眼 Tid，噻吗心胺眼药水，左眼 Bid。中药前方去黄芪、桂枝，加丹皮 12g、茯苓 15g、丹参 30g，改知母 30g，400ml 水煎服，早晚两次温服，7 剂。患者惧怕手术治疗，坚持服中药约 3 个月。

三诊：2017 年 6 月 20 日。

眼部检查：视力：右眼 1.0，左眼 0.1，眼压：右眼 15.0mmHg，左眼 17.7mmHg，左虹膜新生血管消失，10 点、6 点处瞳孔缘仍有新生血管，OCT：黄斑水肿减轻。

方药：前方去远志加黄连 6g、肉桂 6g、知母 20g、蒙花 15g、黄芪 15g、柴胡 10g、赤芍 15g、生地 30g、丹皮 12g、葛根 50g、石菖蒲 6g、黄精 30g、麦冬 15g、五味子 10g、茯苓 15g、泽泻 15g、陈皮 6g、羚羊粉 1g、桂枝 10g、黄连 6g、肉桂 6g，400ml 水煎服，早晚两次温服，7 剂。

按语：患者为视网膜中央静脉阻塞引起的新生血管性青光眼，曾行全视网膜激光光凝治疗，仍然出现新生血管性青光眼，现在医疗方式可以进行玻璃体腔内注射抗 VEGF 药物及抗青光眼手术，但是患者拒绝手术治疗，坚持内服中药，中药以益气活血为主，加用温阳祛湿、开窍药物，患者眼压逐渐正常，但是新生血管仍未完全消退，患者后期亦有视神经萎缩，后续仍应坚持治疗，定期随访。

医案二：患者谢某，女，66 岁，汉族，济南市和平路，初诊日期：2016 年 12 月 13 日。

主诉：右眼视物模糊 10 个月。患者 10 个月前无明显诱因突然出现右眼视物模糊，于外院就诊，诊断为右眼视网膜分支静脉阻塞，反复多次给予抗 VEGF 药物治疗。目前黄斑区神经上皮层下轻度水肿。纳可，眠差，二便调，舌绛苔薄，脉细。

眼部检查：右眼视力：0.15，左眼视力：1.5，双眼前节未见明显异常，右眼底：视乳头充血边界欠清，颞上方网膜散在出血渗出，累及黄斑区，黄斑水肿。

中医诊断：络瘀暴盲（右），西医诊断：陈旧性视网膜分支静脉阻塞（右）。

方药：黄芪 30g、地龙 15g、红花 10g、丹参 30g、桃仁 10g、当归 12g、生地黄 15g、川芎 10g、全蝎 6g、木瓜 15g、茯苓 15g、车前子 15g（包）、枸杞 15g、陈皮 6g、炒枣仁 30g，400ml 水煎服，早晚两次温服 7 剂。

二诊：2016 年 12 月 20 日，患者视物较前清晰，睡眠可。

眼部检查：右眼视力：0.2，左眼视力：1.5，双眼前节未见明显异常，右眼底：视乳头充血边界欠清，颞上方视网膜散在出血及渗出较前减少，累及黄斑区，黄斑水肿。

治法：原方继续服用。

按语：患者坚持服药约 3 个月，视力提高至 0.3，网膜出血及渗出吸收，黄斑区无水肿。视网膜静脉阻塞引起的黄斑水肿抗 VEGF 治疗效果良好，但是容易反复，王老师配合益气活血中药使治疗疗效大大提高，减少了注射次数，既减轻患者的经济压力又提高了疗效，希望进行大量的临床总结。

四、麦粒肿

中医称之为"针眼"，是指胞睑边缘生疖，形如麦粒，红肿痒痛，易成脓溃破的眼病，又名土疳、土疡、偷针。病名首见于《证治准绳·杂病·七窍门》。麦粒肿分为内麦粒肿和外麦粒肿，外麦粒肿指睫毛毛囊或附属的皮脂腺感染，内麦粒肿是指睑板腺感染。

【病因病机】

多为风热之邪客于胞睑，滞留局部脉络，气血不畅，发为本病；或素食辛辣炙煿，脾胃积热，火热邪毒上攻，致胞睑局部酿脓溃破；余邪未清或脾气虚弱，卫外不固，复感风热之邪，引起本病反复发作；或幼儿素体脾胃湿热，饮食偏颇，湿热上犯，积于胞睑。

【临床表现】

1. 自觉症状，以胞睑局部肿胀、疼痛、痒为主。一般初发多肿痒明显，中期以肿痛为主，脓成溃破后诸症减轻，红肿渐消。病情严重时可伴发热、恶寒、头痛等症。

眼科检查，初起胞睑局部肿胀、微红，疼痛拒按，且可扪及形似麦粒的硬结。甚者红肿焮热，胞睑硬结压痛拒按，继之红肿局限，硬结软化成脓，随之脓点溃破，外麦粒肿脓成溃破在眼睑边缘，内麦粒肿溃破在眼睑内的睑板面。若病变靠近外眦部，则疼痛明显，可见患侧白睛红赤，甚至白睛红赤肿胀突出于睑裂，同侧耳前可扪及肿核。

【辨证分型】

1. 风热客睑证

证候：初起胞睑局限性肿胀，痒，微红，可扪及硬结，疼痛拒按，舌苔薄白，脉浮数。

病机分析：风热之邪客于胞睑，气血不畅，故胞睑肿胀；风邪作祟故痒；舌脉均为风热外袭之候。

治法：疏风清热，消肿散结。

方药：银翘散（《温病条辨》）加减。连翘、金银花、桔梗、薄荷、竹叶、生甘草、荆芥、淡豆豉、牛蒡子。若痒甚者，加桑叶、菊花以助祛风止痒；若红肿较甚，加赤芍、牡丹皮、当归以凉血活血、消肿散结。

2. 热毒蕴盛证

证候：胞睑局部红肿灼热，硬结渐大，疼痛拒按，或白睛红赤肿胀突出于睑裂，或伴口渴喜饮，便秘溲赤；舌红苔黄，脉数。

病机分析：热毒上攻，故胞睑红、肿、热、痛；热毒深重，故硬结渐大，疼痛拒按，甚至白睛红赤肿胀突出于睑裂；热灼津液，故口渴喜饮，便秘溲赤；舌脉为热盛之候。

方药：仙方活命饮（《校注妇人良方》）加减。白芷、浙贝母、防风、赤芍、当归尾、甘草、皂角刺、穿山甲、天花粉、乳香、没药、金银花、陈皮。可去方中攻破药物穿山甲、皂角刺，加金银花、野菊花、蒲公英等以消散硬结，增强清热解毒之功；大便秘结者，加大黄以泻火通腑；若发热、恶寒、头痛者，为热重毒深或热入营血，加生地黄、水牛角、牡丹皮以助清热解毒，并凉血散瘀滞。

3. 脾胃虚弱证

证候：针眼屡发，特别是幼儿，局部红肿不甚，经久难消，饮食偏嗜，纳呆便结，舌淡苔白或腻，脉细数。

病机分析：小儿偏食，脾胃虚弱，或素体虚弱，卫外不固，余邪未清，蕴伏之热邪挟风上扰胞睑，故针眼屡发；正不胜邪，故红肿不甚，经久难消；纳呆、便结为脾胃积食化热之候；面色无华、神倦乏力及舌脉为脾胃虚弱之候。

治法：健脾益气，消肿散结

方药：托里消毒散（《医宗金鉴》）加减。生黄芪、皂角刺、金银花、甘草、桔梗、白芷、川芎、当归、白芍、白术、茯苓、人参。若纳呆便结，加麦芽、山楂、莱菔子等以健脾消食行滞；若硬结小且将溃者，加薏苡仁、桔梗、漏芦、紫花地丁以清热排脓。在针眼未发之间歇期，可选用六君子汤或参苓白术散以调理脾胃，防止复发。

【其他治法】

治疗早期以疏风清热消肿散结为主，中期以清热解毒，消肿止痛，小儿以湿热为主，以清热祛湿，散结消肿为主。临床多配合外治。

1. 滴抗生素眼药水，眼药膏，湿热敷。

2. 脓已成者，须行麦粒肿切开排脓术，外麦粒肿在眼睑皮肤面切开，切口与睑缘平行，内麦粒肿在睑结膜面切开，切口与睑缘垂直。

3. 放血疗法，具体操作为选取耳尖穴或合谷、太阳穴，局部消毒后，用一次性采血针或三棱针点刺放血，按摩穴位局部，促进局部血液循环，尽可能挤出血，然后用无菌纱布按压，直到出血停止。适用于麦粒肿早期及中期热毒蕴盛的患者。

4. 核桃眼镜灸，将核桃皮用金银花、野菊花、苦参、防风、荆芥等中药煎液浸泡 12~24 小时，点燃艾柱，燃烧 2~3 柱。适用于疾病的早期。

5. 针刺治疗：针刺用泻法为主。选取太阳、风池、合谷、丝竹空，以疏风清热、消肿止痛。脾虚者可加足三里、脾俞、胃俞。每日 1 次。

6. 针挑疗法：适用于针眼反复发作者。在背部肺俞、膏肓俞及肩胛区附近寻找皮肤上的红点或粟粒样小点 1 个或数个，皮肤常规消毒后以三棱针挑破，挤出少许血水或黏液，隔日 1 次。

【预防与调护】

1. 注意眼睑局部卫生，不用脏手或不洁手帕揉眼。

2. 不要偏嗜辛辣、焦燥、肥甘之品，注意调节饮食，多食新鲜的蔬菜、水果。

3. 心情舒畅，保证充足的睡眠，不熬夜，保持大便通畅。

3. 切忌挤压排脓，否则可造成脓毒扩散而出现危重症。

【典型案例】

医案一：展某，男，28 岁，首诊日期 2017 年 6 月 20 日

主诉：左眼上睑红肿 2 天。

患者因 2 天前饮食辛辣食物，出现左眼上睑肿胀，未引起重视，昨天红肿加重，遂来我院门诊就诊。既往体健，喜食辛辣食物，纳眠可，二便调。

眼部检查：左眼上睑肿胀，皮肤色红，压痛（+），余未见明显异常。舌尖红，苔薄白，脉洪数。

中医诊断：上睑针眼（左）；西医诊断：麦粒肿（左）。

方药：野菊花 30g、蜂房 10g、蒲公英 15g、川芎 10g、防风 10g、玄参 15g、远志 15g、陈皮 6g、茵陈 30g、茯苓 15g、黄柏 10g、半夏 6g，400ml 水煎服，早晚两次温服 7 剂。耳尖放血。

按：患者因过食辛辣炙腐，脾胃积热，热邪循经上攻胞睑，致

营卫失调，气血凝滞。耳为宗脉之所聚也，耳尖穴放血疗法可以起到疏通经脉，清热祛邪，解散凝滞之气血，从而达到经络通畅，气血不结，热毒消散，红肿消退的目的。由于眼与耳在中医理论中属少阳经脉，通过针刺耳尖穴可达疏通少阳经脉以泄其郁热、散其瘀血之效，达消肿止痛之目的。

该患者通过耳尖放血，挤出数滴暗红色血液后自觉左眼肿胀明显减轻，嘱其注意休息，饮食清淡。一周后电话随访左眼上睑红肿消退。王老师认为耳尖放血亦能起到泻火解毒安神镇静作用，临床中很多麦粒肿患者由于精神紧张，工作压力大或者睡眠质量差，耳尖放血后多能缓解，一般双耳交替放血，每日一侧，出血不必求多，数滴即可。

医案二：患者王某，女，5岁，济南市长清区。首诊日期2017年4月10日，主诉：左下睑反复红肿疼痛4个月。患儿形体偏瘦，个头正常，面色偏黄，平素食欲可，喜食肉类食品。

眼部检查：左下睑外缘局部约1*0.8cm结节，色暗红，压痛（+），睑结膜充血，角膜透明，房水清，余未见明显异常。舌淡红，苔薄白，脉细数。

中医诊断：下睑针眼（左），证型：脾胃积热，风热犯表；西医诊断：麦粒肿（左）。

方药：野菊花30g、蜂房10g、蒲公英15g、赤芍15g、玄参15g、草决明15g、防风10g、陈皮6g、密蒙花15g、黄芩15g、山楂15g，400ml水煎服，早晚两次温服7剂。曲安奈德注射液（同息通，昆明积大制药股份有限公司生产）5mg结节局部注射。饮食清淡。

二诊：2017年4月17日，患者左眼下睑红肿消退，结节明显变小，局限性结节约0.3*0.2cm，色暗红，压痛（-），余未见明显异常。舌淡红，苔薄白，脉细数。

方药：前方去蒲公英，加昆布9g，7剂。结节局部热敷。

按：麦粒肿俗称"针眼""眼丹""土疳"等，西医又称"睑腺炎"，是一种常见眼睑睑板腺化脓性疾病。主要表现为红、肿、热、痛伴局部硬结。西医原则上对未成脓者抗炎消肿，促其消散；形成脓者给予手术治疗，但对反复发作，引起眼睑病变迁延不愈，组织肉芽肿，甚至机化，已形成硬结的患者无更好的方法。

曲安奈德注射液为长效糖皮质激素，微细颗粒的混悬液，静置后微细颗粒下沉，振摇后呈均匀的乳白色混悬液，具有抗炎、抗过敏和抑制免疫等多种药理作用，能减轻和防治组织对炎症的反应，减轻细胞损伤，能减少炎性渗出，防止组织过度破坏，抑制成纤维细胞增生，抑制胶原的合成，抑制粘连及瘢痕的形成，从而使结节、囊肿缩小消退，从而减轻患者的炎症表现，其疗效强而作用时间持久。王老师将其应用于眼科麦粒肿静止期，静止期麦粒肿其内多为肉芽样组织，消退缓慢，亦有反复化脓者，单纯切开排脓效果不理想，通过囊肿局部注射少量曲安奈德注射液，一般不需要局部麻醉。操作方法：用碘伏常规消毒囊肿区域，摇匀曲安奈德注射液，用 1ml 注射器抽取药液，从囊肿根部刺入囊肿中央，每次注射 0.2~0.5ml，注射完后按压片刻即可。局部用药，对患者全身影响小，同时配合中药内服，中西医结合治疗复发性麦粒肿取得良好效果。

医案三：徐某，女，38 岁，首诊日期 2017 年 6 月 20 日。

主诉：左眼上睑红肿 2 月余。

患者 2 月前，无明显诱因突然出现左眼上睑红肿、胀痛，给予点左氧氟沙星滴眼液、热敷好转，后逐渐形成突出眼睑皮肤囊肿，如麦粒大，后在我院门诊口服中药治疗，效果不明显，一周前，囊肿处化脓，单纯切开排脓，五天后又开始化脓，如图 1，经人介绍来王老师门诊就诊。

眼部检查：左眼上睑肿胀，偏外眦部有一约麦粒大囊肿，尖有脓头，皮肤色红，压痛（+），余（-）；舌红，苔黄，脉弦数，眠可，二便调。

中医诊断：上睑针眼（左），证型：脾胃瘀滞，郁久化热；西医诊断：麦粒肿（左）。

方药：野菊花 30g、蜂房 10g、蒲公英 15g、川芎 10g、防风 10g、玄参 15g、远志 15g、陈皮 6g、茵陈 30g、茯苓 15g、黄柏 10g、半夏 6g。400ml 水煎服，早晚两次温服 7 剂。曲安奈德注射液 0.5ml

囊肿局部注射。典舒眼膏（妥布霉素地塞米松眼膏）左眼 Tid，局部皮肤外涂。

局部注射四天后患者眼睑红肿消退，囊肿明显变小，如图 2。

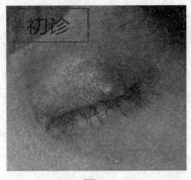
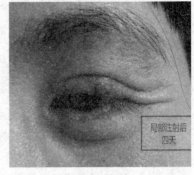

图 一　　　　　　　　　　图 二

按：胞睑按五轮学说内应于脾，属肉轮，故其病变多与脾胃有关，难治性麦粒肿，多因饮食失宜，湿热内蕴，胃经有热，脾经生风，损伤脾胃，久则脾胃虚弱，运化失常，脏腑精气不足，目失濡养，睑弦反复生疖，《明目至宝》曰："脾积热，贼风攻"。故王老师在清理脾胃湿热的同时注意运化中焦，配合囊肿局部注射曲安奈德注射液促进肉芽组织的消退。

五、过敏性结膜炎

过敏性结膜炎中医称之为"时复目痒症"，是指眼刺痒难忍，白晴红赤灼热，每年至期而发，过期乃愈，如花如潮，循环往复的外障眼病。此症多见于儿童及青少年，男性较多，且多为双眼患病，可延绵数年或数十年，随年龄增长而逐渐减轻或痊愈。

【病因病机】

本病以风热夹湿、湿热壅盛、血虚生风为主要病机，总体上为本虚标实之证，一般发病期多为标实，以风、湿、热邪客于胞睑、白晴为主，为邪实的一面；间歇期眼部症状轻微，邪气已去，正气亏虚之象逐渐显现。本病的治疗原则为扶正祛邪，以祛邪为主，治疗原则为祛风清热、除湿止痒、补养肝血、息风止痒。

1.脾气虚弱：脾气虚弱，脾不健运，导致湿邪内停；郁久化热，湿热内蕴，相招风邪，内外合邪，上壅于目，致眼内奇痒难忍，睑内遍生颗粒，白睛色污浊。

2.肺气不足：肺气不足，卫外失固，致风热之邪乘虚而入，上犯于目，往来流行于睑眦腠理之间，使眼内奇痒如虫行，睑内颗粒丛生，白睛污红，黑白睛间胶样隆起。

3.肝血不足：肝血不足，虚风内动，上犯于目。

4.风热外袭：多因风热时邪外袭，上犯肺络，往来流行于睑眦腠理之间，脉络阻遏，气血不行，致眼内奇痒，睑内遍生红赤颗粒。

5.湿热上壅：多因胃湿热内蕴，复感风邪，风湿热邪合而为患，上扰于目，致使胞睑、白睛脉络瘀滞，发为本病。

春暖花开时节，光、热、灰尘、花粉等均可诱发或加重本病。

【临床表现】

1.自觉症状：眼奇痒难忍，酸涩不适，甚则畏光、流泪。周期性反复发作，春季发病，夏季加重，秋冬缓解，有自愈趋向。

2.眼部检查：睑结膜型见上睑结膜充血污浊，盘坚硬而扁平，大小不一，或散发，或群集，颜色时红时灰，或肥大盘呈铺路石状排列，不侵犯穹隆部结膜，盘分布特点：小血管支从盘中央伸出，一个盘可伸出几个小血管支，还有许多小分支环抱盘，盘之间的裂隙呈浅蓝色，铺路石样盘表面，有一层牛乳样膜，轻试易下，为透明丝状物。球结膜型见球结膜污浊充血，常见于睑裂部，角膜缘呈灰黄色胶样隆起，胶样结节可互衔接，围绕角膜缘呈堤状，严重者可见角膜点状浸润，甚则角膜溃疡。眵呈白色，黏丝状。

结膜刮片可见嗜酸性粒细胞或嗜酸性颗粒。有条件者做过敏原检查。

【辨证分型】

1.风热犯目证

证候：眼内奇痒，灼热微痛，睑内颗粒累累，状如小卵石排列，遇风吹日晒或近火熏灼，症状加重，舌淡红，苔薄白或薄黄，脉浮或浮数。

病机分析：由于风热时邪外袭，上犯目络，往来流于睑眦腠理之间，则眼内奇痒，且感灼热微痛，胞睑脉络阻遏，气血不行，故睑内面遍生红赤颗粒。风热均系阳邪，风热犯目，故遇风吹日晒或近火熏灼，症情加重。舌淡红，苔薄白或薄黄，脉浮或浮数为风热外袭之证。

治法：祛风清热，活血消滞。

方药：乌蛇汤（《秘传眼科龙本论》）合四物汤（《和剂局方》）加减。薄荷、牛蒡子、荆芥穗、防风、连翘、花粉、生地黄、川芎、当归、赤芍、僵蚕、乌梢蛇、羌活。

2. 湿热夹风证

证候：双眼奇痒忍，泪热眵稠，胞睑沉重，自睛微黄，色泽污秽，黑白睛交界处胶状隆起，或睑内面遍生颗粒，状如卵石排列。可兼见小便短涩，舌苔黄厚腻，脉滑数。

病机分析：脾胃湿热内蕴，感受风邪，风湿热邪，上壅于目，故双眼奇痒难忍；湿热壅遏，故泪热眵稠，胞睑沉重，白睛微黄；气血受阻，则黑白睛交界处胶状隆起，睑内面遍生红赤颗粒。小便短涩，舌苔黄厚腻，脉滑数均为湿热内蕴之征。

治法：清热除湿，祛风止痒。

方药：防风通圣散（《宣明论方》）加减。荆芥、防风、薄荷、麻黄、栀子、黄芩、连翘、生石膏、大黄、滑石、当归、赤芍、川芎、白术、甘草。

3. 肝血不足，虚风内动证

证候：双眼痒势较轻，时作时止，白睛稍显污红，黑白睛交界处有胶样隆起。爪甲不荣，夜寐多梦，舌淡苔白，脉弦细。

病机分析：肝血虚少，虚风内动，故双眼虽痒但痒势较轻，且时作时止；肝血虚亏，血不上荣头面，无力散邪，故白睛污红，黑白睛交界处胶样隆起难退；爪甲不荣，夜寐多梦，舌脉表现均为肝血不足之象。

治法：补养肝血，息风止痒。

方药：四物汤（《和剂局方》）加味。川芎、当归、赤芍、白芷、防风、白蒺藜、僵蚕、熟地黄、蝉蜕、五味子、乌梅。

【其他治法】

1. 点眼药水：0.5% 可的松眼药水或者 0.1 地塞米松眼药水、吡嘧司特钾滴眼液（研立双）、氮卓斯丁眼药水、色甘酸钠滴眼液、普拉洛芬滴眼液等

2. 中药雾化疗法：中药金银花、贯众、蒲公英、野菊花、决明子等水煎过滤，放入雾化仪中，治疗时患者睁开双眼，药物不断循环透入眼部，每次 15 分钟，10 次为一疗程。

3. 针刺治疗：睛明、阳白、尺泽、外关、合谷、光明、太冲等，采用平补平泻手法，其中睛明、阳白、太阳进针得气后，用捻转补泻手法使针感传达眼部。

4. 核桃灸：微火隔核桃艾灸，每次两柱，约 20 分钟，每日 1~2 次，6 天为一疗程。

【预防与调护】

饮食有规律，起居有节度，加强身体锻炼、增强体质，提高机体免疫力，防止时邪的侵袭。

尽量避免接触花粉、强烈日光及烟尘，发病季节可戴有色保护眼镜。

本病病程一般较长，若体质增强，脾肺功能逐渐健全，正气充沛，病程可缩，预后一般较好。

【典型案例】

医案一：患者马某，女，10 岁，济南市历下区，初诊时间：2017 年 7 月 11 日。

主诉：双眼红、痒 2 月余。

患者 2 个月前无明显诱因出现双眼红、痒，点用多种眼药水（具体不详），效果不明显，近一月偶有头疼，为求中医治疗，特来王老师门诊。既往体健，形体偏瘦，纳眠可，二便调。

眼部检查：双眼睑结膜充血，头乳肥大，球结膜充血，角膜透明，房水清。舌绛，苔薄黄，脉弦细。

中医诊断：时复目痒（双），西医诊断：过敏性结膜炎（双）

方药：生地 15g、赤芍 15g、牡丹皮 10g、密蒙花 15g、防风

10g、蝉蜕 10g、川芎 10g、浮萍草 15g、陈皮 6g、蒲公英 15g，400ml 水煎服，早晚两次温服，7 剂。

二诊：2017 年 8 月 14 日。用药后眼痒好转，仍偶有头痛，舌绛，苔薄黄，脉弦细。

方药：当归 12g、川芎 10g、生地 15g、白芍 15g、防风 10g、细辛 3g、黄精 15g、党参 15g、知母 15g、白芷 15g、藁本 10g、羌活 10g、菊花 10g、陈皮 6g，400ml 水煎服，早晚两次温服 7 剂

三诊：2017 年 8 月 22 日复诊，双眼无明显不适，无头痛。舌淡苔薄，脉沉细。

方药：前方去藁本，改白芍 30g、黄精 30g，加五味子 6g，400ml 水煎服，早晚两次温服，7 剂。

按语：《证治准绳》曰："有血虚气动之痒"。机体脏腑孔窍皆需营血濡养，以维持组织器官发挥正常功能，患者先天失养或气血生化不足，目失濡养，发而目痒，此时目微痒而势缓。王老师多从"治风先治血。血行风自灭"，给予四物汤补益气血，同时给予辛温解表药物，多有良效。

医案二：患者马某，男，15 岁，山东济南，初诊日期：2013 年 8 月 9 日。

主诉：双眼异物感痒 3~4 年，患者近 3~4 每年春夏季必发作双眼奇痒，点用各种抗过敏眼药水，效果尚可，为求中医治疗，特来王老师门诊。

眼部检查：双睑结膜充血，乳头肥大，呈铺路石状，球结膜色污着，角膜缘呈堤状隆起。舌红，苔薄黄，脉细数。

中医诊断：时复目痒（双），证型：风热客目；西医诊断：春季性卡他性结膜炎（双）。

方药：防风 10g、当归 12g、川芎 10g、细辛 3g、蝉衣 10g、菊花 10g、乌梢蛇 10g、陈皮 6g、知母 12g、赤芍 15g、黄芪 15g，400ml 水煎服，早晚两次温服，14 剂。吡嘧司特钾滴眼液（研立双）双眼 Tid。

二诊：2013 年 8 月 16 日复诊，双眼痒感明显减轻。

方药：前方去细辛，蝉衣，乌梢蛇，加羌活 12g、丹皮 9g，适量

温水冲服 14 剂。

按语：清代马化龙在《眼科阐微·利集·四季犯发眼症》一章中也提到"有每年按四时发作者，是因病时不治，捱熬忍待自愈，风热客于经络，欲戒有犯，触其经络，遂致深入，又不治之，致邪正击搏，不得发散"，强调风热之邪客于眼目，引起目痒。春季性卡他性结膜炎一般每年春夏季节发作，方中防风、菊花、蝉蜕、知母祛风清热止痒，川芎为血中之气药，行气活血，当归、赤芍养血祛风，血行风自灭，风祛血自安，患者病程日久，邪滞经络，后方加羌活、丹皮疏通经络，活血化瘀。王老师认为中药治疗过敏性结膜炎效果良好，嘱患者于来年未发作前提前内服中药，可预防发作。

医案三：曹某，男，4 岁，初诊日期：2018 年 11 月 27 日

主诉：双眼红痒半年。

患者在外院诊断为"过敏性结膜炎"用了多种抗过敏的滴眼液，用后稍好转，停药即复发，其母亲十分着急，特来求助于中医治疗。

眼部检查：视力：双眼 0.6，双睑结膜充血，乳头肥大，角膜透明，房水清。舌淡苔薄黄，脉细数。

中医诊断：时复目痒（双），西医诊断：过敏性结膜炎（双）。

方药：防风 10g、细辛 3g、赤芍 15g、密蒙花 15g、蝉蜕 10g、桑白皮 15、郁金 10g、浮萍 10g、地肤子 15g、茯苓 15g、远志 10g、陈皮 6g，400ml 水煎服，早晚两次温服 14 剂。

二诊，其母亲述用药后症状好转，眼痒明显改善，不在用手揉眼睛，但仍眼红。舌脉同前。

方药：前方去细辛，加川芎 10g，继服 14 剂。

按：过敏性结膜炎归属于中医学"目痒""痒如虫行症""时复证"等范畴，发病部位主要在胞睑和白睛。根据五轮学说，胞睑属肉轮，在脏为脾；白睛属气轮，在脏为肺，故本病与脾肺关系密切。《审视瑶函》曰："择者有因风、因火、因血虚者。"过敏性结膜炎病位在上焦，上焦如羽，非轻不举，故治疗多以宣肺祛风药为主，如：桑白皮宣肺治本，防风祛风治标，少佐细辛辛温通络，祛邪外出，标本兼顾。实验研究表明，祛风中药复方具有抑制过敏性介质释放、

拮抗组胺、降低血管通透性等功效,能够起到治疗过敏性疾病的作用。

六、视网膜色素变性

视网膜色素变性中医称之为"高风雀目",是指眼外观端好,早期以夜盲为主,视野日渐缩小为主要症状,最终导致视力严重障碍乃至失明的一种眼病。是由先天禀赋不足,脉络细涩,神光衰微所致。高风雀目是一种少见的遗传性眼病。根据我国部分地区调查资料,群体患病率约为1/3500。本病表现为慢性、进行性视网膜变性,最终可导致失明。其遗传方式有常染色体隐、显性,性连锁隐性及散发性四种。以常染色体隐性遗传最多,显性次之,性连锁隐性遗传少。后极性白内障是本病常见的并发症。约有50%的病例伴有近视。

【病因病机】

本病虽为父母遗传,先天禀赋不足为主要成因,但后天之造化影响亦较大,如饮食失衡,忧郁沉闷者等均可影响本病的发生和发展,加重和恶化,治疗和康复效果。

1.先天禀赋不足:先天禀赋不足,多由父母遗传所致,肾中元气衰弱,命门火衰。肾中元气虚弱,不能上濡目窍,故视物模糊,命门火衰,气化无权,温煦失职,而致本病。

2.劳伤肝肾:目者肝之窍,肾之主,妄以作劳,肝肾阴精亏损,不能化气,精气不能上输于目,目失润养。精气虚衰,不能生血,阴血不能归于肝,则肝气不和,不能辨五色,而生本病。

3.饮食、劳倦所伤:肝主升运,胃主降泄,升降之机正常,则清窍得养,目明耳聪、若饥饱失常,劳倦过度,损伤脾胃,脾胃虚弱,不能各司其职,升运失司,升清降浊之令不行,阳气下陷,阴气上凌,则暮视不明,而生高风雀目。

4.气血不足:气血乃眼目神光发越之物质基础之一,真气行于目中经络而为之运用,真血行于眼之脉道而为养目之源,气血充旺则神光发越,视物灵明,气血亏损则经络脉道无物以输布,养目之源亏乏,则入暮不能视物,五色无以辨认,故发为本病。

【临床表现】

1.自觉症状:主要症状为夜盲和视野缩小。次症有视力减退,色觉障碍，耳聋或听力障碍，生殖器发育低下，肥胖、多指（趾），智能缺陷，鱼鳞癣等。

夜盲：患者最早出现的症状，进行性加重，常始于儿童及少年时期。开始时程度较轻，患者并不自觉，随着年龄的增长，夜盲逐渐加重，以致在日落以后或光线较暗的环境中行动困难。

视野缩小：视力早期正常，视野受损在夜盲症状出现之后，逐渐加重。通常视野改变从颞下象限开始，逐渐扩大。在早期病例中，典型的视野改变为环形暗点，其位置相当于早期视网膜病变区，即赤道部。在病程发展中，环形暗点向周边部和后极部发展，但后极部的中心部分发展缓慢，当周边部视野全部丧失后，中心视野可存，呈管状视野，即使在白天，患者行动亦受到限制。

2. 眼部检查：眼底可见视网膜血管显著变细，早期在赤道部散在骨细胞样色素沉着，随病情进展逐渐增多，色素向周边和后极部扩展，可覆盖于视网膜血管上。视乳头呈蜡黄色，视网膜呈青灰色可透见硬化的脉络膜血管。

随病情的发展可激发白内障、黄斑水肿等并发症。

视野检查早期可见环状暗点，逐渐向内外两侧扩大，晚期呈管状视野，进而影响黄斑区，中心视力减退可致失明。

常有家族遗传史。

【辨证分型】

1. 禀赋不足，命门火衰证

证候：本病发病较早，在10岁以前，甚至在出生后即已发生。症情较重发展较快。夜盲、视野缩小、视力下降、腰膝酸软、听力减退、头晕耳鸣、面色㿠白、形寒肢冷、小便清长、舌淡苔白、脉沉细或沉迟等，甚者生殖器发育低下，肥胖，多指（趾），形神呆滞。

病机分析：肾与命门为先天之精气所藏，生命之根本，化生气、血、津液，濡润四肢百骸，滋养脏腑七窍。先天真精不足，命门真火衰微，失去生化濡养之功能，则生后或幼年发病，头目诸窍失养，表现为头晕、耳鸣、听力减退、夜盲、视野缩小。腰为肾之府，精之所藏，肾府空虚，腰失所养，则腰痛酸软，腿膝无力。元阳不足，气化无权，则温煦失职，面色㿠白，形寒肢冷，小便清长，或男子滑精阳痿，女子带下清冷。舌质淡胖，脉沉细或沉迟，均为阳虚火衰之征象。

治法：温补肾阳，益精填髓。

方药：右归饮（《景岳全书》）合金匮肾气丸（《金匮要略》）加减。熟地黄、山萸肉、山药、枸杞子、杜仲、菟丝子、制附子、肉桂、当归、鹿角胶。如肢冷畏寒症状不明显者，可去肉桂、附子，防其温阳益火有余而助邪火炎升，耗竭阴液之弊。如症见口干、目涩、心烦、便秘者，可加用地骨皮，或加熟大黄，用其清热降火之功，抑制甘温助热之势。

2.肝肾两亏，精血不足证

证候：本病证患者发病较晚，多在 20 岁以后，先以夜盲症状出现，继则视野缩小，眼底变化从赤道部开始，逐渐形成条状或骨细胞样黑色素斑，向周边及后极部发展。全身可有腰膝酸软，头晕目眩，双目干涩，耳鸣耳聋，心烦少寐，遗精梦泄，齿摇发脱，足跟作痛，咽干口燥，舌红少苔，脉细数。

病机分析：肝藏血，肾藏精，精血互生，肝肾同病。素体阴虚或房劳不节，致使精血不足，不能上濡清窍。脑髓及耳、目、口、齿失养，则夜盲，视野缩小，头晕目眩，目昏目涩，齿摇脱发，耳鸣耳聋。阴虚不能制火，则内热自生，炎上则咽干口燥，上扰神明之府则心烦少寐，火动精室则遗精梦泄。腰府空虚，故腰膝酸软，足跟作痛。舌红少苔，脉细数，亦属阴虚火热之象。

方药：左归丸（《景岳全书》）、六味地黄丸（《小儿药证直》）或明目地黄丸（《审视照函》）加减。熟地黄、山萸肉、山药、泽泻、牡丹皮、茯苓、枸杞子、菊花、当归、白芍、蒺藜、石决明、鹿角胶。

3.脾胃虚弱，阳气下陷证

证候：本型患者发病稍晚，病情发展较慢。夜盲目昏，耳鸣耳聋，视野逐渐缩小，神疲乏力，少气懒言，头晕目眩，内脏下垂，舌质淡，脉虚无力等。

病机分析：本病多因后天饥饱无常，劳累过度，或思虑伤脾，致使中气不足，脾运失司，清阳之气不能升运，清阳诸窍失养，而致夜盲目昏，视野缩小，耳鸣耳聋，头晕目眩。脾气虚弱，故神疲乏力，少气懒言，舌质淡，脉虚无力。脾虚气弱较甚者，中气不足，不能升举内脏，可见内脏下垂。

治法：益气健脾，补中升阳。

方药：补中益气汤（《脾胃论》）或益气聪明汤（《脾胃论》），合决明夜灵散（《原机启微》）加减。黄芪、人参、白术、炙甘草、当归、陈皮、柴胡、石决明、夜明砂、升麻。

4. 气血不足，目失濡养证

证候：头晕目眩，入暮不见，视野秋窄，面色苍白，心悸失眠，神疲乏力，气短自汗，舌质淡，脉细弱。本病证发病亦稍晚，全身症状的轻重与眼病发展相关。眼底可见视乳头淡白或蜡黄色，血管较细。视网膜成淡灰白色，黑色素斑较小，不规则。

病机分析：因病久耗伤气血，或脾胃运化之职失司，气血化生之源不足，无以滋养头目，故入暮不见，视野狭窄，气虚则气短自汗，血虚则心悸少寐，气血两虚则头昏目眩，面色苍白。舌质淡，脉细弱。

治法：补益气血。

方药：柴胡参术汤（《审视瑶函》）或人参养荣汤（《三因极一病证方论》）加减。柴胡、人参、白术、熟地黄、白芍、甘草、川芎、当归、青皮。

5. 脉络闭阻，气机郁滞证

证候：此病证表现主要在中、晚期，眼科微观辨证的眼底所见，如视乳头蜡黄色，动脉、静脉变细如白线状，甚则难以辨认。视网膜污浊而带灰白色，并有较多之黑色素斑呈块状、条状或骨细胞状沉着，黄斑区暗污红色，或亦被色素斑侵及。外在表现视野缩小呈管状行动畏缩，甚则两眼直视，呆滞无神，不及旁顾，已达神光泯灭之前兆。

病机分析：高风雀目的病性早期阶段均以本虚为主，中后期多为本虚标实，以肝、脾、肾虚为本，以痰浊、瘀滞、内热为标。寒赋不足、肝肾两亏、脾胃虚弱、气血不足、脉络闭阻，致目络精血亏虚，清窍失养，则夜盲，视野缩小。其病机转化进程取决于发病年龄和正气（脏腑、气、血、精、津液）盛衰的状况。

本病病程较长，呈进行性发展，病久必滞，滞久必瘀，致使眼内气机郁滞，脉道闭阻，更因眼位至高，脉道幽深，经络细微，一旦郁滞加重，则气、血、精、津不能升运濡养目窍，形成眼底视乳头蜡黄色，血管变细，甚至闭阻，视网膜呈污灰白色，黑色素斑块瘀积。双目呆滞无神，乃神光将绝灭之象。

治法：理气行滞，活血化瘀。

方药：通窍活血汤（《医林改错》）或大黄䗪虫丸（《金匮要略》）加减。赤芍、川芎、桃仁、红花、生姜、老葱、大枣、麝香、黄酒。

【其他治法】

1. 针刺治疗：主穴：睛明、球后、攒竹、丝竹空、瞳子髎、承泣、风池。配穴：手五里、合谷、光明、足三里、三阴交、肾俞、脾俞、肝俞、气海、关元。辨证选穴，平补平泻或用补法，留针 30 分钟，每日针灸一次，10 次为一疗程。

2. 中成药：补中益气丸、石斛夜光丸、杞菊地黄丸、明目地黄丸等。

3. 穴位注射：山莨菪碱注射液 10mg，双侧太阳穴肌肉注射，每日一次，10 次为一疗程。复方樟柳碱注射液 2ml，双侧颞浅动脉旁肌肉注射，每日或者隔日一次，10 次为一疗程。

4. 药物离子导入：熟地黄、当归、川芎、决明子、菟丝子等中药水煎，过滤取液，电离子导入，每日一次，10 次为一疗程。

【预防与调护】

1. 饮食有节：要注意饮食有节，不可饥饱过度。因饮食不节，过饥或过饱均可伤动脾胃，脾胃受伤，则阳气下陷，阳气下陷可致夜盲。《证治要诀·眼证类治》曰："有因茹素，致目少光，或成雀目。盖食能生精，亏之则目无所资而减明。"

2. 情志怡和：忧思恐怒不仅可伤及脾胃，影响进食及消化吸收，还可致肝肾受伤，恐伤肾，怒伤肝，肝肾精气不能上滞而发病。

3. 劳逸适度：要体劳有度，既不要劳倦过度，又不要太多安逸。劳倦可伤及脾胃，安逸恶劳轻视劳动，也会产生气血不运，饮食不振，目失所养。

4. 保精养生：房事有节，房劳过度则肾精受损，引起一系列的肾虚症状，对本病的发生、发展和治疗效果，都有很大的影响。

【典型案例】

医案一：患者赵某，男，60岁，汉族，济南市市中区十六里河。

初诊日期：2017年11月28日

主诉：双眼视物模糊16余年。

既往史：患者16年前无明显诱因出现双眼视物模糊，夜间加重，在济南眼科医院诊断为"视网膜色素变性（双）"未给予治疗，视力进行性下降，2016年于我院眼科口服中药、颞侧浅动脉旁注射复方樟柳碱注射液治疗，好转，于2016年10月停药，停药半年后视力明显下降，白天出门行走亦觉困难，遂来我院眼科就诊。

眼部检查：双眼裸眼视力：0.1。双眼球结膜无充血，角膜透明，房水清，前方中深，瞳孔圆，大小可，对光反应灵敏，双眼晶状体皮质轻度混浊，眼底：视乳头色淡，边界清，血管细，脉络膜血管萎缩，网膜散在骨细胞样色素沉着，后极部多，周边视网膜污秽。舌淡苔薄白，脉沉细。

中医诊断：高风内障（双），西医诊断：双眼视网膜色素变性（双，中心型）。

方药：黄芪30g、地龙15g、当归10g、熟地黄15g、川芎10g、白术12g、陈皮6g、升麻10g、柴胡10g、党参15g、枸杞15g、麦冬15g、菟丝子15g、葛根30g，14剂，400ml水煎服，早晚两次分服。

附图：

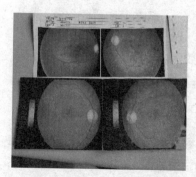 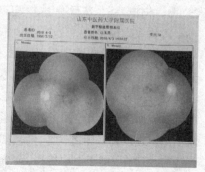

按："五脏六腑之精，皆上注于目"，先天的不足，导致后天

脏腑之精气不能正常地濡养目系，脉道闭塞，阳气不能发越，入夜阴盛，而致入暮无睹。因该病进展缓慢，许多患者在早期时并无明显自觉症状，发现不适就诊时，病程已非常长，久病多虚，久病多瘀，针对 RP 的病理机制，通络、活血、化瘀和明目贯穿患者整个治疗过程，对于病情严重的还可以采用破血行瘀的药物。视网膜色素变性为遗传性疾病，发病年龄越早预后越差，王老师通过内服滋补肝肾，温阳益气，活血化瘀通络中药，多能收到良好的效果。患者坚持服用中药半年余视力稳定，自觉视野较前扩大。

医案二：患者韩某，67 岁，男，初诊日期：2018 年 1 月 23 日。

主诉：双眼视力下降 10 余年，加重 3 年。

既往史：患者 10 年前出现夜盲，白天视物尚可，未给予治疗，兄弟 4 人，大哥、二哥亦有夜盲。

眼部检查：视力右眼 0.02，左眼：手动 /30cm，双眼不矫正。眼压：右眼 12.7mmHg，左眼 13.0mmHg，双眼角膜透明，房水清，晶状体皮质混浊，右眼玻璃体结晶样混浊，双眼眼底视乳头色淡，呈蜡黄色，边界清，视网膜色污浊，周边视网膜散在骨细胞样色素沉着，血管细，黄斑中心反射（-）。舌体胖，苔薄白，脉沉细。

中医诊断：高风内障（双），圆翳内障（双），云雾移睛（右）；西医诊断：原发性视网膜色素变性（双），老年性白内障（双），玻璃体混浊（右）。

方药：黄芪 30g、地龙 15g、郁金 15g、当归 12g、熟地黄 15g、丹参 30g、枸杞 15g、菟丝子 15g、麦冬 15g、玄参 15g、党参 15g、茯苓 10g、乳香 6g、没药 6g、陈皮 6g，7 剂，适量开水冲服，早晚两次温服。

按：王老师治疗该病善用乳香、没药，张锡纯《医学衷中参西录》云："乳香、没药，二药并用，为宣通脏腑、流通经络之要药。"又云："乳香、没药不但流通经络之气血，诸凡脏腑中，有气血凝滞，二药皆能流通之。医者但知见其善入经络，用之以消疮疡，或外敷疮疡，而不知用之以调脏腑之气血，斯岂知乳香、没药者哉。"乳香辛温香窜，善透窍以理气，能于血中行气，舒筋活络、消肿止痛。没药味辛性温，功擅化瘀理血、消肿痛。乳香以行气活血为主，没药以活血散瘀为要。

二药参合，气血兼顾，相须为用，取效尤捷，共奏宣通脏腑、流通经络、活血祛瘀之功。患者家住农村，发病以来未给予治疗，近来病情严重，生活不能自理，其子女随带其来就诊，嘱其坚持服用中药，必要时行双眼白内障手术。

七、糖尿病视网膜病变

糖尿病性视网膜病变（diabeticretinopathy，DR）属中医"消渴目病"的范畴。虽然古代医家对糖尿病性视网膜病变没有具体记述，但认识到消渴即为"糖尿病"，最终可以致盲。根据消渴目病不同阶段对视力的影响，中医眼科将其归属于视瞻昏渺、云雾移睛、暴盲及血灌瞳神等内障眼病范畴。我国糖尿病发病近年来逐渐增高，糖尿病视网膜病变致盲者也呈上升趋势。据估计，糖尿病患者中30%~50%合并DR，其中1/4有明显视力障碍，生存质量与健康水平严重下降，其致盲率为8%~12%。

【病因病机】

糖尿病患者从发现糖尿病到发生糖尿病性视网膜病变要经历数年或数十年的发展过程，糖尿病早期阴虚燥热是其主要病机，阴虚为本，燥热为标，随着病程延续，逐渐出现气阴两虚，气滞血瘀的征象，眼底表现为微血管瘤、出血和视网膜微循环中无灌注区形成等改变。

当DR进一步发展，因燥热伤津，痰湿阻滞导致脾失健运，水湿停留，表现为视网膜的水肿渗出、新生血管的形成和视网膜与玻璃体的增生性改变等；如果病程迁延，可致气血耗尽，阴阳两虚，目无所见。此时，眼底病变进展极为迅速，新生血管广泛形成和出现难以控制的反复视网膜出血和玻璃体积血。

1.阴虚燥热：阴虚为本，燥热为标。糖尿病患者或素体亏损，或饮食不节，或劳损过度，或七情内伤，致脏腑燥热、精亏液少、血运不畅、目窍失养。

2.气阴两虚：消渴之症多日久阴损及阳、气阴两虚、气虚血滞，不能上承目络，目精失养。

3.气滞血瘀：血液黏稠可致血行滞塞或气虚推动乏力而成瘀血，

气血瘀滞，瘀血内阻，脉络瘀滞，导致眼底血管狭窄或闭塞。

4. 内生痰瘀：燥热伤津，痰湿阻滞。气虚水津不化，不能运化水湿，生成痰瘀，脉络瘀滞，目失所养。

5. 肝肾阴虚：上焦燥热，胃热亢盛，日久燔灼下焦，肝肾阴虚，虚火上炎，循经上炎，灼伤目络，脉络瘀滞，均致目络受损，血不循经，目失所养。

6. 痰瘀互结：消渴日久，阴损及阳，因虚致瘀，瘀血内停，目络阻滞，致气血耗尽，阴阳两虚，目无所见。

【临床表现】

1. 自觉症状：双眼发病，无性别差异，常慢性起病，可急性发作，初期可无症状，或仅有如闪光感、飞蚊症；中期逐渐出现视力减退、眼前黑影、视力骤降等临床表现，自觉症状非特异性。

2. 眼部检查：眼底表现非增生期以视网膜微动脉瘤、出血、硬性渗出、棉絮斑为主；增生期可见视网膜或视乳头新生血管生长，反复玻璃体积血、纤维组织增生，牵拉性视网膜脱离。

【辨证分型】

1. 阴虚燥热证

证候：口渴多饮，消谷善饥，或口干舌燥，腰膝酸软，心烦失眠，舌红少苔，脉细数。眼底检查可见血管瘤，点状出血，或少量硬性渗出。多见于 DR Ⅰ～Ⅱ期。

病机分析：阴虚为本，燥热为标。糖尿病患者阴虚是发病的本质，证候中的燥热是其本质的体现。阴虚与燥热可互为因果，相互影响。阴虚则阳盛，阳盛则热燥。由于热有气分与血分，实热与虚热和脏腑之偏盛等方面的区别，所以清热也有清气分热、清营凉血、气血两清、清热解毒、清脏腑热和清虚热等的不同。在糖尿病性视网膜病变的治疗中，滋阴清热法用于滋补养润脾肾肺之阴虚，清导胃热或清利伤津所致之虚热。这一治则的主证为肺热津少、胃热炽盛等所引起的手足心热，口渴喜饮，随饮随渴，咽干灼热，食量如常，小便较多，色黄，或有甘味，舌红少津，苔薄黄，脉数等。

治法：滋阴降火，润燥化瘀。

方药: 白虎加人参汤 (《伤寒论》) 加减。知母、生石膏、天花粉、生地黄、玄参、沙参、白术、麦冬、牡丹皮、赤芍药、三七粉、五味子。口渴甚者加天门冬、玄参、葛根、石斛等润燥生津; 尿频加山药、枸杞子、桑螵蛸; 视网膜出血鲜红者加白茅根、小蓟、槐花以凉血止血。

2. 气阴两虚证

证候: 面色少华, 神疲乏力, 少气懒言, 咽干, 自汗, 五心烦热, 舌淡胖, 脉虚无力或细数, 眼底可见微血管瘤, 斑点状出血, 视网膜水肿或硬性渗出。

病机分析: 糖尿病病程迁延, 致使患者阴虚更甚, 产生阴虚及阳, 表现为气血俱损, 阴阳两虚。李杲曰: "血不自生, 须得生阳气之药, 血自旺矣。""血虚以人参补之, 阳旺则能生阴血。" 说明益气与补血是相辅相成的。这一治则常用于脾胃气虚和气虚血瘀等证所引起的疲劳乏力, 汗多体倦, 气短口渴, 脉来虚弱等。多见于 DR Ⅰ ~ Ⅲ 期, 或伴黄斑水肿。

治法: 益气养阴

方药: 归脾汤 (《济生方》) 加生脉散 (《内外伤辨惑论》)。白术、人参、黄芪、当归、甘草、茯神、远志、酸枣仁、木香、龙眼肉、生姜、大枣、麦门冬、五味子。自汗、盗汗加牡蛎、浮小麦; 视网膜水肿、渗出较明显者加猪苓、车前子。

3. 肝肾阴虚证

证候: 形体消瘦, 头晕耳鸣, 腰膝酸软, 肢体麻木, 大便干结; 舌暗红苔少, 脉细涩。病程较长, 视物模糊, 甚至视力严重障碍。眼底可见棉絮斑, 视网膜水肿、渗出, 反复出血。眼底荧光血管造影检查, 视网膜毛细血管无灌注区, 可有视网膜新生血管生长, DR 多在 Ⅲ ~ Ⅳ 期。

病机分析: 肝肾同源, 同居下焦, 肾精亏损, 可致肝血亦虚, 故消渴日久, 肝肾俱虚。精血属阴, 肾为水火之脏, 肾水亏, 不能制阳, 致使虚阳上浮, 犯于目窍而灼伤血络。同时阴血久亏、伤及气分, 使气虚不能摄血, 虚火上炎, 迫血妄行, 气不摄血, 使眼内血液不能循经流注，溢于络外则出现视网膜出血与渗出；阳热之邪煎熬津液，血液黏稠而血行滞塞或气虚推动乏力而成瘀血，导致血管狭窄或闭塞。

治法：滋补肝肾，活血明目。

方药：杞菊地黄丸（《医级》）加减。枸杞、菊花、茯苓、山药、熟地黄、肉桂、牡丹皮、泽泻。视网膜水肿者，加车前子；棉絮状白斑增多者，加法半夏、浙贝母、苍术。

4. 阴阳两虚证

证候：乏力自汗，形寒肢冷，面色黧黑，腰膝酸软，多饮多尿，尿液混浊如膏。或浮肿少尿，或五更泄泻，阳痿早泄。舌淡苔白，脉沉细无力。眼底可见新生血管广泛形成，出现难以控制的反复视网膜出血和玻璃体积血。

病机分析：气为阳，血为阴。病程迁延，可致气血耗尽，病变进展迅速，可致脏腑功能严重失调，因此在病程长和病情发展快的糖尿病患者中，机体各脏腑衰退明显，各器官发生严重并发症，导致功能极度下降。

治法：益气补血，阴阳双补。

方药：驻景丸（《中医眼科六经法要》）加减。川椒、楮实子、五味子、枸杞子、乳香、人参、菟丝子、肉苁蓉。阳虚甚者，加巴戟天、淫羊藿等性质较为柔润之品，以补肾助阳，寓温阳于滋阴之中，使阴得阳助而泉源不竭。

【其他治法】

1. 光凝疗法：是目前治疗糖尿病性视网膜病变的最有效方法，作用原理是破坏灌注不良的缺氧视网膜，保存中心视力；光凝后耗氧高的视网膜杆细胞和锥细胞被耗氧低的瘢痕织所代替；光凝后视网膜变薄有利于来自于脉络膜的氧供给视网膜内层。

2. 玻璃体切割手术：主要用于增生性糖尿病性视网膜病变有玻璃体积血、机化条索等增生性改变，以及牵拉性视网膜脱离，视力极度下降，眼底窥不清，不能行全视网膜光凝者，采用玻璃体切割术及眼内光凝。

3. 药物治疗：近年的研究显示玻璃体腔内注射长效激素或留置缓释皮质激素对黄斑水肿有效。多种抗 -VEGF 药物（如雷珠单抗，贝伐单抗）玻璃体内注射，不仅可以用于治疗黄斑水肿，提高视力、促进解剖复位，而且，还可用于抑制眼内新生血管。

4. 离子导入：根据眼部不同症状，分别选用复方丹参注射液、血栓通注射液、维生素 B_1、B_{12} 等，采用电离子导入棉片法，可选取球后、承泣、太阳、睛明、攒竹等穴位进行离子导入，每日 1 次，7 日为 1 疗程。可达到止血化瘀、益气活血明目的目的。

5. 静脉点滴中药针剂：静脉滴注有效血药浓度大大高于口服中成药，因眼部血管丰富，可通过肘臂静脉循环，穿过血眼屏障而到达视网膜微循环，更好地发挥中药治疗视网膜疾病中的优势。

6. 针刺治疗：针刺可通过纠正血流动力学的异常，改善血液流变学与血小板聚集率，从而改善视网膜微循环状态。减轻视网膜组织的缺血缺氧状态。通过提高整体调节，清除自由基，提高抗氧化能力达到对 DR 的治疗作用。常用穴位有：肝俞、脾俞、肾俞、合谷、三阴交、足三里、阴陵泉、地机、睛明等。

7. 眼周穴位注射：又名眼周水针疗法，是以中医基本理论为指导，以激发经络、穴位为治疗作用，结合现代医药学中的药物药理作用和注射疗法而形成的一种独特方法。使用时，将注射针刺入穴位后，作提插手法，使其得气，抽吸无回血后再将药液缓缓注入穴位，从而起到穴位、针刺、药物三结合的作用。

眼周攒竹穴和经外奇穴太阳穴作为穴位注射，奇穴太阳穴主治头痛、目疾。足太阳膀胱经的攒竹穴主治头痛、目疾（目视不明、目眩、目痛、流泪）。

【预防与调护】

严格而合理控制血糖是防治糖尿病视网膜病变发生发展的基础；定期作眼科检查是预防糖尿病性视网膜病变造成失明的重要措施；早期采取针对性治疗是保护糖尿病性视网膜病变患者视功能的必要手段。在临床中，应尽力避免可促使糖尿病性视网膜病变发生发展的因素，如降低血糖水平的速度过快或持续的高血糖状态、高血压或高血脂等。

糖尿病性视网膜病变患者在日常生活中要慎起居、调情志，应避免重体力劳动及较剧烈的体育运动，对视功能严重障碍者不宜单独行动，注意安全。

1. 合理饮食：中医认为糖尿病的发生和饮食有关，饮食控制的好坏直接影响着治疗的效果。《灵枢》曰："咸走血，多食之人渴。咸入于胃中，其气上走中焦，注于肺，则血气走之，血与咸相得，则凝干而善渴。"因糖尿病性视网膜病变多以阴虚为本，故饮食的选择宜选用寒凉滋润之品。忌食辛辣、火气过重之品，如蒜苗、辣椒、姜、胡椒、油炸食品，以防燥热助火伤津。中医认为，烟能助邪伤津，酒能酿混生热。故糖尿病患者应忌烟酒之品。

2. 起居有时：起居有时指的是作息有常，遵循生活规律，居室环境舒宜。《内经》倡春夏夜卧早起，秋季早卧早起，冬季早卧晚起之"四气调神"之说，其理论基础在于人之寿夭与起居有常与否关系密切，消渴病主要以燥为成因，"燥者濡之"，因此其居处环境应保持润而不燥，但不能过于潮湿。衣着选择上，应顺应四时寒暑而增减衣服，时时预防外感，因外感能诱发和加重消渴病。

3. 适量运动：适当运动是防治糖尿病的有效措施之一，对于糖尿病患者的运动方式和运动强度的选择要适当。应在医生指导下循序渐进。"以不疲劳为度""不能强所不能"。

4. 调畅情志：正常的情志变化对人体脏腑气血阴阳的调和十分有益，如果情志变化超过正常限度，则对人体有害。即"怒伤肝，喜伤心，思伤脾，忧伤肺，恐伤肾"。如果情志长期失于调节，则可致脏腑气血阴阳发生紊乱而发生疾病。传统医学认为，肝开窍于目，目由肝血所满养，肝脏喜疏泄、恶抑郁，一旦肝气郁结，就会累及眼睛。由于糖尿病患者平时情绪容易波动，烦躁易怒，不易自制，常引起血糖波动，从而影响眼睛的视物功能。所以，调畅情志对糖尿病视网膜病变的防治至关重要，患者应保持乐观的态度，树立战胜疾病的信心。

5. 眼部保健：糖尿病患者的眼睛非常容易疲劳和受损，这是由机体营养代谢障碍，眼部营养紊乱所致。因此，糖尿病患者在日常生活和工作中不可久视，凡视物疲劳时，应闭目静养 10~20 分钟；平日无事，也可静坐闭目养神，抑或采用远眺法，观看远处的建筑物和树叶，放松视神经，保护双眼。

具体方法可以是：先闭目养神 3~5 分钟，继之两手相互摩擦至热，用擦热的手掌轻轻按住眼部，然后手掌以顺、逆时针方向各旋转 5 次，如此重复 3~4 次。

【典型案例】

医案一：患者黄某，男，60 岁，山东省济南市槐荫区。

初诊日期：2017 年 8 月 29 日。

主诉：双眼视物不清 20 余日，右眼甚，糖尿病史 6 年余。

眼部检查：右眼视力：0.3，左眼视力：0.5，双眼矫正无助，眼压：右眼 10.7mmHg，左眼 13.3mmHg，双眼角膜透明，房水清，晶体皮质轻度混浊，玻璃体轻度混浊，眼底：视乳头 (-)，网膜散在出血、渗出。

OCT：双眼黄斑水肿，神经上皮下浅脱离，色素上皮紊乱。

中医诊断：消渴目病（双），视瞻昏渺（双）；西医诊断：糖尿病性视网膜病变（双），黄斑水肿（双）。

方药：熟地 15g、当归 10g、川芎 10g、丹参 30g、桂枝 10g、车前子 15g、泽泻 15g、茯苓 15g、黄芪 30g、茺蔚子 15g、陈皮 6g、麦冬 15g、枸杞 15g、玄参 30g，400ml 水煎服，早晚两次温服，14 剂。

二诊：2017 年 9 月 13 日患者复诊，服药平妥，自诉视物较前清晰。

眼部检查：右眼视力：0.5，左眼视力：0.6，双眼角膜透明，房水清，晶体皮质轻度混浊，玻璃体轻度混浊，眼底：视乳头 (-)，网膜散在出血、渗出较前减少。

中药原方继续服用。

按：王老师认为玻璃体腔内注射抗 VEGF 药物对糖尿病视网膜病变引起的黄斑水肿起效快，但是易复发，主张中西医结合既能尽快提高患者视力，也能有效的预防复发，糖尿病视网膜病变的根本病因为脾失健运、阴虚内热、气阴两虚、阴阳两虚，血瘀、痰湿是眼底病变的主要表现。脾主运化水液，对水液的吸收、转输和布散作用，若脾运化水液的功能健旺，就能防止水湿、痰饮等病理产物的产生。反之，脾失健运必然导致水液在体内停滞，聚湿、生痰，停留于黄斑，造成黄斑水肿。因此我们以益气健脾养阴、祛瘀利水明目为治则，方中重用黄芪，其味甘性微温，归脾经，功能为补中益气、健脾利水，尤善补脾肺之气。四物汤活血化瘀，使气血生化有源，脉络通畅。茯苓健脾利水渗湿，利水而不伤正气，可停聚化生痰饮之证，枸杞子可补肾益精、养肝补血等，诸药合用，全方一扶正化瘀益气健脾为特点。

糖尿病患者应定期复查眼底，积极控制血糖、血压，早期糖尿病视网膜病变患者多无自觉症状，定期复查，能及时发现问题，早期干预治疗，糖网早期治疗效果好，尽量较少增殖期糖网的患者是每个眼科医生的治则，也是中医治未病理念。

八、年龄相关性黄斑变性

年龄相关性黄斑变性相当于中医的"视瞻昏渺"，是指眼外观无异常，视物昏矇，日渐加重，终致失明的眼病。该病名始见于《证治准绳·杂病·七窍门》曰："若人年五十以外而昏者，虽治不复光明，盖时犹月之过望，天真日衰，自然目渐光谢。"指出本病的发病年龄及视力随年龄增加而降低，直至失明的特点，该病多发生于50岁以上的中老年人，常双眼患病。

该病又称老年性黄斑变性，临床上根据其眼底的病变分为干性和湿性两种类型。

【病因病机】

《证治准绳·杂病·七窍门》认为本病"有神劳、有血少、有元气渺者。"

1. 饮食不节，脾失健运，不能运化水湿，浊气上泛于目。

2. 素体阴虚，或劳思竭虑，肝肾阴虚，虚火上炎，灼伤目络则视物昏。

3. 情志内伤，肝失疏泄，肝气犯脾，脾失健运，气机阻滞，血行不畅为瘀，津液凝聚成痰，痰瘀互结，遮蔽神光则视物不清。

4. 年老体弱，肝肾两虚，精血不足，目失濡养，一致神光暗淡。

【临床表现】

1. 自觉症状：初起视物昏朦，如有轻纱薄雾遮挡。随着年龄增长，视物模糊逐渐加重，眼前出现固定暗影，视物变形。可一眼视力剧降，眼前暗影遮挡，甚至仅辨明暗。

2. 眼部检查：眼外观无异常，视力下降，不能矫正。①干性者或称萎缩性、非新生血管性：早期可见后极部视网膜有散在、边界欠清的玻璃膜疣，黄斑区色素紊乱，呈现色素脱失的浅色斑点和色素沉着小点，如椒盐状，中心凹光反射弱或消失；后期视网膜色素紊乱或呈地图状色素上皮萎缩区。②湿性者或称渗出性、新生血管性：初期可见后极部有污秽之灰白色稍隆起的视网膜下新生血管膜，其周围可见视网膜感觉层下或色素上皮下暗红色或暗黑色出血，病变区可隆起。病变范围小者约1个视乳头直径，大者波及整个后极部。出血多者可见网膜前出血，甚而达玻璃体内而成玻璃体积血。晚期黄斑部出血机化，形成盘状瘢痕，中心视力完全丧失。

荧光素钠眼底血管造影检查：萎缩性者早期可见后极部视网膜玻璃膜疣样荧光，或色素脱失样荧光形态，或脉络膜毛细血管萎缩、闭塞而呈低荧光区。渗出性者于动脉期可见脉络膜新生血管呈花边状、辐射状或绒球状的形态，后期呈现一片荧光素渗漏区，出血区则显遮蔽荧光。病变晚期视网膜下新生血管形成一片机化瘢痕。

吲哚青绿脉络膜血管造影检查：主要表现为脉络膜染料充盈迟缓或不规则，脉络膜动脉迂曲和硬化；它能够显示荧光素眼底血管造影不能发现的隐匿性脉络膜新生血管，且可清晰地显示脉络膜新生血管的位置，可进一步用于指导激光治疗。

OCT检查：在湿性AMD检查中可以清晰地显示脉络膜新生血管、出血、渗出及瘢痕的形态。

【辨证分型】

1. 脾虚湿困证

证候：视物昏朦，视物变形，黄斑区色素紊乱，玻璃膜疣形成，中心凹反光消失，或黄斑出血、渗出及水肿；可伴胸膈胀满，眩晕心悸，肢体乏力；舌质淡白，边有齿印，苔薄白，脉沉细或细。

病机分析：嗜食偏好，脾胃受损，湿困中焦，浊气上犯，故见视物昏朦，后极部视网膜多个玻璃膜疣；全身症状及舌脉均为脾虚湿困之候。

治法：健脾利湿。

方药：参苓白术散（《和剂局方》）加减。人参、白术、茯苓、炒甘草、山药、桔梗、白扁豆、莲子肉、薏苡仁、砂仁。水肿明显者，加泽兰、益母草利水消肿。

2. 阴虚火旺证

证候：视物变形，视力突然下降，黄斑部可见大片新鲜出血、渗出和水肿；口干欲饮，潮热面赤，五心烦热，盗汗多梦，腰酸膝软；舌质红，苔少，脉细数。

病机分析：素体阴虚，或劳思竭虑，肝肾阴虚，虚火上炎，灼伤目络，故见黄斑区大片新鲜出血、渗出和水肿；全身症状及舌脉均为阴虚火旺之候。

治法：滋阴降火。

方药：生蒲黄汤（《中医眼科六经法要》）合滋阴降火汤（《审视瑶函》）加减。生蒲黄、墨旱莲、丹参、荆芥炭、郁金、生地黄、川芎、牡丹皮、当归、熟地黄、黄柏、知母、麦冬、白芍、黄芩、柴胡、甘草。可于方中加三七粉、郁金以助活血化瘀；若出血日久不吸收者，可加丹参、泽兰、浙贝母等活血消滞；大便干结者，可加火麻仁润肠通便。

3. 痰瘀互结证

证候：视物变形，视力下降，病程日久，眼底可见瘢痕形成及大片色素沉着；伴见倦怠乏力，纳食呆顿；舌淡，苔薄白腻，脉弦滑。

病机分析：肝气郁结，气滞血瘀，瘀血阻滞，木郁土壅，脾失健运，水湿不化，聚湿生痰，痰瘀互结，故眼底可见瘢痕形成及大片色素沉着；全身症状及舌脉为痰瘀互结之候。

治法：化痰软坚，活血明目。

方药：化坚二陈丸（《医宗金鉴》）加减。陈皮、制半夏、茯苓、生甘草、僵蚕、黄连。常加丹参、川芎、牛膝等活血通络；瘢痕明显者，可加浙贝母、鸡内金软坚散结。

4.肝肾两虚证

证候：视物模糊，视物变形，眼底可见黄斑区陈旧性渗出，中心凹光反射减弱或消失；常伴有头晕失眠或面白肢冷，精神倦怠，腰膝无力；舌淡红苔薄白，脉沉细无力。

病机分析：肝肾两虚，精亏血少，故见后极部视网膜色素紊乱或陈旧性渗出；全身症状及舌脉均为肝肾两虚之候。

治法：补益肝肾。

方药：四物五子丸（《审视瑶函》）加减。熟地黄、当归、地肤子、白芍、菟丝子、川芎、覆盆子、枸杞子、车前子。

【其他治法】

1.七叶洋地黄双甘滴眼液（施图伦）滴眼，每次1滴，每日2~3次。

2.玻璃体腔注药术：年龄相关性黄斑变性出现黄斑下新生血管及黄斑水肿时，可行玻璃体腔注射抗VEGF药物。

3.针刺治疗：主穴选睛明、球后、承泣、瞳子髎、攒竹、风池；配穴选完骨、百会、合谷、肝俞、肾俞、脾俞、足三里、三阴交、光明。每次选主穴2个，配穴2~4个，根据辨证补泻，每日1次，留针30分钟，10日为1个疗程。

4.激光治疗：①适用于本病湿性者，视网膜下新生血管膜位于黄斑中心凹200um以外，封闭新生血管膜，以免病变不断发展、扩大而影响中心视力。②光动力疗法、经瞳孔温热疗法及微脉冲均适用于封闭黄斑脉络膜新生血管膜的治疗。

【预防与调护】

1.饮食有节，食宜清淡，多吃新鲜水果、蔬菜，忌肥腻厚味、辛辣刺激、煎炸炙煿以及生冷之品，戒烟酒。

2.避免太阳辐射、可见光对黄斑损伤，强光下应戴墨镜，雪地、水面应戴滤光镜，以保护眼睛免受光的损害。

【典型案例】

医案一：患者彭某，男，77岁，初诊时间：1994年10月11日

主诉：双眼视物不清2~3个月。

眼部检查：右眼视力：0.4，左眼视力：0.3，双眼矫正无助，双眼球结膜无充血，角膜透明，房水清，瞳孔圆直径约 2mm，对光反应灵敏，双眼散瞳后晶体周边部皮质轻度混浊，眼底：视乳头 (-)，A 细，反光强，黄斑部色素紊乱，中心反射 (-)，舌淡，苔根部黄腻，脉弦滑。

中医诊断：视瞻昏渺（双），圆翳内障（双）；西医诊断：老年性黄斑变性（双），老年性白内障初发期（双），视网膜动脉硬化（双）。

方药：生地 15g、当归 12g、赤芍 12g、红花 10g、川芎 10g、柏子仁 10g、栀子 15g、菟丝子 15g、黄连 10g、女贞子 10g、玄参 20g、黄精 12g、青皮 12g、枳壳 10g、蝉蜕 10g、山药 15g，400ml 水煎服，早晚两次温服：7 剂。

患者连续服用中药至 1995 年 2 月 21 日复诊，双眼视物较前清晰。

眼部检查：视力：右：1.0 左：1.2，双眼球结膜无充血，角膜透明，房水清，瞳孔圆直径约 2mm，对光反应灵敏，双眼散瞳后晶体周边部皮质轻度混浊，眼底：视乳头 (-)，A 细，反光强，黄斑区中心反射可见，舌淡，苔薄白，脉弦滑。原方继服。

按：患者老年男性，平素身体尚可，王老师认为，黄斑变性多为老年患者，证型多为肝肾阴虚，阴虚日久必生内热，故见舌苔黄腻，处方以四物五子丸加减，新鲜出血加生蒲黄、三七、墨旱莲、黄芩(炭)；陈旧出血加茺蔚子、丹参、郁金、乳香；瘢痕形成时加石决明、海藻、昆布；咽干口燥，五心烦热加知母、黄柏、夏枯草、女贞子；大便干燥者加玄参、草决明、五味子；失眠多梦加远志、玄参等。

医案二：栗某，男，77 岁，初诊日期：2018 年 5 月 15 日

主诉：双眼视力下降 1 个半月。

患者 1 个半月前无明显诱因出现双眼视物逐渐模糊，为求中医治疗，特来王老师处求诊，患者既往有"高血压"病史 2 年，血压控制可。纳眠可，二便调。

眼部检查：视力：右眼：0.5，矫正无助，左眼：0.5，矫正：+0.75DS=0.8，眼压：右眼 19.0mmHg，左眼 20.7mmHg。双眼晶状体皮质不均匀灰白色混浊，眼底：视乳头边界清，色可，网膜在位，黄斑中心反射消失，右眼黄斑区可见网膜皱褶。OCT 示右眼玻璃体

后界膜与黄斑中心凹粘连，左眼黄斑中心下方色素上皮层粗糙。舌淡红，苔薄，脉细弦。

中医诊断：视瞻昏渺（双）、圆翳内障（双）、能远怯近（双）；西医诊断：老年性黄斑变性（双）、老年性白内障初发期（双）、屈光不正（双）。

方药：黄芪30g、党参15g、生地15g、茯苓15g、山药10g、枸杞子15g、麦冬15g、黄精15g、郁金15g、远志15g、丹参30g、陈皮6g。400ml水煎服，早晚两次温服：14剂。

二诊，服药平妥，自述视物较前明显清晰。检查：视力：右眼0.6，左眼0.6，眼压：右眼20.7mmHg，左眼21.7mmHg。舌红苔薄黄，脉弦数。前方改丹参15g、加葛根30g、黄柏15g、地龙15g、乳香6g。继服14剂。加布林佐胺滴眼（派立明）双眼，每日2次。

三诊，自述视物较前明显清晰。检查：视力：右眼0.6，矫正无助，左眼0.8矫正1.0，眼压：右眼14.7mmHg，左眼16.3mmHg。OCT示右眼玻璃体后界膜与黄斑中心凹仍有牵拉、粘连。舌脉同前，前方加昆布15g继服14剂，嘱定期复诊。

按：AMD病变分期中若见脾气虚弱证，需治以健脾益气、健脾利湿等的药物，根据全身症状和药物主要功效，推荐使用的中成药主要为补中益气丸（丸剂、口服液）、人参养荣丸。补中益气汤剂出自《内外伤辨惑论》，为补气健脾的代表方。脾虚气弱型多见于AMD病变初起，黄斑区黄白色圆斑，周围色素晕，并有色素紊乱，中心亮点消失，在此证型下治疗需以健脾益气为主。研究表明补中益气汤可改善干性AMD患者视物模糊及变形、眼前固定暗影等临床症状。本型中未区分干湿性的AMD，可用补中益气汤加减每天2次，服用8~10周，均具有一定疗效。对于本证型，文献研究也包括多种中药方剂，包括补中益气汤、四君子汤、六君子汤、人参养荣汤等。六君子汤在四君子汤基础加上了陈皮、半夏以加强燥湿化痰功效。有研究脾气虚弱型干性AMD用四君子汤、六君子汤加减治疗。脾气虚弱，水湿不运也见于湿性AMD眼底出血渐吸收、渗出增多时，有用四君子汤加减治疗，促进眼底出血、渗出吸收。眼底黄斑区出现渗出性或出血性盘状脱离，或反复发生黄斑出血，兼见胸闷纳少，便溏，舌苔腻，脉滑或濡，治疗需以健脾益气、化湿祛痰为主，方选六君子汤加减；此外，六君子汤联合经瞳孔温热疗法治疗渗出期老年性黄斑变性的疗效观察（TTT）治疗脾气虚弱型已有 CNV 形成的湿性 AMD，对改善眼底出血的吸收有效率达 97.44%。因此，若湿性 AMD 伴眼底出血，结合全身辨证，在止血同时临证也可选用健脾益气类中成药。

医案三：患者何某，女，65 岁，因"右眼前有闪光感 1 个月"于 2016.12.06 就诊。

既往右眼"黄斑变性"病史 3 年。予叶黄素、银杏提取物口服，施图伦眼水点眼。

眼部检查：右眼视力：0.6，矫正无助；左眼视力：0.8，矫正无助。双眼晶体轻度混浊，余眼前节未见明显异常。眼底：视乳头界清色可，黄斑区水肿。左眼底未见明显异常。OCT 示：右眼黄斑区中心凹性结构存在，RPE 多灶性隆起，脉络膜毛细血管层可见团状 CNV，隐约见滋养血管长入，周边液性暗区。舌红苔薄黄，脉细弦数。

中医诊断：视瞻昏渺（右），气滞血瘀；西医诊断：1. 老年性黄斑变性（右，湿性）；2. 老年性白内障（双）。

治法：凉血活血益气。

方药：当归 12g、川芎 10g、赤芍 15g、生地 15g、红花 10g、桃仁 10g、栀子 15g、菟丝子 10g、女贞子 15g、麦冬 12g、玄参 15g、茯苓 15g、远志 15g、炒枣仁 30g、黄芪 30g。

2016 年 12 月 13 日复诊，眼药平妥。自觉口中苦，大便不成形。

眼部检查：右眼视力：0.4，矫正无助。方药：上方加山药 30g，继服。

2016 年 12 月 27 日复诊，自述视物变形减轻。

眼部检查：右眼视力：0.5，矫正无助。OCT 示：黄斑区水肿减轻。舌淡苔根部黄腻，脉细数。

方药：当归 12g、川芎 10g、赤芍 15g、熟地 15g、红花 10g、桃仁 10g、栀子 15g、女贞子 15g、麦冬 12g、玄参 15g、茯苓 15g、密蒙

花 10g、山药 10g、黄柏 10g、茵陈 20g。

医案四：患者李某，男，76 岁，因"双眼视物逐渐模糊，左眼著 1 年余"于 1991 年 10 月 17 日就诊。伴头晕乏力、食欲欠佳。在外院曾行眼底荧光血管造影检查，诊为"黄斑变性"，经用多种药物治疗无显效。

眼部检查：视力右眼 0.6，左眼 0.2，矫正无助。双眼晶状体皮质轻度混浊，眼底：双黄斑区色素紊乱，可见黄白色渗出斑，中心反光消失，左眼黄斑区渗出较多，反光略增强，并可见约 1PD 大之暗红色出血斑。舌质红、苔薄白，脉弦滑。

中医诊断：视瞻昏渺（双），肝肾亏损，气血郁滞，脉络不畅，目失所养。西医诊断：老年性黄斑变性（双）。

治法：滋补肝肾活血化瘀，通络明目。

方药：桃红四物汤加减：熟地 15g、当归 12g、白芍 15g、川芎9g、菟丝子 12g、车前子 12g、枸杞子 15g、女贞子 12g、红花 9g、桃仁 6g、五味子 6g。水煎服。每日 1 剂。服药 12 剂，全身症状改善，视力右眼 0.7、左眼 0.3。双眼黄斑区渗出及出血部分吸收。上方加覆盆子、桂圆肉各 10g。再服 12 剂，两眼原渗出、左眼出血已基本吸收，去三七粉，加石决明 30g，嘱再服 30 剂后复查，视力右眼 1.2、左眼 1.0，原渗出、出血已全部吸收，仅遗留色素，改服杞菊地黄丸。一年后复查，疗效巩固。

按：老年性黄斑变性是一种随年龄增长而发病率上升的致盲眼病，认为本病属中医"视瞻昏渺"的范畴，并认为衰老与"肾"的关系尤为密切。其发病与年老体衰，肝肾亏损，气血郁滞，脉络不畅，血不养目致视力下降；瘀血阻络，血不循经，溢于络外致黄斑出血；运化不畅，血瘀水滞致黄斑水肿、渗出等因素有关。因此，制定了从肝肾论治，着重活血化瘀、益气养血的治疗法则。方中当归、红花、桃仁、川芎、昆布活血化瘀，软坚散结；三七化瘀止血，且止血而不留瘀；女贞子、菟丝子、枸杞子、菊花、车前子滋补肝肾，升清降浊，平肝明目；熟地、白芍、黄精、玄参、麦冬滋阴生津，益气养血；丹皮凉血清热；陈皮理气和中。

九、干眼

干眼是以泪液的质和量异常导致泪膜不稳定而引起的眼病。属中医"白涩症""神水将枯""燥证""干涩昏花症"等范畴，"神水将枯"，首见于《证治准绳·杂病·七窍门》曰："视珠外神水干涩而不莹润。"《目经大成》称其为"神水枯瘁"，谓"此症轮廓无伤，但视而昏花，开闭则干涩异常。掀睑细看，外面养精神水有若蜗牛之涎，涎游于黑白之间，徒光无润。"

【病因病机】

肝开窍于目，泪为肝之液，肺为水之上源，肾主水，主气化。本病病位在气轮、风轮与肉轮，因此本病与肺、脾、肝、肾关系密切。《灵枢·五癃津液别》曰："五脏六腑之津液，尽上渗于目。"泪液为津液的一部分，泪液减少亦是津亏，因此阴津亏虚是导致本病的主要原因。

1. 肝经郁热，肝阴不足，目精失养，发为本病。

2. 燥热之邪，内客于肺，燥伤肺阴，肺阴亏虚，不能上润于目，故神水将枯。

3. 肝肾阴虚，肝肾同源，虚火上炎，灼伤神水，致本病。

4. 脾气亏虚，水湿运化受阻，阴津不能上润于目，致神水将枯。

5. 饮食不节，过食辛辣厚味，脾胃蕴结湿热，运化失司，升降失常，清气不能上升，神水不能正常滋润目珠而发为本病。

6. 化学伤、热烧伤、长期佩戴接触镜、风热眼、天行赤眼、天行赤眼暴翳等眼病治疗不彻底，邪热羁留，灼伤阴津，而发生神水将枯。

【临床表现】

1. 自觉症状：眼干涩、异物感、畏光、视力下降，同时口鼻干燥。

2. 眼部检查：目珠干燥失却莹润光泽，白睛微红，有皱褶，黑睛暗淡，生翳。

3. 实验室检查：泪液分泌量测定，Schirmer 法少于 5mm；虎红染色实验阳性或者荧光素钠染色实验阳性；泪膜破裂时间小于 5 秒；泪河高度小于 0.3mm；必要时检查类风湿因子、血沉、抗核抗体及免疫球蛋白 IgG、IgM、IgA 等。

【辨证分型】

1. 燥伤肺阴证

证候：眼干涩，异物感，秋冬季节发病率高，伴口咽干燥，干咳少痰，舌质红，少津，脉细。

病机分析：眼目依赖之津液之濡养，燥邪伤阴，津液亏虚，目失濡养，则白睛枯涩疼痛，干涩羞明，黑睛受损，神光发越受阻，视物模糊，苔薄黄少津，脉细均为津亏之证。

治法：生津润燥，清宣肺气。

方药：百合固金汤（《医方集解》）加减。外感燥邪者加防风、玉竹、芦根，兼有风寒湿痹者，加桑枝、桂枝、威灵仙、忍冬藤、牛膝。

2. 肝郁阴虚证

证候：眼干涩，畏光，睁眼不适，情志抑郁，喜叹息，口干舌燥，舌红质干，脉象弦细。

病机分析：肝喜条达，肝气郁结，气机阻滞，郁闭清窍，则眼胀痛，情志抑郁，喜叹息，肝气不舒，气血失和，目失所养则干涩，肝郁日久化火则舌苔薄黄，阴虚则少苔，肝气郁结则脉弦。

治法：疏肝解郁，滋养阴津。

方药：逍遥散（《和剂局方》）合生脉散（《内外伤辨惑论》）加减。肝气郁滞，口苦咽干者加黄芩、山栀清肝泻火；畏光不适加防风、蔓荆子；口干舌燥加生地黄。

3. 肝肾阴虚证

证候：眼干涩，异物感，头晕眼花，腰膝酸软，口咽干燥，舌质红，少津，脉细。

病机分析：肝开窍于目，泪为肝之外液，肾为水之下源，主宰一身之阴液，肝肾同源，肝肾亏虚则虚火上炎，津亏泪少，目失濡养。

治法：滋养肝肾，生津润燥。

方药：加减六味地黄汤（《审视瑶函》）加减。外感燥邪者加玉竹、麦冬、芦根；腰膝酸软明显者加牛膝，若肾精虚弱，加紫河车。

4. 外感风燥证

证候：畏光，眼干涩，异物感，睁眼不适，伴口咽干燥，干咳少痰，舌质红，少津，脉细。

病机分析：燥为阳邪，其性干燥，易伤津耗液，白睛属肺，燥邪耗损肺阴，则白睛干涩，黑睛属肝，燥邪耗伤肝阴，则黑睛干燥，甚至黑睛生翳，黑睛使其润泽，神光发越受阻，视物模糊，舌质红，脉细为燥邪伤阴之象。

治法：祛风润燥。

方药：清燥救肺汤（《医门法律》）加减。畏光重者加防风、蝉蜕、薄荷，兼有风寒者加桑枝、桂枝，眼红加密蒙花、蔓荆子。

5. 脾胃湿热证

证候：畏光，眼干涩，异物感，睁眼不适，白睛隐隐红赤，伴口干不欲饮，舌质红，苔黄腻，脉濡数。

病机分析：脾主运化，脾胃为后天之本，湿热困脾，则运化失职，气血不得运行，则眼干涩不适，眵泪黏腻，四肢乏力，精神倦怠。

治法：清热利湿。

方药：三仁汤（《温病条辨》）加减。上下胞睑红肿者加川连、熟大黄，兼有风寒者加羌活白芷，眼红加密蒙花、车前子。

【其他治法】

1. 针刺治疗：主穴：太阳、四白、睛明、攒竹、风池，配取光明、三阴交、百会、四神聪。施以平补平泻手法，留针30分钟，每日一次，十次为一疗程。湿热壅滞者加外关、丰隆，瘀血内阻者加血海、曲池，兼有失眠者加神门、照海、大陵、太溪等。

2. 雷火灸：雷火灸使用特殊药物制成的艾条，点燃后悬灸双目、双耳、合谷、印堂、翳风等特殊穴位，起到畅通经络、调和气血、活血化瘀、祛风明目的作用。与传统艾灸相比，雷火灸具有药性更猛、渗透力更强，临床报道治疗干眼症有疗效。

3. 中药雾化熏眼法：将中药煎剂利用中药雾化仪使其热气蒸腾上熏眼部的治疗方法。具有物理湿热敷及中药的双重作用。能清热养阴、疏通经络，畅通气血，滋润目珠。亦可用内服中药先熏洗后内服，内外结合，加强疗效。

4. 点眼法：常用人工泪液，如玻璃酸钠滴眼液等，眼用凝胶，严重者可用自体血清。

5.手术治疗：泪小点阻塞术，包括暂时性或者永久性泪小点栓子，或者用电灼。

【预防与调护】

1.合理饮食：干眼的发生与饮食因素关系十分密切，纠正不良嗜好，少食辛辣、煎炸、肥甘厚味和酒类等食品。均衡饮食、不偏食，以清淡饮食为主。多吃含维生素 A、B、C、E 之肉类、蔬菜及水果，如瘦猪肉、鸭肉、龟、鳖、绿豆、冬瓜、赤小豆、芝麻、百合等甘凉滋润之品。少食羊肉、狗肉、韭菜、辣椒、葱、蒜、类花子等性温燥烈之品，少吃烧烤油炸食物。干眼患者还要注意保证有充足的水分摄入，每天晨起饮两杯凉白开或菊花茶，对于改善干眼很有好处。

2.起居有常：起居有常，不熬夜，晨起洗脸时注意眼睑及睫毛之清洁，用热毛巾热敷可以减轻疲劳并增加泪液分泌。秋冬季节可用加湿器增加房间湿度。计算机屏幕前工作时增加瞬目频率，避免长时间用眼、过度疲劳，且应将显示屏放于眼水平线以下，减少睑裂的开大程度，将显示屏调至适当亮度，适度的运动对于改善干眼亦很有好处，中医学认为"久卧伤气，久坐伤肉"，缺乏运动可使脏腑功能低下，津液输布失常。

3.调畅情志：中医学认为七情失和，思虑过度，或恼怒悲恐均可导致气机郁滞，津液输布失常而发干眼。宋代的《太平圣惠方》指出："若悲哀内动，液道开而注下，其液枯竭则目涩痛。"保持轻松愉快的心情，对于干眼的恢复具有十分重要的意义。

4.自我眼部按摩，以改善气血流通，促进泪液分泌和干眼的康复。

5.矫正屈光不正，佩戴合适的眼睛，缓解眼部的疲劳。

【典型案例】

医案一：滕某，女，53 岁，初诊日期：2017 年 6 月 18 日。

主诉：双眼干涩不适半月余。

患者半月前无明显诱因出现双眼干涩不适，不能注视电脑半小时，于外院诊断为干眼症、视疲劳，点用玻璃酸钠等滴眼液，效果不明显，为求中医治疗，特来王老师门诊。

眼部检查：视力：右 0.8，左 0.5（自镜），矫正视力：右眼：-2.25DS-0.75DC/80=1.0，左眼：-3.00DS-1.00DC/95=0.8。眼压：右：11.7mmHg，左 11.3mmHg，双眼球结膜无充血，角膜透明，房水清，前房中深，左晶体后皮质轻度混浊，双眼眼底：C/D=0.3，左眼颞下方盘沿消失，网膜在位，中心反射（-）。

泪液分泌量：0mm/5 分钟（双）。

中医诊断：能近怯远（双），白涩症（双）；西医诊断：屈光不正（双），视疲劳（双），干眼症（双）。

R：七叶洋地黄双甘滴眼液（施图伦）双眼 Tid。

方药：黄精 15g、沙参 15g、玉竹 15g、党参 10g、防风 10g、川芎 10g、当归 12g、云苓 15g、丹参 30g、陈皮 6g、玄参 15g、远志 15g、麦冬 15g，400ml 水煎服，早晚两次温服 7 剂。

按：中医治疗干眼症的历史悠久，其治疗过程注重辨证论治与整体观念，能从整体上提升脏腑机能，且疗效缓和而持久。肝开窍于目，泪为肝之液，肾主津液，润养目珠；肝肾阴虚，虚火上炎，灼津耗液，致使泪液分泌减少，诱发干眼症。故而肝肾阴虚是导致干眼症的重要中医病机。方中黄精补肝气、补精气、治脾胃虚弱；患者服药一周后感觉双眼较前舒适，电脑前工作 1 小时至 2 小时，无明显不适，嘱其继续用药，巩固疗效，注意用眼卫生，饮食清淡。

医案二：患者李某，女，63 岁，初诊日期：2016 年 9 月 25 日。

主诉：双眼干涩不适半年伴口咽干燥。

患者半年前无明显诱因出现双眼干涩，点用海露滴眼液，双眼干涩好转，近一个月出现口咽干燥，曾就诊于内分泌科，各项化验指标未见异常。为求中医治疗，特来就诊。

眼部检查：视力：右眼 0.4，矫正 0.5；左眼 1.0；眼压：13.3mmHg（双）。

右眼晶体皮质轻度混浊，泪膜不形成，双眼角膜下方荧光素钠染色有点状着色。余未见明显异常。泪液分泌实验：右 3mm/5 分钟，左 10mm/5 分钟。双眼底杯盘比约 0.4。舌红苔黄腻，脉沉细。

中医诊断：白涩症（双），圆翳内障（右）；西医诊断：干眼症（双）、白内障（右）。

方药：生地 15g、茯苓 15g、牡丹皮 12g、赤芍 15g、沙参 15g、玄参 15g、防风 10g、白芷 10g、当归 12g、川芎 10g、密蒙花 15g、黄柏 10g、陈皮 6g、茵陈 30g，400ml 水煎服，早晚两次温服 7 剂。

七叶洋地黄双甘滴眼液（施图伦）双眼 Tid。

二诊：2016 年 10 月 3 日复诊，双眼干涩较前好转。

眼部检查：视力：右眼 0.5；左眼 1.0；右眼晶体皮质轻度混浊，双眼角膜下方荧光素钠染色无着色。余未见明显异常。双眼底杯盘比约 0.4。泪膜破裂时间：右眼约 5 秒，左眼约 7 秒，泪液分泌实验：右 10mm/5 分钟，左 11mm/5 分钟。

舌红苔腻，脉沉细。

方药：上方去黄柏。

按：《灵枢·口问》言："液者，所以灌精濡空窍者也……液竭则津不灌，津不灌则目无所见矣"，五脏六腑之津液上循于目，则目能视物，阴虚燥热致津液亏损无以濡养双目，故致双眼"爽快不得，沙涩昏朦"，故方中多用滋阴清热祛湿之药，同时佐以活血药物，也可配合中药雾化、眼镜核桃灸等治疗。

第二节　眼睑病

一、睑缘炎

中医称之为"睑弦赤烂"，是以睑弦红赤、溃烂、刺痒为临床特征的眼病。本病常为双眼发病，病程长，病情顽固，时轻时重，缠绵难愈。临床上将其分为鳞屑性睑缘炎、溃疡性睑缘炎和眦部睑缘炎三种。

【病因病机】

多由风、湿、热三邪为病，虽然皆由外风引动，但由于内邪不同而病机各异，内有脾胃蕴热，受风则易化燥；内有湿热，受风后湿热更盛而溃烂；内有心火，受风邪后循经灼睑眦而眼眦红赤糜烂。

另外患沙眼或拨剪倒睫损伤睑弦，也可导致风邪侵入而发病。素有屈光不正，营养不良，睡眠不足等，也易罹患本病。

【辨证分型】

1. 风热偏重证

证候：睑弦红赤，睫毛根部有糠皮样脱屑，自觉灼热刺痒，干涩不适。

治法：祛风止痒，凉血清热。

方药：银翘散加减。

2. 湿热偏重证

证候：睑弦红赤溃烂、痛痒并作，眵泪胶黏，睫毛成束，或倒睫，睫毛脱落。

治法：祛风清热除湿。

方药：除湿汤加减。

3. 心火上炎证

证候：眦部睑弦红赤糜烂，灼热刺痒，甚者眦部睑弦破裂出血。

治法：清心泻火。

方药：导赤散和黄连解毒汤加减。

【其他疗法】

1. 中成药

龙胆泻肝丸：适用于湿热壅盛证。

2. 药物外治

熏洗法：千里光、白鲜皮、苦参、野菊花、蒲公英、蛇床子等；或苦参、白鲜皮、黄柏、蛇床子、地肤子等水煎熏洗睑缘皮肤。鳞屑性睑缘炎：加荆芥、防风、蒺藜；溃疡性睑缘炎：加金银花、连翘、蒲公英等。

湿敷法：用内服中药的药渣，或用消毒纱布津渍内服或外洗药液后湿热敷。

涂药膏法：炉甘石 50g，火锻，研为细末，过 200 目筛，装瓶备用。用时取炉甘石粉适量，麻油调匀，涂于睑缘上，每晚 1 次。

超声雾化法：根据病情，选择白芷、防风、菊花、黄连等药煎汤，置超声雾化器中喷雾患眼。

二、接触性皮炎

中医称之为"风赤疮痍"，是指胞睑皮肤红赤如朱，灼热疼痛，起水泡或脓疱，甚至溃烂的眼病。本病名源于《秘传眼科龙木·风赤疮痍外障》。病变不仅发生在胞睑皮肤，还可侵犯黑睛而出现黑睛生翳，多发生于春秋季节，以成年患者居多。

【病因病机】

《世医得效方·眼科》中认为本病"因风热生于脾脏"；《眼科纂要·眼皮腐烂》中记载为"湿热停滞脾胃所致"。结合临床可分为脾经蕴热，外感风邪，风热之邪循经上犯胞睑；外感风热邪毒引动内火，风火之邪循经上犯胞睑；脾胃湿热中阻，土盛侮木，脾病及肝，肝脾同病，复感风邪，风湿热邪循经上犯于目。

【辨证分型】

1. 脾经风热证

证候：胞睑皮肤红赤、痒痛、灼热，起水疱；或伴发热恶寒；舌苔薄黄，脉浮数。

治法：除风清脾。

方药：除风清脾饮加减。

2. 风火上攻证

证候：胞睑红赤如朱，燃热疼痛难忍，水疱簇生，甚而溃烂；或伴发热寒战；舌质红，苔黄燥，脉数有力。

治法：清热解毒，疏风散邪。

方药：普济消毒饮加减。

3. 风湿热毒证

证候：胞睑红赤疼痛，水疱、脓疱簇生，极痒，甚或破溃流水，糜烂；或伴胸闷纳呆，口中黏腻，饮不解渴等症；舌质红，苔腻，脉滑数。

治法：祛风除湿，泻火解毒。

方药：除湿汤加味。

4. 肝脾毒热证

证候：胞睑红赤痒痛，水疱、脓疱簇生，患眼碜涩疼痛，畏光流泪，抱轮红赤或白睛混赤，黑睛生星翳或黑睛生翳溃烂；伴见头痛，发热，口苦；舌红苔黄，脉弦数。

治法：清热解毒，散邪退翳。

方药：龙胆泻肝汤加味。

【其他疗法】

外洗法：可用地肤子、苦参、蛇床子、蒲公英煎水滤去药渣，取液待凉外洗，每日 2~3 次。

三、眼睑痉挛

中医称之为"胞轮振跳"，是指眼睑不由自主地牵拽跳动的眼病。病名见于《眼科菁华录·卷上·胞睑门》，又名脾轮振跳，常见于成年人，上、下胞睑均可发生，但以上胞多见，可单眼或双眼发病。

【病因病机】

《证治准绳·杂病·七窍门》认为"气分之病，属肝脾二经络，牵振之患。人皆呼为风，殊不知血虚而气不顺，非纯风也。"结合临床可分为，肝脾血虚，日久生风，虚风内动，牵拽胞睑而振跳；久病或过劳等损伤心脾，心脾两虚，气血不足，筋肉失养而跳动。

【辨证分型】

1. 血虚生风证

证候：胞睑振跳不休，或牵拽颜面及口角抽动；头昏目眩，面色少华；舌质淡红，苔薄，脉细弦。

治法：养血息风。

方药：当归活血饮加减。

2. 心脾两虚证

证候：胞睑跳动，时疏时频，劳累或失眠时加重；可伴心烦眠差，怔忡健忘，食少体倦；舌质淡，脉细弱。

治法：补益心脾。

方药：归脾汤加减。

【典型案例】

李某，男，51 岁。初诊日期：2016 年 4 月 18 日

主诉：左眼下睑不自主抽动 1 年。

病史：患者自诉于 1 年前无明显诱因出现左眼下睑不自主抽动，发病无明显规律性，无眼红、眼痛，无头痛、头晕，曾于外院诊为"眼睑痉挛（左）"，给予卡马西平片口服，效一般。当地医院行颅脑磁共振，检查结果未见明显异常；颅脑 CT、眼眶 CT 示：1. 眼眶 CT 平扫未见异常。2. 左侧基底节腔隙性脑梗塞？

眼部检查：视力右眼：1.0，左眼：0.8，右眼外观正常，左眼上睑轻度下垂，下睑不自主抽动，双眼球各方向运动可。双眼睑球结膜未见充血，角膜清，前房深可，瞳孔圆，直径 2.5mm，晶体透明，双眼底见视乳头边界清，色淡红，网膜血管走行可，中心反光可见。

舌脉：舌淡苔薄白，脉沉细。

诊断：眼睑痉挛（左）

治法：补脾益气，通络明目。

方药：当归 12g、熟地 15g、白芍 12g、川芎 12g、黄芪 15g、姜半夏 9g、木瓜 9g、丝瓜络 9g、甘草 6g、龙眼肉 10g、炒白术 6g、党参 15g、桃仁 6g、陈皮 6g。15 剂，水煎服，每日两次，每次 200ml，早晚饭后半小时温服。配合针灸治疗。

二诊：2016 年 5 月 3 日。患者左眼睑痉挛较前明显好转，自觉眼部症状缓解。

眼部检查：视力右眼：1.0，左眼：0.8，左眼上睑仍轻度下垂，下睑不自主抽动减轻，双眼球运动可。舌淡苔薄白，脉沉细。

方药：当归 12g、熟地 15g、白芍 12g、川芎 12g、黄芪 15g、姜半夏 9g、丝瓜络 9g、甘草 6g、龙眼肉 10g、炒白术 6g、党参 15g、陈皮 6g、僵蚕 6g、地龙 6g。15 剂，水煎服，每日两次，每次 200ml，早晚饭后半小时温服。配合针灸治疗。

三诊：2016 年 6 月 20 日。患者左眼下睑不自主抽动明显减轻。

眼部检查：视力右眼：1.0，左眼：0.9，右眼外观正常，左眼上睑轻度下垂，下睑不自主抽动明显减轻。舌淡苔薄白，脉沉细。

方药：当归 12g、白芍 12g、川芎 12g、黄芪 15g、丝瓜络 9g、甘草 6g、龙眼肉 10g、炒白术 6g、人参 3g、陈皮 6g、香附 12g、赤芍 12g、防风 6g。15 剂，水煎服，每日两次，每次 200ml，早晚饭后半小时温服。嘱患者注意休息，避免过劳。

按语：患者劳损心脾，心脾血虚，方中黄芪、人参、炒白术补脾益气，当归、龙眼肉补心养血，川芎、香附、赤芍、丝瓜络活血通络，全方共奏益气健脾、通络明目之功。

四、上睑下垂

中医称之为"上胞下垂"，是指上胞提举无力或不能自行提起，以致睑裂变窄，甚至掩盖部分或全部瞳神而影响视物的眼病。本病有先天性、后天性二种。先天性者目前主张手术治疗；后天性者有动眼神经麻痹性、交感神经麻痹性、机械性、外伤性或手术后、重症肌无力性等五种情况。

【病因病机】

先天性者，属命门火衰，导致心脾阳虚，心神无力支使于目之开合，脾阳虚无力主肌肉，故双眼上胞下垂，不能抬举。后天性者，多由脾阳虚中气不足，或风痰乘虚阻络，以致肌肉失养而抬举无力。

【辨证分型】

1.命门火衰，脾阳不足证

证候：自幼双眼下垂，无力抬举，视物时仰首举额张口，或以手提睑。

治法：温肾阳，益化源。

方药：右归饮加减。

2.脾虚失运，中气不足证

证候：上胞下垂，晨起病轻，午后加重。症重者，眼珠转动不灵，视一为二，并有周身乏力，甚至吞咽困难等。

治法：升阳益气。

方药：补中益气汤加减。

3.风邪中络，筋脉拘挛证

证候：起病突然，上胞下垂，睑肤麻木，眼珠转动失灵；舌苔白，脉浮。

治法：祛风通络。

方药：正容汤加减。

4.气滞血瘀证

证候：胞睑外伤或眼部手术后所致。

治法：活血祛瘀通络。

方药：血府逐瘀汤加减。

【其他疗法】

针灸治疗：攒竹透睛明，鱼腰透丝竹空，太阳透瞳子髎，并配用足三里、三阴交等穴。每日或隔日 1 次，10 次为 1 个疗程。患侧宜用补法，健侧宜用平补平泻。足三里、三阴交可加灸。眼周穴位宜沿皮斜刺。眩晕者加百会、太溪穴。

重症者可考虑手术治疗。

【典型案例】

医案一：鲍某某，男，64 岁。初诊日期：2017 年 2 月 13 日。

主诉：左眼上睑无法上抬 20 天。

病史：患者 20 天前无明显诱因晨起后出现左眼抬举无力，伴视物成双，无眼红眼痛等不适。新斯的明试验阴性；颅脑 CT 扫描未见异常；MRI 示脑内多发缺血灶，轻度脑动脉硬化 MRA 表现。

眼部检查：视力右眼：0.7，左眼：1.0，右眼结膜无充血，角膜透明，前房可，瞳孔圆，直径约 2.5mm，晶体透明，眼底见视乳头边界清，色淡红，黄斑区色素紊乱，颞侧网膜见黄白色渗出；左眼上睑遮盖角膜，睑裂宽约 4mm，结膜无充血，角膜透明，前房可，瞳孔圆，直径 2.5mm，晶体透明，眼底见视乳头边界清，色淡红，中心反光未见。左眼上转运动部分受限，其余方向均不受限。舌淡红，苔薄白，脉弦细。

诊断：中医诊断：上睑下垂（左）。西医诊断：上睑下垂（左）。

治法：补中益气，活血通络。

方药：黄芪 15g、党参 15g、当归 12g、丝瓜络 10g、炒白术 12g、陈皮 6g、升麻 3g、柴胡 12g、炙甘草 6g。6 剂，水煎服，每日两次，每次 200ml，早晚饭后半小时温服。配合针灸治疗。

二诊：2017 年 2 月 19 日。患者左眼上睑较前抬举有力，视物成双距离较前缩短。

眼部检查：视力右眼：0.7，左眼：1.0，右眼结膜无充血，角膜透明，前房可，瞳孔圆，直径约 2.5mm，晶体透明，眼底见视乳头边界清，色淡红，黄斑区色素紊乱，颞侧网膜见黄白色渗出；左眼上睑遮盖部分角膜，睑裂宽约7mm，结膜无充血，角膜透明，前房可，瞳孔圆，直径2.5mm，晶体透明，眼底见视乳头边界清，色淡红，中心反光未见。左眼上转运动轻度受限，其余方向均不受限。舌淡红，苔薄白，脉弦细。

方药：黄芪15g、党参15g、当归12g、丝瓜络10g、炒白术12g、陈皮6g、升麻3g、柴胡12g、鸡血藤15g、炙甘草6g。6剂，水煎服，每日两次，每次200ml，早晚饭后半小时温服。

患者服药40余天，左眼上睑下垂已痊愈。

按语：患者病在眼睑，眼睑及眼肌在脏属脾，脾主肌肉，眼睑开合与脾气盛衰息息相关。脾胃虚弱，中气下陷，可致眼睑下垂。使用黄芪、党参、炒白术、炙甘草补气健脾，升麻、柴胡升提阳气，当归、丝瓜络活血通络，陈皮理气和胃，辨证用药切合病机。复诊加用鸡血藤进一步加强活血通络功效，使疾病得以痊愈。

医案二：肖景芳女，61岁。初诊时间：2018年10月25日。

主诉：双眼上睑下垂1年余。

病史：1年前自觉双眼上睑抬举困难，晨起轻，下午重。曾于外院治疗，诊疗不详，自觉没有疗效，求助于中医治疗。现患者瘦弱乏力，腰膝酸软，耳鸣。

眼部检查：右眼，0.6，矫正+3.00DS=1.0，左眼0.5，不矫正。眼压：双眼均为13.0mmhg，双眼眉弓上抬，额纹加深，上睑下垂，睑裂宽右眼5mm，左眼4mm，上睑遮盖部分瞳孔，角膜透明，房水清，瞳孔圆，对光反射正常，晶状体混浊，左眼甚。肌注新斯的明1mg15分钟后双眼睑裂宽10mm。舌淡红，苔薄白，脉沉细。

诊断：中医：上胞下垂（双），圆翳内障（双），能近怯远（双）；西医：重症肌无力（双），年龄相关性白内障（双），屈光不正（双）

辨证：脾肾阳虚证。

方药：补中益气汤加减：黄芪30g，白术10g。陈皮6g。升麻6g当归12g，柴胡10g，党参15g，甘草g，6麦冬15g，茯苓15g，附子10g，细辛3g。水煎服，每日1剂，14剂。

二诊：自觉症状好转，眼部检查同前。舌红苔黄 脉细数。前方加生地 30g，知母 15g。继服 24 剂。

三诊：症状明显好转，眼沉重感明显减轻。检查：睑裂宽右眼 6mm，左眼 6mm，舌红苔白，脉细弦。前方改附子 15g，加僵蚕 10g，继服 24 剂。

四诊：双眼已能正常开闭，有时眼干涩不适。舌红苔黄，脉细数。检查：睑裂宽右眼 9mm，左眼 9mm，前方改附子 10g，生地 20g。14 剂，隔日 1 剂，巩固疗效。

五诊：停药 3 月后复查，没有复发。

第三节　泪器病

一、溢泪

中医称之为"流泪症"，是指泪液不循常道而溢出睑弦的眼病。流泪症病名繁多，有针对流泪病因命名的，如迎风流泪；有根据流泪的程度不同而命名的，如目泪不止；亦有根据流泪冷热性质不同而分别命名为冷泪、热泪者。多因泪点位置异常、泪道狭窄或阻塞及泪道排泄功能不全等引起。

【病因病机】

多因肝血不足，泪窍不密，风邪外袭而致泪出；脾气亏虚，生化乏源，气血不足，不能收摄泪液；泪为肝之液，肝肾同源，肝肾两虚，不能约束泪液而流泪。

【辨证分型】

1. 血虚夹风证

证候：流泪，迎风更甚，隐涩不适，患眼无红赤肿痛，兼见头晕目眩，面色少华；舌淡苔薄，脉细。

治法：补养肝血，祛风散邪。

方药：止泪补肝散加减。

2. 气血不足证

证候：无时泪下，泪液清冷稀薄，不耐久视，面色无华，神疲乏力，心悸健忘；舌淡，苔薄，脉细弱。

治法：益气养血，收摄止泪。

方药：八珍汤加减。

3. 肝肾两虚证

证候：眼泪常流，拭之又生，或泪液清冷稀薄，兼头昏耳鸣，腰膝酸软；脉细弱。

治法：补益肝肾，固摄止泪。

方药：左归饮加减。

第四节 结膜病

一、细菌性结膜炎

中医称之为"风热眼"，是指外感风热而猝然发病，以白睛红赤、眵多黏稠、痒痛交作为主要特征的眼病。该病名首见于广州中医学院主编的《全国高等医药院校试用教材·中医眼科学》，又名暴风客热、暴风客热外障，俗称暴发火眼。多为双眼患病，突然发生，一般在发病后 3~4 天症状达到高峰，以后逐渐减轻，1~2 周痊愈，预后良好。若失于调治，则病情迁延，可演变成慢性。

【病因病机】

《证治准绳·杂病·七窍门》中指出"乃素养不清，躁急劳苦，客感风热，卒然而发也。"结合临床归纳为骤感风热之邪，风热相搏，客留肺经，上犯白睛而发；若素有肺经蕴热，则病症更甚。

【辨证分型】

1. 风重于热证

证候：痒涩刺痛，羞明流泪，眵多黏稠，白睛红赤，胞睑微肿；可兼见头痛，鼻塞，恶风；舌质红，苔薄白或微黄，脉浮数。

治法：疏风清热。

方药：银翘散加减。

2. 热重于风证

证候：目痛较甚，怕热畏光，眵多黄稠，热泪如汤，胞睑红肿，白睛红赤浮肿；可兼见口渴，尿黄，便秘；舌红，苔黄，脉数。

治法：清热疏风。

方药：泻肺饮加减。

3. 风热并重证

证候：患眼焮热疼痛，刺痒交作，怕热畏光，泪热眵结，白睛赤肿；兼见头痛鼻塞，恶寒发热，口渴思饮，便秘溲赤；舌红，苔黄，脉数。

治法：疏风清热，表里双解。

方药：防风通圣散加减。

【其他疗法】

1. 中药熏洗：以菊花、薄荷各30g（鲜者更佳，用量加倍），尽量切碎，入2层纱布袋缝口，置于约盛500ml的茶缸内，加入沸水浸泡加盖，稍数分钟，先熏后洗。每日2～3次。

2. 预防调摄：本病因具有较强的传染性，容易造成广泛流行。其传染方式多是由患眼眵泪直接或间接带人健康人眼内引起，故应强调预防。

注意个人卫生，不用脏手、脏毛巾揉擦眼部。

患者应避免到公共游泳池游泳，以免引起传播流行。

患者的手帕、洗脸用具、枕套以及其他生活用品等均需隔离与消毒。

医护人员接触过患眼的手和医疗器械，以及污物等均需严加消毒处理。

本病禁忌包眼。因包眼可使热毒更盛，从而加重病情。

二、病毒性结膜炎

中医称之为"天行赤眼"，是指白睛暴发红赤、点片状溢血，常累及双眼，能迅速传染并引起广泛流行。又名天行赤热、天行赤目、天行暴赤等。本病名见于《银海精微》，该书对本病病因及其传染流行等均有描述。多于夏秋之季发病，多见于成年人，常呈暴发流行，预后良好。

【病因病机】

外感疫疠之气所致，或兼肺胃积热，内外合邪交攻于目而发。发病迅速，患眼白睛红赤，或见白睛溢血成点成片，涩痒交作，怕热羞明，眵多胶结，多双眼或先后发病。

【辨证分型】

1. 初感疠气证

证候：病初起，眼局部症状俱悉，但不严重，全身症状多不明显。

治法：疏风散邪，兼以清热。

方药：疏风散热饮子加减。

2. 肺胃积热证

证候：患眼灼热疼痛，胞睑红肿，白睛赤丝鲜红满布，眵泪黏稠，兼有头痛烦躁，或便秘溲赤，苔黄脉数。

治法：清热泻火，解毒散邪。

方药：泻肺饮加减。

3. 疫热伤络证

证候：眼部症状除同上述外，尚见白睛或睑内有点状或片状之溢血。

治法：清热凉血，解毒散邪。

方药：泻肺饮去羌活，加地黄、牡丹皮、紫草。

【其他疗法】 同细菌性结膜炎。

第五节 角膜病

一、单疱病毒性角膜炎

中医称之为"聚星障"，是指黑睛骤生多个细小星翳，其形或联缀，可团聚，伴有碜涩疼痛、羞明流泪的眼病。依据其形态的不同，又分别被命名为树枝状角膜炎、地图状角膜炎、盘状角膜炎。

本病因外感风热，伤及黑睛，致生翳障。外邪入里化热，或素有肝经伏火，内外合邪，以致肝胆火炽，灼伤黑睛；恣食肥甘厚味或煎炒之物，损伤脾胃，酿成脾胃湿热，土反侮木，熏蒸黑睛；素体阴虚，正气不足，或患热病后，津液耗伤，以致阴津亏泛，复感风邪等原因引起。

出现黑睛星点缀障，或聚或散，或连缀成片，形如树枝或地图状，抱轮红赤，伴干涩畏光，刺痛流泪，视物模糊等症状。黑睛荧光素染色阳性。病变区知觉减退。常有外感风热或眼部外伤等诱因。

【辨证分型】

1. 风热犯目证

证候：黑睛骤生星翳，抱轮红赤，羞明隐涩，发热恶寒，咽痛；舌苔薄黄，脉浮数。

治法：疏风散热。

方药：银翘散加减。

2. 风寒犯目证

证候：黑睛星翳，抱轮微红，流泪羞明，恶寒发热；舌苔薄白，脉浮紧。

治法：发散风寒。

方药：荆防败毒散加减。

3. 肝火炽盛证

证候：星翳渐次扩大加深，白睛混赤，胞睑红肿，羞明流泪，头痛溲赤，口苦；舌红苔黄，脉弦数。

治法：清肝泻火。

方药：龙胆泻肝汤加减。

4. 湿热蕴蒸证

证候：黑睛星翳，反复发作，缠绵不愈，头重胸闷，溲黄便溏，口黏；舌红苔黄腻，脉濡。

治法：化湿清热。

方药：三仁汤加减。

5. 阴虚邪留证

证候：病情日久，迁延不愈，星翳疏散，抱轮微红，眼内干涩不适；

舌红少津，脉细或数。

治法：滋阴散邪。

方药：加减地黄丸加减。

【典型案例】

姜某某，女，51岁。初诊日期：2017年3月20日。

主诉：左眼红痛伴畏光流泪3天。

病史：患者十余年前出现左眼红痛流泪、视力下降，诊断为"病毒性角膜炎"，给予抗病毒治疗好转，时常反复发作。

眼部检查：远视力：右眼0.7，左眼0.02。眼压：右眼15mmHg，左眼13.7mmHg。右眼角膜透明，房水清，晶体透明。左眼球结膜充血（+），颞侧球结膜轻度水肿，角膜颞侧及中央可见云翳、斑翳，颞侧轻度浸润病变，边界欠清，表面清洁，上皮基本完整，周边见新生血管长入，前房清，虹膜纹理清，瞳孔圆，对光反应灵敏。舌红苔薄黄，脉细数。

诊断：单疱病毒性角膜炎（左）。

治法：清热解毒，明目退翳。

方药：黄芩6g、炒栀子10g、党参15g、茯苓12g、炒白术6g、荆芥10g、防风6g、黄芪15g、当归12g、徐长卿10g、淡竹叶10g。6剂，水煎服，每日两次，每次200ml，早晚饭后半小时温服。

二诊：2017年3月28日。

眼部检查：远视力：右眼0.9，左眼0.1。双眼睑球结膜充血不显，左眼角膜颞侧及中央可见云翳、斑翳，颞侧轻度浸润病变，边界清，周边见新生血管长入，余症状基本同前。舌红苔薄黄，脉细数。

方药：黄芩6g、炒栀子10g、党参15g、茯苓12g、炒白术6g、荆芥10g、防风6g、黄芪15g、当归12g、徐长卿10g、淡竹叶10g、北沙参12g、陈皮6g。6剂，水煎服，每日两次，每次200ml，早晚饭后半小时温服。

三诊：2017年4月3日。患者左眼无红痛、畏光流泪等不适。

眼部检查：远视力：右眼1.0，左眼0.2，眼压：右眼16mmHg，左眼9mmHg。右眼角膜透明，房水清，晶体透明。左眼球结膜充血不显，角膜颞侧及中央可见云翳、斑翳，周边见新生血管长入，前房清，虹膜纹理清，瞳孔圆，对光反应灵敏。舌红苔薄黄，脉细数。

方药：黄芩 6g、炒栀子 10g、党参 15g、茯苓 12g、炒白术 6g、防风 6g、黄芪 15g、当归 12g、徐长卿 10g、淡竹叶 10g、北沙参 12g、陈皮 6g、蝉蜕 6g、玄参 12g。15 剂，水煎服，每日两次，每次 200ml，早晚饭后半小时温服。

嘱患者清淡饮食，注意休息，避免疲劳。

按语：患者病情迁延，时愈时发，考虑正气不足，肝肾亏虚，治疗以益气养阴，清热祛风为主，炒栀子、黄芩清热泻火，凉血解毒；黄芪、防风、炒白术为玉屏风散，益气固表，扶助正气，祛邪外出；当归为血中气药，活血止痛；蝉蜕退翳明目，张锡纯认为蝉蜕前之两大足甚刚硬，有开破之力，故在黑睛宿翳用之得宜；北沙参、玄参滋阴清热，玄参尚有散结之力。全方攻补兼顾，随证加减可有效防止病情反复。

二、细菌性角膜炎

中医称之为"凝脂翳"，是黑睛生翳，表面色白或黄，状如凝脂，发病迅速，多伴有黄液上冲的急重眼病。病名见于《证治准绳·杂病·七窍门》。若治不及时，每易迅速毁坏黑睛，甚至黑睛溃破，黄仁绽出，变生蟹睛恶候，愈后视力受到严重障碍，甚至失明。

【病因病机】

《诸病源候论·目病诸侯·目内有丁候》中认为本病"脏腑热盛，热乘于腑，气冲于目，热气结聚"；而《证治准绳·杂病·七窍门》则指出，若黑睛"四围见有瘀滞者，因血阻道路，清汁不得升运之故。若四围不见瘀赤之甚者，其内络深处，必有阻滞之故。"结合临床多为黑睛外伤，风热邪毒乘伤袭入，黑睛被染，或素有漏睛，邪毒已伏，乘伤客目而发病；外邪入里，蕴遏化热，或嗜食辛燥，脏腑热盛，肝胆热毒上灼黑睛，壅滞蓄腐；久病之后气虚阴伤，正气不足，外邪滞留，致黑睛溃陷，缠绵不愈。

【辨证分型】

1. 风热壅盛证

证候：病变初起，头目疼痛，羞明流泪，视力减退，抱轮红赤，黑睛生翳如星，色呈灰白，边缘不清，上覆薄脂；舌质红，苔薄黄，脉浮数。

治法：祛风清热，退翳明目。

方药：新制柴连汤加减。

2. 里热炽盛证

证候：头目剧痛，羞明难睁，热泪如汤，眵多黏稠，视力障碍，胞睑红肿，白睛混赤浮肿，黑睛生翳，窟陷深阔，凝脂大片，神水混浊，黄液上冲，眵泪、凝脂色黄或黄绿；常伴发热口渴，溲赤便秘；舌红，苔黄厚，脉弦数或脉数有力。

治法：泻火解毒，退翳明目。

方药：四顺清凉饮子加减。

3. 气阴两虚证

证候：眼痛羞明较轻，眼内干涩，抱轮微红，黑睛溃陷，凝脂减薄，但日久不敛；常伴口燥咽干，或体倦便溏；舌红脉细数，或舌淡脉弱。

治法：偏阴虚者滋阴退翳；偏气虚者益气退翳。

方药：偏阴虚者滋阴退翳汤或海藏地黄汤加减；偏于气虚者用托里消毒散去陈皮，加蝉蜕、木贼以祛风退翳。

【典型案例】

陈某某，男，30岁。初诊日期：2018年10月21日。

主诉：右眼红痛畏光流泪伴视力下降3天。

病史：患者青年男性，3天前异物（石屑）崩入右眼，在当地卫生室取出，仍眼红、畏光、视物不清，遂到当地医院就诊，诊断为"角膜溃疡（右）"，给予"氧氟沙星滴眼液、贝复舒眼水"点眼，效一般。左眼视网膜脱离病史3年。

眼部检查：远视力：右眼：数指/10cm，左眼：0.01。右眼球结膜充血（++），角膜8点到11点位置见白色浸润灶，水肿，3点位置见小片浸润灶，水肿，房水清，瞳孔圆，晶体透明，眼底窥不清；左眼角膜清，前房可，瞳孔圆，晶体透明，玻璃体混浊。双眼眼B超：右眼玻璃体偶见弱点状回声，左眼玻璃体见条带样回声。共聚焦显微镜：未查见真菌菌丝。舌暗红苔薄黄，脉浮紧。

诊断：1.细菌性角膜炎（右）2.角膜溃疡（右）3.陈旧性视网膜脱离（左）。

治法：祛风清热、退翳明目。

方药：钩藤10g、龙胆草6g、泽泻10g、牡丹皮10g、柴胡10g、茯苓12g、生甘草6g、炒栀子6g、黄芩6g、生地12g、当归12g、防风6g。6剂，水煎服，每日两次，每次200ml，早晚饭后半小时温服。

二诊：2018年10月27日。患者右眼红痛流泪症状较前好转。

眼部检查：远视力：右眼：0.2，左眼：0.01，右眼球结膜充血较前减轻，角膜8点到11点位置白色浸润灶边界清楚，微水肿，3点位置小片浸润灶，余眼部检查基本同前。舌暗红苔薄黄，脉细数。

方药：钩藤10g、泽泻10g、牡丹皮10g、柴胡10g、生甘草6g、炒栀子6g、黄芩6g、生地12g、当归12g、防风6g、蝉蜕6g、木贼6g。6剂，水煎服，每日两次，每次200ml，早晚饭后半小时温服。

三诊：2018年11月2日。患者右眼无明显不适。

眼部检查：远视力：右眼：0.3，左眼：0.01，右眼睑球结膜充血不显，角膜近瞳孔处见片状不规则灰白色混浊，边界清楚，余眼部检查基本同前。舌暗红苔薄白，脉细数。

方药：钩藤10g、泽泻10g、牡丹皮10g、生甘草6g、炒栀子6g、黄芩6g、生地12g、当归12g、蝉蜕6g、木贼6g、党参15g、茯苓12g。15剂，水煎服，每日两次，每次200ml，早晚饭后半小时温服。嘱患者清淡饮食，注意用眼卫生。

按语：患者右眼异物损伤，进而转变为凝脂翳，眼球疼痛，结膜充血，为热邪上扰所致。以龙胆草、炒栀子、黄芩清热泻火，其中龙胆草善于清肝明目；防风祛风散邪；柴胡平肝、胆、三焦之火，除热解表，且又是风药，与茯苓合用，可消水肿；当归、牡丹皮清热活血；钩藤、蝉蜕、木贼祛风退翳明目。稳定期加用党参以健脾益气，有助于视力进一步恢复。

三、真菌性角膜炎

中医称之为"湿翳"，是指黑睛生翳，翳形微隆，外观似豆腐渣样，干而粗糙的眼病。病名首见于《一草亭目科全书》，其多发于炎热潮湿的气候环境，又以夏秋收割季节更常见。多单眼发病，且病程较长，可反复发作，严重者会引起黑睛毁坏而失明。

【病因病机】

多因稻谷、麦芒、植物枝叶擦伤黑睛或角膜接触镜戴取不慎损伤黑睛，或黑睛手术造成轻度黑睛外伤等，均可使湿毒之邪乘伤侵入，湿遏化热，熏灼黑睛而致病。

【辨证分型】

1. 湿重于热证

证候：患眼畏光流泪，疼痛较轻，白睛红赤或抱轮微红，黑睛之翳初起，表面微隆，形圆而色灰白；多伴脘胀纳呆，口淡便溏；舌淡，苔白腻而厚，脉缓。

治法：化湿清热。

方药：三仁汤加减。

2. 热重于湿证

证候：患眼碜涩不适，疼痛畏光，眵泪黏稠，白睛混赤，黑睛生翳，表面隆起，状如豆腐渣，干而粗糙，或见黄液上冲；常伴便秘溺赤；舌红，苔黄腻，脉濡数。

治法：清热祛湿

方药：甘露消毒丹加减。

【典型案例】

曲某某，男，67岁。初诊日期：2017年11月21日。

主诉：左眼红痛、异物感伴视物不清半月余。

病史：患者半个月前不慎被玉米叶划伤左眼后，出现左眼红痛、异物感伴视物不清。在当地医院诊为"左眼角膜炎"，给予眼药水点眼治疗（具体用药用量不详），效欠佳。

眼部检查：远视力：右眼0.4，左眼0.15，眼压Tn，右眼角膜透明，房水清，瞳孔圆，直径约3mm，晶体反光强，眼底见视乳头边界清、色可，网膜血管走行可，中心反光隐约可见。左眼球结膜混合充血（++），角膜中央偏颞下方可见3×3mm灰白色溃疡灶，达浅基质层，边缘毛糙不整，表面附厚苔垢，周边角膜基质水肿，前房未见积脓，瞳孔圆，直径约 3mm，对光反应（+），晶体反光强，后部窥不清。共聚焦显微镜：可见大量炎性细胞及真菌菌丝样结构。舌淡苔白厚腻，脉缓。

诊断：真菌性角膜炎（左）

治法：祛湿清热。

方药：龙胆草 12g、炒栀子 10g、黄芩 10g、薏苡仁 30g、茵陈 10g、丹参 12g、牡丹皮 12g、当归 12g、黄芪 15g、木贼 10g。6 剂，水煎服，每日两次，每次 200ml，早晚饭后半小时温服。那他霉素滴眼液点左眼，每日两次。

二诊：2017 年 11 月 27 日。患者左眼红肿疼痛减轻，大便通畅。

眼部检查：远视力：右眼 0.4，左眼 0.2，右眼角膜透明，房水清，瞳孔圆，直径越 3mm，晶体反光强，眼底见视乳头边界清，色可，网膜血管走行可，中心反光隐约可见。左眼球结膜混合充血（++），角膜中央偏颞下方可见 3x3mm 灰白色溃疡灶，达浅基质层，边缘局限，周边角膜基质轻度水肿，前房未见积脓，瞳孔圆，直径约 3mm，对光反应（+），晶体反光强，其后窥不清，眼压 Tn。舌淡苔白腻，脉缓。

方药：炒栀子 10g、黄芩 10g、薏苡仁 30g、茵陈 10g、丹参 12g、牡丹皮 12g、当归 12g、黄芪 15g、木贼 10g、泽泻 10g、茯苓 12g。6 剂，水煎服，每日两次，每次 200ml，早晚饭后半小时温服。那他霉素滴眼液点左眼，每日两次。

三诊：2017 年 12 月 3 日。患者左眼疼痛消失，视力提高，大便通畅。

眼部检查：远视力：右眼 0.4，左眼 0.4，眼压 Tn，右眼角膜透明，房水清，瞳孔圆，直径越 3mm，晶体反光强，眼底见视乳头边界清，色可，网膜血管走行可，中心反光隐约可见。左眼球结膜混合充血（+），角膜中央偏颞下方可见 3x2mm 灰白色溃疡灶，边缘清晰局限，余角膜透明，瞳孔圆，直径约 3mm，对光反应（+），晶体反光强。舌淡苔白，脉缓。

方药：炒栀子 10g、黄芩 10g、丹参 12g、牡丹皮 12g、当归 12g、黄芪 15g、木贼 10g、茯苓 12g、麦冬 15g、谷精草 15g、密蒙花

15g。15 剂，水煎服，每日两次，每次 200ml，早晚饭后半小时温服。嘱患者清淡饮食，注意用眼卫生。

按语：本病角膜局部外伤史，有真菌感染，但内因一般多为湿热之体，"正气存内，邪不可干"，外因通过内因起作用。故以祛湿清热为主，兼以辅助正气。龙胆草、炒栀子、黄芩苦寒清热燥湿，加薏苡仁、茵陈增加祛湿功能，丹参、当归、牡丹皮补血活血、清热祛瘀止痛，茯苓、泽泻利湿清热，黄芪补气升阳，益卫固表，托毒生肌，利水消肿，麦冬清肺润肺，木贼、谷精草、密蒙花祛风止痛、退翳明目。本方重在祛湿，湿去则热除。

四、角膜基质炎

中医称之为"混睛障"，是指黑睛深层生翳，状若圆盘，其色灰白，混浊不清，漫掩黑睛，导致视力障碍的眼病。病名首见于《审视瑶函·混睛障症》，本病病程缓慢，往往需经数月治疗方能逐渐痊愈，但常遗留瘢痕而影响视力。

【病因病机】

《医宗金鉴·眼科心法要诀》中认为本病由"肝脏毒风与瘀血上凝所致"。风热外袭，肝经受邪，邪热扰目，黑睛乃病；脏腑积热，肝胆热毒循经上攻，黑睛被灼，气血壅滞；素体虚弱，脾运乏力，湿邪内生，熏蒸于目，损伤黑睛；邪毒久伏，阴液耗伤，阴虚火旺，虚火炎目，导致黑睛发病。

【辨证分型】

1. 肝经风热证

证候：患眼疼痛，羞明流泪，抱轮红赤，黑睛深层生翳，状若圆盘，其色灰白，混浊不清；兼见头痛鼻塞；舌红，苔薄黄，脉浮数。

治法：祛风清热。

方药：新制柴连汤加减。

2. 肝胆热毒证

证候：患眼刺痛，羞明流泪，抱轮暗红，或白睛混赤，黑睛深层生翳，状若口苦咽干，便秘溲黄；舌红，苔黄，脉弦数。

治法：清肝解毒，凉血化瘀。

方药：银花解毒汤加减。

3. 湿热内蕴证

证候：患眼胀痛，羞明流泪，抱轮红赤，或白睛混赤，黑睛深层翳若圆盘，混浊肿胀；常伴头重胸闷，纳呆便溏；舌红，苔黄腻，脉濡数。

治法：清热化湿。

方药：甘露消毒丹加减。

4. 阴虚火炎证

证候：患眼病变迁延不愈，或反复发作，干涩隐痛，抱轮微红，黑睛深层混浊；可兼口干咽燥；舌红少津，脉细数。

治法：滋阴降火。

方药：滋阴降火汤加减。

【典型案例】

张某某，女，45 岁。初诊日期：2017 年 6 月 14 日。

主诉：左眼视物不清伴畏光流泪 1 月。

病史：患者糖尿病病史 10 年，高血压病史 10 年。双眼先后行玻切手术各两次。1 月前无明显诱因出现左眼视力下降伴眼红、眼痛、畏光、异物感。

眼部检查：远视力：右眼 0.4，左眼：手动 / 眼前，眼压 Tn，右眼球结膜充血不显，角膜透明，晶体轻混，玻璃体混浊，眼底朦胧不清。左眼球结膜充血（+），角膜中央偏颞侧基质层见圆盘样混浊，周围轻水肿，房水清，瞳孔圆，直径约 2.5mm，晶体轻混，后部情况窥不清。舌淡苔薄黄脉细数。

诊断：角膜基质炎（左），玻切术后（双）。

治法：祛风清热、退翳明目。

方药：黄芩 10g、黄连 3g、生石膏 15g、木贼 6g、炙甘草 6g、柴胡 10g、炒苍术 6g、茯苓 12g、羌活 6g、黄芪 15g、党参 15g、密蒙花 15g。6 剂，水煎服，每日两次，每次 200ml，早晚饭后半小时温服。

二诊：2017 年 6 月 20 日。患者左眼红痛减轻，无明显畏光流泪，大便通畅。

眼部检查：远视力：右眼 0.4，左眼 0.05，眼压 Tn，右眼球结膜充血不显，角膜透明，晶体轻混，玻璃体混浊，眼底朦胧不清。左眼球结膜充血（+），角膜中央偏颞侧基质层见圆盘样混浊，周围轻水肿，房水清，瞳孔圆，直径约 2.5mm，晶体轻混，后部情况窥不清。舌淡苔薄脉细。

方药：黄芩 10g、黄连 3g、木贼 6g、炙甘草 6g、柴胡 10g、茯苓 12g、炒苍术 6g、泽泻 10g、羌活 6g、黄芪 15g、党参 15g、密蒙花 15g。6 剂，水煎服，每日两次，每次 200ml，早晚饭后半小时温服。

三诊：2017 年 6 月 26 日。患者左眼无明显红痛及畏光流泪，大便通畅。

眼部检查：远视力：右眼 0.4，左眼 0.12，眼压 Tn，右眼球结膜充血不显，角膜透明，晶体轻混，玻璃体混浊，眼底朦胧不清。左眼球结膜充血（±），角膜中央偏颞侧基质层见圆盘样混浊，边界清楚，角膜透明，房水清，瞳孔圆，直径约 2.5mm，晶体轻混，后部情况窥不清。舌淡苔薄白脉细。

方药：黄芩 10g、黄连 3g、木贼 6g、炙甘草 6g、柴胡 10g、茯苓 12g、羌活 6g、黄芪 15g、党参 15g、密蒙花 15g、北沙参 12g。6 剂，水煎服，每日两次，每次 200ml，早晚饭后半小时温服。嘱患者清淡饮食，注意用眼卫生。

按语：本例患者以祛风清热，退翳明目为主，方中黄芩、黄连善清上焦肺胃之热，清热燥湿，生石膏清热泻火，但宜中病即减，茯苓、泽泻、炒苍术健脾燥湿，羌活在《本草汇言》中谓其"体轻而不重，气清而不浊，味辛而能散，性行而不止，故上行于头，下行于足，遍达肢体，以清气分之邪也……目证以之治羞明隐涩、肿痛难开……"柴胡能平肝、胆、三焦之火，其性升散，能除热解表，黄芪、党参健脾益气，顾护正气，木贼、密蒙花退翳明目，北沙参养阴清肺，益胃生津。

第六节 巩膜病

中医称之为"火疳"，是指邪毒上攻白睛，导致白睛里层呈紫红色局限性隆起且疼痛的眼病。病名首见于《证治准绳·杂病·七窍门》，又名火疡。好发于成年女性，多为单眼发病，也可双眼先后发病，病程较长，且易反复。

【病因病机】

《证治准绳·杂病·七窍门》认为是"火之实邪在于金部，火克金，鬼贼之邪，故害最急。"临床多见心肺热毒内蕴，火郁不得宣泄，导致气滞血瘀，滞结为疳；素有痹症，风湿久郁经络，郁久化热，风湿热邪循经上犯；肺经郁热，日久伤阴，虚火上炎而导致。此外，结核、梅毒等全身性疾病常可诱发本病。

【辨证分型】

1. 火毒蕴结证

证候：发病较急，患眼疼痛难睁，羞明流泪，目痛拒按，视物不清，白睛结节大而隆起，或联缀成环，周围血脉紫赤怒张；伴见口苦咽干，气粗烦躁，便秘溲赤；舌红，苔黄，脉数有力。

治法：泻火解毒，凉血散结。

方药：还阴救苦汤加减。

2. 风湿热攻证

证候：发病较急，目珠胀闷而疼，且有压痛感，羞明流泪，视物不清；白睛有紫红色结节样隆起，周围有赤丝牵绊，常伴有骨节酸痛，肢节肿胀，身重酸楚，胸闷纳减，病势缠绵难愈；舌苔白腻，脉滑或濡。

治法：祛风化湿，清热散结。

方药：散风除湿活血汤加减。

3. 肺阴不足证

证候：病情反复发作，病至后期眼感酸痛，干涩流泪，视物欠清，白睛结节不甚高隆，色紫暗，压痛不明显；口咽干燥，或潮热颧红，便秘不爽；舌红少津，脉细数。

治法：养阴清肺，兼以散结。

方药：养阴清肺汤加减。

【典型案例】

李某，女，27 岁。初诊日期：2017 年 12 月 18 日

主诉：左眼眼红痛反复发作 5 年余，右眼眼红痛反复发作 1 年。

病史：患者自 5 年多前无明显诱因出现左眼眼红、眼痛，无头痛头晕，在当地门诊诊为"左眼巩膜炎"，以普拉洛芬滴眼液、醋酸泼尼松滴眼液等药物治疗，效不显。于 1 年前开始出现右眼眼红、眼痛，于"北京同仁眼科医院"诊为双眼"巩膜炎，继发性青光眼"，予药物治疗（具体用药用量不详）。

眼部检查：远视力：右眼 数指 /20cm，左眼 0.8（矫正），眼压：右眼 34mmHg，左眼 16mmHg。右眼上方巩膜充血，睑球结膜充血，角膜透明，前房深可，瞳孔圆，直径约 6mm，对光反应迟钝，晶体透明，眼底见视乳头边界清，色苍白，C/D 约 0.9，网膜血管走行可，黄斑区中心反光未见。左眼上方巩膜紫红肿大，压痛明显，睑球结膜充血，角膜透明，前房深可，瞳孔圆，直径约 3mm，对光反应存在，晶体透明，视乳头边界清，色可，网膜血管走行可，黄斑区中心反光可见。患者查血沉、C 反应蛋白、类风湿因子及 HLA-B27 均正常。舌淡苔薄白，脉弦。

诊断：巩膜炎（双），继发性青光眼（右）。

治法：清肺泻热，散结通络。

方药：山药 10g、郁金 9g、泽兰 10g、知母 10g、桑白皮 10g、地骨皮 6g、银柴胡 6g、赤芍 10g、黄芩 6g、车前子 10g、茯苓 10g。6 剂，水煎服，每日两次，每次 200ml，早晚饭后半小时温服。盐酸卡替洛尔眼水点右眼，每日两次。

二诊：2017 年 12 月 25 日。患者左眼上方巩膜红肿减轻，压痛减轻，大便通畅。

眼部检查：远视力：右眼数指 /20cm，左眼 0.8（矫正），眼压：

右眼 23.3mmHg，左眼 11.8mmHg。左眼上方巩膜红肿减轻，压痛减轻，余检查基本同前。舌淡苔薄白，脉细。

方药：山药 10g、郁金 9g、泽兰 10g、知母 10g、桑白皮 10g、地骨皮 6g、赤芍 10g、黄芩 6g、车前子 10g、茯苓 10g、麦冬 12g、黄柏 10g。15 剂，水煎服，每日两次，每次 200ml，早晚饭后半小时温服。

三诊：2018 年 1 月 10 日。患者左眼上方巩膜红肿减轻，无明显压痛。

眼部检查：远视力：右眼 0.1，左眼 0.8（矫正），眼压：右眼 20.3mmHg，左眼 12.8mmHg。左眼上方巩膜红肿减轻，无明显压痛，余检查基本同前。舌淡苔薄白，脉细。

方药：山药 10g、郁金 9g、知母 10g、桑白皮 10g、地骨皮 6g、赤芍 10g、黄芩 6g、车前子 10g、茯苓 10g、麦冬 12g、天花粉 10g。15 剂，水煎服，每日两次，每次 200ml，早晚饭后半小时温服。

嘱患者清淡饮食，保持大便通畅，注意用眼卫生，规范使用药物。

按语：本例患者，青年女性，病程日久反复难愈，治疗上给予桑白皮、地骨皮、黄芩清肺润肺，黄芩泻火清热，天花粉散结，麦冬、知母滋阴润肺，泽兰、车前子清热利湿，全方既清火泻热，又润肺养阴，兼以化瘀散结。正如《审视瑶函》所言："火疳生如红豆形，热毒应知患不轻。两眦目家犹可缓，气轮犯克急难停，重则破溃成血漏，轻时亦有十分疼，消凉调治无疑惑，免致终身目不明。"本病的治疗以清泻郁热为主，兼顾散瘀止痛。

第七节　葡萄膜病

一、虹膜睫状体炎

中医称之为"瞳神紧小"，是指黄仁受邪，以瞳神持续缩小，展缩不灵为主要临床症状的眼病。

【病因病机】

1.肝经风热或肝胆火炽，火邪灼伤黄仁，强阳搏实阴，导致瞳神紧小。

2.嗜食辛热炙博、肥甘厚味，酿成脾胃湿热，或感受风湿之邪，郁久化热，上蒸于目，熏灼黄仁所致。

3.劳累太过或病久伤阴，肝肾阴亏，虚火上炎，伤及黄仁。

4.眼部外伤，黄仁受损而致。

5.由眼部邻近组织病变波及，如花翳白陷、凝脂翳、混睛障、火疳等疾病，病邪深入，波及黄仁引起。

【辨证论治】

1.肝经风热

证候：眼珠痛甚，羞明流泪，视物模糊；抱轮红赤，黑睛内壁有灰白色点状沉着物，神水混浊，黄仁肿胀，纹理不清，瞳神紧小不能展缩；全身可见头痛发热，口干，舌红，苔薄白或薄黄，脉浮数。

治法：清肝泻热。

方药：新制柴连汤加减。

2.肝胆火炽

证候：珠痛拒按，痛连眉棱、颞颥，视力锐减，畏光泪热；白睛混赤，黑睛后壁大量沉着物，神水混浊重，黄仁肿胀，瞳神甚小；可兼见黄液上冲，或兼见血灌瞳神；全身可见口苦咽平，烦躁易怒。舌质红，苔黄厚，脉弦数等。

治法：清泻肝胆实火。

方药：龙胆泻肝汤加减。

3.风湿夹热

证候：发病或急或缓，眼珠坠痛，连及眉骨、颞颥闷痛，视物昏朦，或自觉眼前黑花飞舞，羞明流泪；抱轮红赤，神水混浊，黄仁肿胀纹理不清，瞳神紧小或偏缺不圆；常伴有头重胸闷，肢节酸痛。舌红，苔黄腻，脉弦数或濡数。

治法：祛风清热除湿。

方药：抑阳酒连散加减。

4.阴虚火旺

证候：患病日久，眼干涩不适，眼胀痛，视物朦胧；白睛抱轮红赤时轻时重，黑睛后壁细点状或色素状沉着物，黄仁纹理不清或部分性干枯变白，瞳神干缺状如花瓣，锯齿，或小如针孔，或见翳膜遮蔽，神膏细点状混浊；全身可见心烦不眠，咽干舌燥。舌质红，苔少有裂痕，脉细数。

治法：滋阴降火

方药：知柏地黄丸加减。

【其他治法】

1. 中成药

根据证型可选用龙胆泻肝丸、知柏地黄丸、杞菊地黄丸、雷公藤多苷、黄连上清丸、清开灵冲剂等口服，或清开灵注射液静脉滴注。

2. 西医治疗

（1）局部治疗

①睫状肌麻痹剂阿托品或复方托吡卡胺。

②糖皮质激素滴眼剂：可用醋酸泼尼松龙、妥布霉素地塞米松滴眼液和眼膏以及氟美瞳滴眼液等。

③非甾体消炎滴眼剂：常用的为双氯芬酸钠或普拉洛芬滴眼剂。

（2）全身治疗

急性前葡萄膜炎或不伴有全身疾病的慢性前葡萄膜炎应该首先考虑局部用药。当前葡萄膜炎一年反复发作 3 次或以上，以及炎症控制不佳时，可以考虑全身药物治疗。伴有全身性疾病或需要免疫抑制剂时，应全身药物治疗。可给予短期糖皮质激素或免疫抑制剂口服。糖皮质激素常用强的松，免疫抑制剂常用环孢素、环磷酰胺、苯丁酸氮芥等。

（3）病因治疗

对于感染性全葡萄膜炎，应用抗感染药物局部或全身治疗。其他全身病应根据患者的病史、临床表现及有关的化验、X 线等检查确定病因和疾病性质，进行更有效的治疗。

（4）并发症的治疗：常见并发性白内障、继发性青光眼，对症处理。

【典型病例】

患者毕某，女，44 岁，2016 年 12 月 13 日来诊。

左眼反复性眼红，眼痛，视物模糊20天（共3次复发），加重1天，外院诊为"虹膜炎"，曾用典舒眼膏，双氯芬酸钠滴眼液，百力特滴眼液，美多丽滴眼液。2016年12月12日外院行曲安奈德20mg球旁注射。

眼部检查：右眼未见明显异常。左眼视力：0.6，矫正无助，眼压7mmHg。结膜混合充血（++），球结膜轻水肿，羊脂状kp（++），房水光斑（+++），瞳孔小，直径约3mm，光反射迟钝，晶体透明，玻璃体轻度混浊。眼底未见明显异常。舌红苔薄黄，脉细数。

中医诊断：瞳神紧小（左）肝胆火炽；西医诊断：虹膜睫状体炎（左）。

方药：龙胆草10g、柴胡10g、当归12g、黄芩15g、生地15g、车前子15g、泽泻10g、木通10g、知母15g、陈皮6g、白花蛇舌草15g、蒲公英15g。7剂，水煎服。局部给予复方托吡卡胺Bid左眼，氟米龙眼水Tid左眼，普拉洛芬眼水Tid左眼。

2016年12月20日复诊：左眼视力：0.8，矫正无助，眼压7.3mmHg。结膜混浊充血（+），kp（-），光斑（+），瞳孔药物性散大，直径约6mm，光反射（-），晶体透明，玻璃体轻度混浊。眼底未见明显异常。舌红苔薄黄，脉细数。

方药：知母15g、龙胆草10g、柴胡10g、当归12g、黄芩15g、生地15g、车前子15g、泽泻10g、陈皮6g、白花蛇舌草15g、蒲公英15g、半枝莲15g、赤芍15g。龙胆泻肝丸10粒Tid。

病例分析：患者病情反复发作，此次加重1天，发病急重，视力下降，白睛混赤，神水混浊，瞳神紧小且展缩失灵；舌红苔薄黄，脉细数。综合脉症，四诊合参，本病属祖国医学"瞳神紧小"范畴，证属肝胆火炽，故治疗以清泻肝胆湿热为治则，方选龙胆泻肝汤加减。方中加白花蛇舌草、半枝莲，这两味药有清热解毒的作用，现代研究结果表明，这两味药有消炎、抗菌、提高人体免疫力的功能，故葡萄膜炎的患者多用。

复诊时，患者病情好转，上药加用赤芍以清热凉血，继服7剂后，因考虑患者服用中药不方便，改为龙胆泻肝丸10粒Tid。

二、后葡萄膜炎

后葡萄膜炎是一组累及玻璃体、脉络膜、视网膜、视网膜血管和视神经的炎症性疾病。可由各种病毒、寄生虫、细菌、梅毒、钩端螺旋体、结核或真菌感染所致，亦可是自身免疫功能紊乱或外伤及肿瘤出现的类似葡萄膜炎临床表现的伪装综合征。本病根据不同的临床特征，分别归属中医眼科"云雾移睛""视瞻昏渺""狐惑病"范畴。

【病因病机】

1.情志不畅，肝失条达，气机受阻，气血津液难以上达目窍；或肝郁日久化火，灼伤津液，目窍失养。

2.嗜食辛热炙博、肥甘厚味，酿成脾胃湿热；或嗜食寒凉冷饮，伐伤脾胃阳气，湿阻中焦，致升降失常，寒热互结；或感受风湿之邪，郁久化热，上蒸于目，熏灼黄仁、水轮。

3.病久伤阴，肝肾阴亏，虚火上炎；或阴虚不能化生阳气而导致肾阳亦虚，阳虚水泛致目病。

4.眼部外伤，黄仁、水轮受损而致。

【辨证论治】

1.心火上炎

证候：视物模糊，眼前黑影飘动或视物变形，脉络膜视网膜散在黄白色渗出，伴心烦失眠，小便黄赤，大便干结，或口舌生疮，口腔糜烂；舌尖红，苔薄黄，脉数。

治法：清泻心火。

方药：大黄黄连泻心汤加减。

2.肝胆实热

证候：视物昏朦，眼前黑影较多，视物变形，脉络膜炎性渗出物明显，视网膜水肿，伴口苦咽干，或胸胁胀痛，大便秘结，小溲黄赤；舌质红，苔黄厚，脉弦数。

治法：清肝泻火。

方药：龙胆泻肝汤加减。

3.湿热蕴蒸

证候：病情反复发作，缠绵难愈，伴头痛心烦，口黏口腻，纳呆；舌质红，苔黄腻，脉濡数或滑数。

治法：清热利湿。

方药：甘露消毒丹加减。

4.肝肾阴亏

证候：视物模糊，或视物变形，眼内干涩，眼底病变陈旧，病灶色素沉着，间或夹杂新的渗出斑，或黄斑区轻度水肿，有渗出物及色素沉着，伴有头晕耳鸣，腰膝酸软；舌质淡苔薄，脉细。

视衣气血不和，脉络不利，故酿生本病。

治法：补益肝肾。

方药：杞菊地黄丸加减。

【其他治疗】

1.局部治疗滴用睫状肌麻痹剂、糖皮质激素。

2.全身治疗：包括糖皮质激素、免疫抑制剂及生物制剂。

【典型病例】

患者刘某，女，52岁，自觉右眼眼前黑影遮挡10余天于2016年8月9日来诊。眼部检查：右眼视力0.5，矫正无助，眼压：13mmHg。KP（+），瞳孔药物性散大，房水光斑少许，玻璃体絮状混浊（++），可见炎性细胞；眼底朦胧，视乳头边界清，色潮红，静脉血管充盈。舌红苔薄黄，脉细数。

中医诊断：云雾移睛(右，肝胆火炽)；西医诊断：葡萄膜炎(右)。

方药：龙胆6g、栀子10g、黄芩12g、当归10g、柴胡12g、生地15g、泽泻15g、知母15g、丹皮12g、半枝莲15g、白花蛇舌草15g。

2016年8月23日复诊，右眼前黑影减轻。

眼部检查：右眼视力0.6，矫正无助，眼压：14mmHg，KP（-），房水清，眼底：视乳头边界清，色潮红，静脉血管充盈，黄斑区轻水肿，中心反射(-)。右眼OCT黄斑中心区神经上皮层下水肿。舌绛苔薄黄，脉沉细。B超双眼玻璃体混浊。

方药：知母15g、黄柏10g、黄芪30g、当归10g、川芎10g、土茯苓15g、白花蛇舌草15g、陈皮6g、半夏6g、半枝莲15g、石决明

30g、丹参 30g。

2016 年 10 月 17 日复诊，右眼眼前仍有少量黑影遮挡。

眼部检查：右眼视力 0.6，房水清，Kp（-）。玻璃体轻度混浊。眼底：未见明显异常。舌红苔薄脉沉细。

方药：前方加赤芍 15g、乳香 10g、没药 10g。

按语：患者初诊时，自觉眼前黑影遮挡，眼部检查以玻璃体炎性混浊为主要表现，中医属"云雾移睛"范畴，结合脉证，辨证为肝胆火炽之证。治疗以清泻肝胆为治则，方选龙胆泻肝汤加减。二诊时，病情减轻，肝胆火炽证候不显，以虚火上炎证候为主要表现，治疗以滋阴降火为治则，方选知柏地黄汤加减。三诊时仍有少量黑影遮挡，加用乳香、没药软坚散结。

三、Vogt- 小柳原田病

Vogt- 小柳原田病是以双侧肉芽肿性全葡萄膜炎为特征的疾病。本病因初发期有头痛、头晕、发热、呕吐、颈项强直，甚至昏迷等脑膜刺激症状，以及视力、听力下降，睫毛、眉毛、头发变白，秃发和皮肤对称性发白等，脑脊液中淋巴细胞增多。故又名葡萄膜大脑炎。

根据其临床表现及特点，本病属中医学"瞳神紧小""瞳神干缺""云雾移睛"范畴。

【病因病机】

本病病因复杂，外因者，多由湿邪留滞，郁而化热；内因者，多由脏腑内损。阴阳失调，或见火热内蕴，遏郁化毒；或见湿热痰饮，阻遏目络；或见虚火上炎，清窍被扰。

1. 外感风热毒邪，风热毒邪侵犯肌肤，入里化热，上犯头目，致头痛目赤，热邪灼伤黄仁，致瞳神紧小。

2. 外感湿邪，留滞不去，郁而化热；或素体阳盛，复感湿邪，湿热博结，阻遏目络，致瞳神紧小。

3. 肝郁化火，或肝胆蕴热，上攻于目，或化火生风，上扰清窍，致瞳神紧小。

4. 素体阳气偏盛，脾胃积热，或肝胆火盛，热毒上攻，黄仁受灼，致瞳神紧小。

5. 火热内蕴, 遏郁化毒, 火毒升扰, 气血两燔, 致瞳神紧小。

6. 劳瞻竭视, 真阴暗耗; 火热之邪蕴久伤阴; 或因肝肾阴亏, 以致虚火上炎, 清窍被扰, 致瞳神紧小或瞳神干缺。

【辨证论治】

分型论治

1. 肝经郁热

证候: 表现为前葡萄膜炎症状急性发作。眼珠痛甚, 羞明流泪, 视物模糊; 抱轮红赤, 黑睛内壁有灰白色点状沉着物, 神水混浊, 黄仁肿胀, 纹理不清, 瞳神紧小不能展缩; 全身可见头痛发热, 口干, 舌红, 苔薄白或薄黄, 脉浮数。

治法: 疏风清热, 兼以活血化瘀。

方药: 丹栀逍遥散加减

2. 肝火炽盛

证候: 表现为葡萄膜炎症状急性发作。眼痛明显, 热泪频流, 视力急降, 白睛混赤, 黑晶内壁附有灰白点状沉着物, 瞳神紧小, 神水失清, 神膏混浊, 脉络膜上有灰白渗出物, 视神经乳头充血水肿, 视衣其他部位亦有水肿或在其下出现积液。头痛, 眩晕, 身热, 项强, 耳如蝉鸣, 烦躁易怒, 舌红苔黄, 脉弦数等。

治法: 清肝泻火, 利水消滞。

方药: 龙胆泻肝汤加减。

3. 脾胃湿热

证候: 表现为后葡萄膜炎为主。眼部充血较轻, 视力下降明显, 无明显头痛, 眼痛, 眼底见视神经乳头水肿, 视衣渗出物多, 后极部视衣呈扁平剥离; 全身见头痛, 胸闷, 体倦, 口淡; 舌苔厚腻, 脉濡数。

治法: 清热化湿, 利水消肿。

方药: 三仁汤加减。

4. 阴虚火旺

证候: 表现为眼部炎症呈慢性变化。患病日久, 反复发作, 眼干涩不适，眼胀痛，视物朦胧；白睛抱轮红赤时轻时重，黑睛后壁细点状或色素状沉着物，黄仁纹理不清或部分性干枯变白，瞳神干缺状如花瓣，锯齿，或小如针尖，眼底陈旧性渗出物，或呈晚霞状眼底；全身见头晕，失眠，五心烦热，咽干舌燥，脱发，白发，白斑，舌质红，苔少有裂痕，脉细数。

治法：滋阴降火明目。

方药：知柏地黄丸加减。

【其他治法】

中成药

根据证型可选用龙胆泻肝丸、知柏地黄丸、杞菊地黄丸、雷公藤多苷、黄连上清丸、清开灵冲剂等口服，或清开灵注射液静脉滴注。

西医治疗

根据疾病所处阶段及疾病严重程度进行治疗。根据患者年龄、体质、性别、所患基础疾病、药物的副作用、患者的耐受程度及经济状况等进行治疗。

1. 局部治疗

滴用睫状肌麻痹剂、糖皮质激素。

2. 全身治疗

包括糖皮质激素、免疫抑制剂及生物制剂。

治疗情况：采用中医辨证治疗为主。"中西医结合治疗 25 例葡萄膜大脑炎分析"（王静波，山东中医学院学报，1988，2；25-26.）一文中，王静波老师治疗此病 25 例，用知柏地黄汤 10 例，明目地黄汤 7 例，龙胆泻肝汤 4 例，苦参汤、白虎汤、丹栀逍遥散、清营汤各 1 例。急性炎症期用中医辨证治疗并配合全身、局部用激素及阿托品散瞳，炎症稳定后单用中药。在院外或他院用激素治疗时间较长的病人，在用中药辨证治疗时逐渐停用激素。

按语：本病眼部病变部位主要在葡萄膜，葡萄膜祖国医学称为睛帘、睛摺、络膜，神水神膏受此膜层的润养。祖国医学认为本病病因主要是毒邪深伏于营、卫、气、血、津液之中，五脏六腑百骸七窍均受其害，在目则睛红瞳浊，视物不清，在全身则脱发、白发、白斑、头痛、耳鸣、失聪等。治疗早期以祛邪为主，后期以祛邪扶正或扶正祛邪为主。炎症较重的急性期表现为以肝胆湿热，肝经郁热，施以龙胆泻肝汤、丹栀逍遥散等祛邪。对慢性期及晚期以滋补肝肾、滋阴降火用明目地黄汤、知柏地黄汤等扶正祛邪。在用激素邪势被压抑的情况下，适当加用扶正药是控制本病复发的根本措施。用祛邪药为主的病例在邪势挫顿后也多改用扶正祛邪以巩固治疗，以"使正气不为清而致虚，邪气不为补而树炽。"本病中出现的瞳神干缺、视物昏花、重听、耳鸣、脱发、白发等多属肝肾阴虚范围，故扶正药多为滋补肝肾药。

四、Behcet 病

Behcet 病（Behcet'sdisease，BD），国内文献多称为白塞病或白塞氏病，是一种以血管炎和中性粒细胞功能亢进为病理基础的多系统多器官受累的免疫性疾病。葡萄膜炎是 Behcet 病最主要的眼部病变，前、后、全葡萄膜炎均可出现，好发于 20~40 岁青壮年，多双眼先后发病。根据其临床表现，Behcet 病归属于祖国医学"狐惑病"范畴。"狐惑"作为中医病名，首见于汉·张仲景《金匮要略·百合狐惑阴阳毒病脉证治第三》。

【病因病机】

对本病的病因病机认识，历代医家均有描述。唐·孙思邈《千金要方》认为"此由湿毒邪气所致"。《金匮释义》指出"狐惑病者，亦是湿热蕴毒之病"。清·张璐认为"热毒郁于血脉，流入大肠而成狐惑之候"。古人从湿热、热毒等方面认识本病的病因病机对当今临床仍具有很大的指导意义。现代多数医家认为，湿热内伏，蕴结成毒是 Behcet 病发生的主要病机；湿热瘀毒互结，阻滞络脉是 Behcet 病进展过程中的主要病理变化，脾胃虚寒、阴液亏虚是 Behcet 病发病的内在因素。

【辨证论治】

分型论治

1. 肝胆湿热

证候：眼珠疼痛，眉棱骨痛，畏光、流泪，视力下降；胞睑红肿，白睛混赤，黑睛后壁可见点状或羊脂状沉着物，神水混浊，或黄液上冲，黄仁肿胀，纹理不清，瞳神缩小，展缩不灵，或可见神膏内细尘状混浊；口苦咽干，大便秘结；或见口舌生疮，阴部溃疡。舌红苔黄，脉弦数。

治法：清泻肝胆

方药：龙胆泻肝汤加减。

2. 热毒炽盛

证候：表现为全葡萄膜炎明显。眼痛，视力下降严重，瞳神紧小，白睛混赤，神水混浊，伴全身头痛，发热，口渴，大便干结，小便短赤，舌绛红，苔黄干，脉洪数或弦数。

治法：清热解毒，凉血活血。

方药：黄连解毒汤合清营汤加减。

3. 风湿化火

证候：发病或急或缓，瞳神紧小，抱轮红赤持久不退或反复发作，黑睛后壁有灰色沉着物，神水混浊，瞳神有白膜黏着，骨节酸楚，或小便不利，或短涩灼痛。苔黄腻，脉滑数

治法：祛风除湿清热

方药：抑阳酒连散加减。

4. 阴虚血热

证候：病势较缓或日久不愈，眼前黑花飞舞，瞳神紧小或干缺，玻璃体混浊，眼底出血和水肿明显减轻，或出现色素紊乱和色素脱落，干涩昏花口干咽燥，口舌生疮，心烦失眠。舌红苔薄，脉细数。

治法：凉血清热，滋阴降火

方药：四妙勇安汤加减。

5. 脾肾阳虚

证候：病程迁延，瞳神紧小或干缺，视物模糊，或长期用激素，体胖乏力，动辄心悸，气短。舌淡苔薄，脉细。

辨证：脾肾阳虚证。

治法：补脾扶阳，温中散寒。

方药：附子理中汤加减。

【其他治法】

1. 中成药

根据证型可选用龙胆泻肝丸、知柏地黄丸、杞菊地黄丸、雷公藤多苷、参苓白术散、五苓散等等口服，或清开灵注射液静脉滴注。

2. 西医治疗

局部应用睫状肌麻痹剂、糖皮质激素、非甾体消炎滴眼剂；全身予糖皮质激素、免疫抑制剂，及近几年应用的生物制剂。

【典型病例】

病例1：周某，男，35岁，2015年3月31日来诊。

双眼反复发作眼红，视力下降9年，加重10余天。外院诊为"白塞氏病、葡萄膜炎（双），人工晶体术后（左）"。曾行右眼眼底激光光凝。

眼部检查：视力：右眼0.12，矫正无助；眼压：11mmHg，右眼结膜充血（+），KP（++），房闪（++），虹膜部分萎缩，瞳孔缘后粘连，瞳孔欠圆，直径约3mm，光反射（-），晶体后极部轻度混浊，玻璃体混浊，眼底：视乳头色淡，血管细，网膜在位，鼻侧网膜散在激光斑，黄斑区色素紊乱，中心反光（-）。左眼0.1，矫正无助；眼压：13mmHg。角膜清，房闪（-），虹膜萎缩，人工晶体在位，后囊混浊，玻璃体轻度混浊，眼底：视乳头边界清，色淡，网膜在位。舌淡苔薄，脉沉细数。

诊断：1.白塞氏病（双）2.人工晶体术后（左）3.视神经萎缩（双）。

方药：知母15g、石膏30g、生地15g、赤芍15g、黄柏10g、丹皮12g、石决明30g、玄参15g、土茯苓15g、半枝莲15g、泽泻15g、桂枝10g、陈皮6g、半夏6g。环孢素胶囊50mg Bid继服；强的松20mg Qd继服。

按语：病情反复发作9年，病程长，病势较缓，辨证为虚火上炎，以滋阴降火为治则，方选知柏地黄汤加减。方中加土茯苓、半枝莲。土茯苓具有清热利湿、通利关节等功效，可用于湿热引起的热淋、带下、湿疹湿疮等证。现代药理研究表明，土茯苓是一味作用较强的免疫抑制药，是治疗免疫病口腔和阴部溃疡之常用中药。故临床白塞氏病患者常用。

2015 年 4 月 15 日复诊：患者诉大便稀，日 1~2 次。眼部检查：视力：右眼 0.12，矫正无助。右眼 KP+，房闪（+），余同前。舌尖红，苔薄白，脉细数。方药：上方去土茯苓，加黄连 6g、茯苓 15g。

2015 年 5 月 5 日复诊：服药平妥，病情稳定。眼部检查：视力：右眼 0.15，矫正无助，角膜清，房闪（-），余检查同前。舌淡苔薄，脉细数。方药：上方加山药 10g。

2015 年 5 月 26 日，近日右眼复发，左眼已行晶体后囊激光切开治疗 8 周，减强的松一片。眼部检查：视力：右眼 0.15，矫正无助，眼压：右 20.3mmHg。右眼房水闪辉（++）。左眼 0.12，矫正无助，眼压：19.5mmHg。方药：知母 15g、石膏 15g、生地 15g、赤芍 15g、黄柏 10g、丹皮 12g、玄参 15g、半枝莲 15g、泽泻 15g、桂枝 10g、陈皮 6g、半夏 6g、黄连 6g、茯苓 15g、山药 10g、郁金 15g、蛇舌草 15g。

2015 年 6 月 9 日复诊：近日病情稳定，目前用强的松 15mg Qd，环孢素 100mg 早晨服，50mg 晚上服。眼部检查：双房水闪辉（-）。舌淡苔薄，脉细数。方药：知母 15g、黄柏 10g、当归 12g、土茯苓 15g、黄芪 30g、山萸肉 10g、生地 15g、白芍 15g、蛇舌草 15g、玄参 15g、山药 10g、陈皮 6g、黄连 6g、夏枯草 15g。

2015 年 6 月 23 日复诊：舌淡苔薄，脉细数。眼部检查：右房水混浊（+），左房水清。方药：知母 15g、黄柏 10g、当归 12g、黄芪 30g、山萸肉 10g、生地 15g、白芍 15g、蛇舌草 15g、玄参 15g、山药 10g、陈皮 6g、黄连 6g、白术 12g。

2015 年 7 月 31 日复诊：病情稳定。眼部检查：双房水清，余同前。方药：知母 15g、黄柏 10g、当归 12g、黄芪 30g、山萸肉 10g、生地 15g、白芍 15g、蛇舌草 15g、玄参 15g、山药 10g、陈皮 6g、黄连 6g、白术 12g、麦冬 10g。

2015 年 8 月 25 日复诊：知柏地黄丸 8 粒 Tid。按语：葡萄膜炎病人，病至后期，病情稳定，可以口服知柏地黄丸滋阴清热，服用方法，患者依从性好，可以减少复发。

2015 年 9 月 29 日复诊：右眼视力突然下降 4 天。患者自述感冒后 9 月 25 晨起自觉视力突然下降。自服环孢素 50mg Bid，强的松 20mg Qd，视力逐渐好转。眼部检查：视力：右眼 0.08 矫正无助，左眼 0.12 矫正无助。右房水闪辉（++），余同前。舌绛无苔，脉细数。方药：黄精 30g、当归 12g、川芎 10g、沙参 15g、知母 15g、黄柏 10g、生地 15g、山药 10g、茯苓 15g、陈皮 6g、黄芪 30g、玄参 15g、土茯苓 30g、蛇舌草 15g、半枝莲 15g。

2015 年 10 月 23 日复诊：口舌生疮。眼部检查：右房水光斑 (-)，KP (-)，舌绛苔薄白，脉细数。方药：黄精 30g、当归 12g、川芎 10g、沙参 15g、知母 15g、黄柏 10g、生地 15g、茯苓 15g、陈皮 6g、黄芪 30g、土茯苓 30g、蛇舌草 15g、半枝莲 15g、菟丝子 15g。

2015 年 11 月 12 日复诊：眼部检查：视力同前。双房水光斑 (-)。
方药：黄精 30g、当归 12g、川芎 10g、沙参 15g、知母 15g、黄柏 10g、生地 15g、茯苓 15g、陈皮 6g、黄芪 30g、土茯苓 30g、蛇舌草 15g、半枝莲 15g、菟丝子 15g、连翘 10g。

2015 年 12 月 11 日复诊：近日复发，自用普拉洛芬、典必舒后好转。眼部检查：右眼房水光斑少许，左眼 (-) 眼压：右 14.7mmHg 左 12.3mmHg。方药：黄精 30g、当归 12g、川芎 10g、沙参 15g、知母 15g、黄柏 10g、生地 15g、茯苓 15g、陈皮 6g、黄芪 30g、土茯苓 30g、蛇舌草 15g、半枝莲 15g、菟丝子 15g、连翘 10g。知柏地黄丸 16 粒 Tid。

2016 年 4 月 29 日复诊：病情稳定，现服强的松 10mg，环孢素 0.25mg Bid，知柏地黄丸 16 粒 Bid。眼部检查：视力 0.15（双）双房水光斑 (-)，余同前。方药：同上方。

2016 年 12 月 27 日复诊，复查生化，肝肾功无异常。眼部检查：视力右眼 0.1 左眼 0.12。右 KP (++)，房水光斑 (++)，左 KP (-)，光斑 (-) 舌红苔薄，脉弦数。方药：知柏地黄丸 15 粒 Bid，典舒眼水右 Tid，典舒眼膏右 Qn，普拉洛芬右 Tid。

按语：由此患者的就诊过程可以看出，本病的特点之一是反复发作，缠绵难愈。

第八节　晶状体玻璃体病

一、老年性白内障

凡睛珠变混浊，而目力渐渐减退的病症皆属圆翳内障。因最终在瞳神中出现圆形、银白色或棕褐色，甚至棕黑等翳障而得名。如《证治准绳·七窍门》在"如银内障证"中指出："瞳神中白色如银也，轻则一点白亮如星似片，重则瞳神皆雪白而圆亮，圆亮者，一名圆翳内障。"即今之白内障。

【病因病机】

1. 老年性白内障

（1）多由年老体衰，肝肾亏虚，精血不足，气血虚弱，不能上荣于目；或肾水不足，木失涵养，水不制火，上炎于目。

（2）饮食不节，劳伤形体，脾胃虚衰，五脏六腑之津液不能上归于目。

（3）忧思暴怒，肝气上冲，或肝郁化火，上扰于目所致。

（4）脾胃湿热蕴结，熏蒸于目，或湿热郁久化热伤阴，不能濡养于目所致。

2. 并发性白内障：常并发于瞳神紧小、绿风内障、高风雀目和青盲的后期，多因气血俱损，睛珠失于濡养而发此病。

3. 外伤性白内障：因振动，或触打，或跌仆撞伤眼部，睛珠受损或失于涵养所致。

4. 先天性白内障：因先天禀赋不足，或因怀孕之时，母失将息，或过食辛辣，或服诸毒丹药，积热在腹，内攻小儿损目。

【临床表现】

症初起，眼不痛不痒，不红不肿，自觉视物昏朦，如隔轻烟薄雾，或眼前黑花飞舞，或视灯光明月如有数个。昏朦日重，终至不辨人物，但知昼知夜，或仅见三光，可一眼先患，后相牵俱损，或双眼同病。

检视瞳神：瞳神端正，圆整无缺，展缩如常，阳看则小，阴看则大，如能窥进眼底者无病变可查。睛珠呈不同形色的混浊，色白或微黄，或粉青或棕黄或棕黑，或四周皆白，中间微黄。状如星、如枣花、如半月、如剑脊、如水银之滑、或如膏脂之凝、或如油之滴入水中、或如冰之冻杯内、或沉或浮，最终睛珠全变混浊，遮障瞳神而失明。

【辨证论治】适用于未成熟期的白内障

1. 由肝肾两亏，精血不足所致者，全身兼见头昏耳鸣，腰膝痠软，苔薄白有齿印，脉细弱。宜补养肝肾，益精养血，用杞菊地黄丸或驻景丸加减方。若精气不收，真元不足，宜固精明目，用金水丸。若阴虚阳亢者，宜滋阴明目，平肝息风，用石斛夜光丸。若心肾不交者，宜交通心肾，镇心明目，用千金磁朱丸。

2. 由脾气虚弱引起者，全身兼见肢体倦怠，食少便溏，面黄肌瘦，精神萎靡，苔白，脉细。宜补脾益气，用补中益气汤。

3. 由肝热引起者，可兼见眼胀头眩，口苦咽干，苔薄黄，脉弦。宜平肝清热，用石决明散加百草霜。

4. 脾胃湿热伤阴所致者，可兼见眼干涩不适，口干不思饮，苔白或腻，宜养阴清热除湿，用甘露饮。

【其他治疗】

1. 点药：可用法可林、白内停、卡琳 -U 等滴眼液点眼，1 日 3 次。

2. 翳障老定后，瞳神展缩如常，可见三光，能明辨红绿色者，宜手术治疗。若胎患内障，宜尽早手术治之。惊振内障，宜于伤后半年至一年手术治之。

按语：除上述治疗外，王静波教授治疗初期白内障，还善用我院自制药祛障明目片，药物组成：熟地、党参、当归、白芍、云苓、山药、女贞子、肉苁蓉、潼蒺藜、川芎、车前子、陈皮等。具有滋补肝肾、明目退翳的功效，临床收到较好效果。具体在第三章临床经验八中详细论述。

二、玻璃体混浊

眼外端良好，自视眼前似有云雾等形之暗影，随目珠之移动而飘荡，故名云雾移睛。《审视瑶函》谓此疾"自见目外有如蝇蛇旗旆、蛱蝶绦环等状之物，色或青黑粉白微黄，看在于眼外空中飞扬缭乱，仰视则上，俯视则下也。"多种内障眼疾，皆可出现云雾移睛，类今之玻璃体混浊。

【病因病机】

本病多由眼部某些疾病引起，亦可由某些全身性疾病导致，如《证治准绳·七窍门》所载："虚弱不足之人及经产去血太多，而悲哭太过，深思积忿者，每有此病，小儿疳证、疟疾、伤寒日久，及目痛久闭，蒸伤精液清纯之气，亦有此患。"

1. 常因湿热痰火，蕴郁熏蒸，浊气上泛，损及目中清纯。

2. 肝阳上亢或阴虚火炎，损伤目中脉络，致血溢络外，积滞于神膏。

3. 肝肾亏损，精耗津伤，气血不足，目失荣润。

【辨证论治】

首当找出导致本病的主症。

1. 因湿热痰火所致者，神膏之中，混浊多呈絮网、团块状。若兼见胸腹闷胀，头沉身重，舌苔黄腻，脉濡而数者，则为湿热偏重之候。治宜清热除湿，消滞化积，用猪苓散加丹参、赤芍，或三仁汤加减；若系痰火引起者，上证兼见胸痛满闷，痰多而黏稠，不思饮食，口苦舌黄，脉滑而数。治宜清热祛痰，用温胆汤加黄连、川贝母之类。

2. 因肝阳上亢或阴虚火旺所致者，每因目中脉络损伤，血溢络外，游散于神膏之中，故神膏之内，有厚薄不等之尘状、条状、絮块状混浊，甚者可见瘀血块。若出血已静止者，以活血祛瘀为主，用桃红四物汤加丹参、生三七；若积血较久，或血色紫暗者，又宜破血消瘀，用血府逐瘀汤或破血汤选加丹参、三棱、莪术之属；若出血日久，神膏之中，变生条索或膜状之物者，则当扶正化瘀，用驻景丸加减方合桃红四物汤加减；若兼见头痛眩晕，面红心烦，舌红脉弦者，有肝阳偏亢之候，方中宜加平肝潜阳之品，如天麻、钩藤、菊花、僵蚕、石决明、牡蛎之类；若兼见颧红唇赤，虚烦不寐，潮热盗汗，腰脊痠痛，咽干口燥，溺黄便结，舌红少苔者，则有阴虚火旺之证，方中可选用滋阴降火之品，如知母、黄柏、丹皮、玄参、花粉之类。

凡属以上之瘀滞，皆可选加丹参、郁金、生三七之类；瘀积日久者，尚可选加三棱、莪术、花蕊石、五灵脂之类药物。

3. 精血亏虚所致者，神膏中有发亮之波纹样或雪花样白点状改变，随目珠而荡漾，若兼见面色淡白，形寒畏冷，目眩耳鸣，腰腿痠软，遗精盗汗，五心烦热，失眠多梦，脉细而弱，或有能近怯远之征，或为年老之人。宜滋养肝肾，固气培元，用驻景丸加减方加人参；若兼见体质素弱，面色无华，少气乏力，心悸易累，舌淡脉弱者，又为气血不足所致。宜补益气血，用芎归补血汤加减；若兼见视物昏渺，耳聋耳鸣，头晕胫痠，肢节屈伸不利者，则为精伤津耗之征。宜滋养精津，用生脉散合六味地黄丸加减。此类方中，亦可加入丹参、赤芍、生三七之属。

三、玻璃体积血

指各种原因引起目中之血，不循经流注，溢于络外，灌入玻璃体之中的眼疾。属眼科的血证之一。历代有关医籍对本病的病因、病机、证候以及预后等记载较为完善，认识颇一致。如《张氏医通·七窍门》载血灌瞳神证："因毒血灌入金井瞳神水内也，清浊相混，时痛涩，红光满目，濛濛如隔绢，看物若烟雾中，此证有三，若肝肾血热灌入瞳神者，多一眼先患，后相牵俱损，最难得退。有撞损血灌入者，虽甚而退速。有鍼内障，失手拨着黄仁，瘀血灌入者，三证治法颇同。"又《证治准绳·七窍门》记血灌瞳神证"谓视瞳神不见其黑莹，但见一点鲜红，甚则紫浊色也，病至此，亦甚危且急矣，初起一二日尚可救，迟则救亦不愈。"

本病名首见《证治准绳·七窍门》。又名目血灌瞳仁（《圣济总录》）、血灌瞳神（《眼科菁华录》）。亦有根据病状和病位相结合命名，如血灌瞳仁外障（《秘传眼科龙木论》）、血灌瞳仁内障（《眼科纂要》）。近代又有血灌瞳神前部和血灌瞳神后部的提法。若目中离经之血，灌注或溢滞于黑睛与黄仁之间者，为"血灌瞳仁外障"即血灌瞳神前部，类今之前房出血；若目中离经之血，灌注瞳神内呈一点殷红或暗红色者，如水流入井中之状，目力速降者，为"血灌瞳仁内障"即血灌瞳神后部，多属暴盲范畴，类今之玻璃体出血。在临床中亦有血灌瞳神外障和血灌瞳神内障同时出现者，如外伤，故有时也不能截然分开。

【病因病机】

1. 肝胆火炽，肝火上炎，热入营血，灼伤目中脉络，致血不循经，破络妄行，溢于络外，注入睛内。

2. 撞击伤目，或眼部手术不慎，损及黄仁及眼络，血溢络外。

3. 劳损伤阴，水亏不能制火，虚火上炎，或偶有瞳神干缺，久病不愈，耗损肝肾之阴，阴虚火旺，灼伤脉络，目中之血破络而出。

4. 劳倦太过，心脾亏虚，血虚气弱，气不摄血，溢于络外。

以上诸因，均可导致目中气血不循经流注，破络而出，灌注于目中。

【辨证论治】

1. 热入营血

证候：自觉眼前黑影飞舞，或红色阴影漂浮，或眼前红光满目，甚则漆黑一片。眼外观端好，瞳内深处呈一片鲜红，或眼底不能窥见，瞳孔区无红光反射。全身可兼见头痛眩晕，口苦咽干，舌红苔薄，脉弦数。

治法：宜清热凉血，活血止血。

方药：生蒲黄散或宁血汤加减。

2. 肝肾阴虚，虚火上炎

证候：血灌瞳神前部者，白睛抱轮红赤不甚，瞳神干缺不圆，黄仁纹理不清，黄仁赤脉满布，自觉眼痛隐隐，视物模糊；血灌瞳神后部者，眼外观端好，眼前黑花渐生，继而黑云遮挡，眼底隐约可见，视网膜可见片状或点状出血。全身可兼见头晕目眩，耳鸣如蝉，失眠多梦，口燥咽干，无心烦热，舌红少苔，脉细数等。

治法：滋阴降火，凉血止血。

方药：知柏地黄丸合生蒲黄汤加减。

3. 外伤损络

(1) 证候：可见血灌瞳神外障或血灌瞳神内障，自觉眼珠胀痛，头额疼痛，视力下降，舌脉正常。

治法：清热凉血，活血止血。

方药：除风益损汤或大黄当归散选加旱莲、荆芥炭、丹皮之类。出血停止后，治法：活血化瘀，方药：轻者用桃红四物汤，重者用血府逐瘀汤加减。

（2）证候：若血灌瞳神外障，瘀血全掩瞳神，日久不消，或致黑睛泛黄，自觉目珠胀痛难忍，头痛如劈，眼硬如石。全身可兼见恶心欲吐等变证发生。

治法：平肝熄风，活血化瘀。

方药：龙胆泻肝汤选加羚羊角、红花、苏木、没药、乳香之品。

4. 脾虚不摄

证候：多见于血灌瞳神内障，并易反复发作，亦偶见于血灌瞳神前部，积血难于吸收，全身可兼见面色萎黄，气短懒言，怔忡健忘，舌淡苔薄，脉虚而弱。

治法：益气摄血。

方药：归脾汤加阿胶、侧柏炭等。

5. 按血证变化过程论治

（1）出血期治疗原则：根据《内经》中"急则治其标，缓则治其本"的原则，按"止其流者，莫若塞其源"之法，此阶段宜凉血止血活血，可用犀角地黄汤、生蒲黄汤、宁血汤加减。热重者，出血较多，色泽鲜红，宜去川芎，重加凉血止血药，如血余炭、侧柏炭，亦可加藕节、百草霜等收敛止血；若肝胆火炽可酌加龙胆草、夏枯草之属；心火亢盛可加黄连、栀子等品；阴虚火旺可加知母、玄参等；气虚可加党参、黄芪等；阳亢可加石决明、龟板、龙骨、牡蛎；肺阴不足，可加南沙参、寸冬、百部、白茅根等。在应用止血药物时，一般多用炭类药物以止血。另外，止血防留瘀，在一派寒凉药中应加活血行气之品。

（2）出血停止期治疗原则：一般于出血静止后10日左右，因离经之血多为瘀血，此阶段宜活血化瘀，可用桃红四物汤、血府逐瘀汤加减。

此阶段根据"气为血帅，血为气之母"，"气行则血行、气滞则血凝"，"血随气行"的理论，在配伍中加用行气理气药物，如枳壳、厚朴、青皮、枳实、木香、香附、乌药、延胡索、沉香、川楝子之类。

(3) 瘀滞难消的治疗原则：瘀积不消，可见色紫暗，堆积成块，或呈淡黄色，或为白色条状机化斑，或黑睛血染泛黄。此阶段宜破血逐瘀，软坚散结，祛瘀生新，用血府逐瘀汤选加行血破瘀之品，如三棱、莪术、五灵脂、刘寄奴、花蕊石、生三七、苏木、血竭、郁金、姜黄等；亦可选加软坚散结之药物，如昆布、海藻、浙贝、鳖甲、牡蛎、水蛭、蟅虫、穿山甲、䗪虫等；亦可选用消食散积之品，如鸡内金、谷麦芽、山楂等。若寒凝血滞者，可慎选温通之品，如肉桂、桂枝、炮姜、干姜、细辛、附子之类，用量不宜太过。

(4) 后期：患病日久者，久服活血化郁之品易伤正气，可采用攻补兼施的法则治之。在活血化瘀药中，酌加益气药物，如黄芪、党参之类，或按全身出现的不足证候，补其不足，一般从滋养肝肾或气血双补着手。无论血灌瞳神前部或血灌瞳神后部均系离经之血，属瘀血，其证有轻重，治有峻缓，法有强弱，药有刚柔，在临床中，必须灵活变通，随证遣方用药。

【典型病例】

患者高某，男，65岁，首诊2017年6月3日。因"右眼突然视力下降3天"于2017年6月3日来诊。高血压病史10余年。

眼部检查：右眼视力：指数/眼前，眼压：15.7mmHg。角膜清，前房中深，房闪(-)，虹膜纹理清，瞳孔圆，直径约3mm，光反射灵敏，晶体轻度混浊，玻璃体血性混浊，眼底窥不入。左眼视力：1.0，眼压：16.5mmHg。角膜清，前房中深，瞳孔圆，晶体混浊，眼底：视乳头边界清，色可，动脉细，交叉压迹(+)。视网膜在位，中心凹反光(-)。舌暗有瘀斑，脉细涩。

中医诊断：云雾移睛(右)气滞血瘀；西医诊断：1.玻璃体积血(右) 2.老年性白内障（双）3高血压性视网膜病变4.高血压。

方药：生蒲黄汤加减：生蒲黄25g、墨旱莲15g、丹参15g、荆芥炭 12g、郁金 15g、生地 15g、川芎 9g、丹皮 25g、知母 15g、三七粉 3g，7 剂水煎服。

2017 年 6 月 10 日复诊，患者述视力较前好转，眼部检查：右眼视力：0.1，玻璃体混浊较前减轻，眼底朦胧，隐见网膜。前方继用。

2017 年 6 月 17 日复诊，患者视力较前好转，眼部检查：右眼视力：0.25，玻璃体血性混浊较前减轻，眼底：模糊，隐见视乳头边界清，色可，下方积血遮挡，上方网膜未见明显异常，未见裂孔。眼科 B 超示：玻璃体混浊，未见视网膜脱离。更方为桃红四物汤加减。建议患者 7 剂后复诊。

2017 年 6 月 24 日复诊，患者视力较前好转，眼部检查：右眼视力：0.3，玻璃体血性混浊较前减轻，眼底：模糊，隐见视乳头边界清，色可，颞下方网膜隐见裂孔。眼科 B 超示：玻璃体混浊，视网膜浅脱离。补充诊断：孔源性视网膜脱离。随行手术治疗。

按语：患者发病早期，因玻璃体积血，看不到网膜，早期予中药凉血止血；中期用活血化瘀中药，促进积血吸收。玻璃体积血减少后，看到网膜裂孔，及早行手术治疗。

第九节　眼底病

一、视网膜动脉阻塞

视网膜动脉阻塞是视网膜中央动脉及其分支的阻塞引起的视网膜组织急性缺血，表现为无痛性的视力突然下降甚至盲目。视网膜中央动脉阻塞属于祖国医学"络损暴盲"范畴。指眼外观正常，猝然一眼或双眼视力急剧下降，视衣可见典型的缺血性改变为特征的致盲眼病。

【病因病机】

《抄本眼科》指出其病机为"元气下陷，阴气上升"所致，结合临床可归纳为：

1. 忿怒暴悖，气机逆乱，气血上壅，血络瘀阻。

2. 偏食肥甘燥腻，或恣酒嗜辣，痰热内生，血脉闭塞。

3. 年老阴亏，肝肾不足，肝阳上亢，气血并逆，瘀滞脉络。

4. 心气亏虚，推动乏力，血行滞缓，血脉瘀塞。

【辨证论治】

1. 气血瘀阻证

症状：眼外观端好，骤然盲无所见，眼底表现同眼部检查；急躁易怒，胸胁胀满，头痛眼胀；舌有瘀点，脉弦或涩。

治法：行气活血，通窍明目。

方药：通窍活血汤加减。失眠者加夜交藤、酸枣仁以宁心安神；胸胁胀满甚者，加郁金、青皮以行气解郁；视网膜水肿甚者，加琥珀、泽兰、益母草之类活血化瘀、利水消肿。头昏痛者加天麻、牛膝以平肝、引血下行。

2. 痰热上壅证

症状：眼部症状及检查同前；形体多较胖，头眩而重，胸闷烦躁，食少恶心，口苦痰稠；舌苔黄腻，脉弦滑。

治法：涤痰通络，活血开窍。

方药：涤痰汤加减。方中酌加地龙、川芎、郁金、牛膝、泽兰、麝香以助活血通络开窍之力；若热邪较甚，方中去人参、生姜、大枣，酌加黄连、黄芩以清热涤痰。

3. 肝阳上亢证

症状：眼部症状及眼底检查同前，目干涩；头痛眼胀或眩晕时作，急躁易怒，面赤烘热，心悸健忘，失眠多梦，口苦咽干；脉弦细或数。

治法：滋阴潜阳，活血通络。

方药：镇肝熄风汤加减。可于方中加石菖蒲、丹参、丝瓜络、地龙、川芎以助通络活血；心悸健忘、失眠多梦者，宜加夜交藤、珍珠母镇静安神；五心烦热者，加知母、黄柏、地骨皮降虚火；视网膜水肿混浊明显者，加车前子、益母草、泽兰、郁金以活血利水。

4. 气虚血瘀证

症状：发病日久，视物昏朦，动脉细而色淡红或呈白色线条状，视网膜水肿，视乳头色淡白；或伴短气乏力，面色萎黄，倦怠懒言；舌淡有瘀斑，脉涩或结代。

治法：补气养血，化瘀通脉。

方药：补阳还五汤加减。心慌心悸，失眠多梦者，加酸枣仁、夜交藤、柏子仁以养心宁神；视衣色淡者，加枸杞子、楮实子、菟丝子、女贞子等益肾明目；情志抑郁者，加柴胡、白芍、青皮、郁金以疏肝解郁。

【其他治法】

1. 抢救措施

① 舌下含化硝酸甘油片，每次 10mg，每日 3 次。

② 球后注射山莨菪碱注射液（654-2）。

③ 间歇性按摩眼球，以降低眼压。

④ 吸氧治疗。

2. 中成药治疗

① 复方丹参滴丸。

② 葛根素注射液。

③ 银杏达莫注射液。

④ 复方血栓通胶囊。

3. 针灸治疗

① 主穴：睛明、风池、球后；配穴：外关、合谷、光明。

② 主穴：风池、大椎、攒竹。配穴：合谷、阳白、内关。

③ 主穴：鱼腰、攒竹、球后；配穴：合谷、太冲、翳风。

方法：各组穴位可轮流交替使用，每天1次，平补平泻，留30分钟，远端配穴左右交替。经紧急处理后继续针灸治疗，可坚持 1~3 个月。

二、高血压性视网膜病变

高血压性视网膜病变（hypertensive retinopathy，HRP）是指由高血压引起的视网膜病变。

【病因病机】

风、火、痰、虚四个方面。多因肝肾阴阳失调，阴虚阳亢；或肝阳亢盛，风火上攻，气血逆乱；或痰湿阻络，血不循经所致。

【治疗】

本病以高血压为发病基础，故降血压为最根本的防治措施。中医则结合全身及眼底改变进行辨证论治，具体参照视网膜静脉阻塞治疗。

三、视网膜静脉周围炎

视网膜静脉周围炎（retinal periphlebitis），又称 Eales 病，或青年复发性视网膜玻璃体出血。其特点是周边部血管发生阻塞性病变，尤以静脉为明显，血管有白鞘，视网膜出血，晚期发生新生血管，导致反复玻璃体出血。20~40 岁男性多发，双眼常先后发病。反食发作者，视力明显减退。

本病无对应中医病名，据其眼症表现可分属于"云雾移睛""暴盲"（《证治准绳》）等范畴。

【病因病机】

本病多因肝肾阴虚，虚火上炎，热入血分，灼伤脉络，眼内出血；或因肝胆火旺，迫血妄行，血溢眼内；或因气虚不能摄血，血溢络外；或因湿热熏蒸，浊气上泛而致。

【辨证论治】

1. 血热妄行证

证候：视力急降，眼底血管充盈、怒张，出血量多而色鲜，或玻璃体积血，眼底模糊不清；兼见咽干；舌红苔黄，脉弦细数。

治法：凉血清热止血。

方药：宁血汤加减。可去白芍，加赤芍、牡丹皮以增凉血之功，酌加牛膝引血下行。

2. 阴虚火旺证

证候：反复出血，但量较少，或伴少许新生血管；兼见唇红颧赤，口苦咽干，眩晕耳鸣，腰酸遗精，五心烦热；舌绛苔少，脉弦细数。

治法：滋阴降火，凉血止血。

方药：知柏地黄汤加减。加旱莲草、侧柏叶、茜草。反复出血，新旧杂陈者，可酌加三七、生蒲黄、花蕊石；虚热甚者，可加地骨皮、白薇。

3. 心脾亏损证

证候：反复发作，血色较淡；兼见面白神疲，怠惰懒言，心悸怔忡，纳呆便溏；舌淡脉虚。

治法：补益心脾，益气摄血。

方药：归脾汤加减。出血之初量多者，加仙鹤草、白芨等收敛止血；出血量少或出血已止者，酌加丹参、三七。

四、中心性浆液性脉络膜视网膜病变

中心性浆液性脉络膜视网膜病变是主要累及黄斑区的局限性视网膜神经上皮层脱离为主要特征的眼底病变，通常简称"中浆"。好发于中青年男性。急性期大多患者突然单眼视力下降，中心暗影和视物变小。慢性期通常会不同程度视力下降，严重者可致失眠。

本病属祖国医学"视瞻有色"（或称"视直如曲""视小为大"）范畴。

【病因病机】

1. 脾失健运，水湿停滞，湿聚为痰，郁遏化热，上犯于目。

2. 情志不舒，肝郁气滞，玄府闭塞，目络壅阻。

3. 肝肾不足，精血亏虚，目失濡养；或阴精过伤，虚火上炎；或因肾阳不足，命门火衰，致脾阳不运。

【辨证论治】

1. 脾虚湿滞

证候：自觉症状同上，黄斑水肿，黄斑周围之反光晕轮明显。全身兼见胸膈满闷，头沉身重，胃纳不佳，苔白厚腻，脉濡。

治法：健脾利湿。

方药：参苓白术散加减；若眼症同上，而全身兼见心烦少寐，五心烦热，舌红苔薄，脉弦细者，则为脾虚兼挟肝肾阴亏之征。宜健脾渗湿，兼滋养肝肾，用驻景丸加减方去紫河车粉、寒水石，选加薏苡仁、大豆黄卷、茯苓、白术之属。

2. 痰湿化热

证候：自觉证候同上，检视眼内，黄斑水肿而渗出较多，污秽不清，或兼见胸脘痞满，舌苔黄腻，脉滑而数。

治法：清热除湿化痰：

方药：温胆汤加减，或用三仁汤加竹茹、浙贝母；若黄斑区有

出血点者，又系湿热化火，损及血络之征，用以上方剂选加凉血止血活血之品，如生蒲黄、赤芍、丹皮、丹参之属。

3. 肝肾不足

证候：为病较久，检视眼内，黄斑水肿减轻或消失，渗出及色素紊乱较显。全身兼见口干咽燥，虚烦不寐，潮热盗汗，腰脊痠痛，大便秘结，小便黄赤，舌红少苔，脉细而数者，为阴虚火炎之征。

治法：滋阴降火。

方药：知柏地黄丸加减或驻景丸加减方去紫河车粉、寒水石加生地、知母；若全身兼见少气懒言，面白困倦，身软乏力，苔薄脉弱等候着，又为脾肾阳虚之候，宜温补脾肾，用五苓散酌加附子、生姜。凡渗出物或色素堆集较多难消者，以上方中，可选加行气活血，散结消瘀之品，如丹参、郁金、鸡内金、炒谷芽、炒麦芽、焦山楂之属。

4. 肝郁气滞

证候：眼症同主证所述，可兼见心烦易躁，两胁胀满窜痛，胸闷食少，苔薄脉弦。

治法：疏肝解郁。

方药：丹栀逍遥散或柴胡舒肝散加减。

【典型病例】

例1：赵某，女，50岁，2017年1月9日首诊。因"右眼视物变形反复发作1年余，加重1周"于2017年1月9日来诊。曾在外院诊为"中浆"，用激光治疗1次。近期工作劳累，压力大，视力下降，视物变形加重。

眼部检查：右眼视力0.8，矫正无助；眼压：10mmHg。眼前节未见明显异常，眼底：黄斑区水肿，色素紊乱，中心反光（-）。FFA：静脉期黄斑区上方见墨迹样点状荧光渗漏。OCT：黄斑区神经上皮层脱离。舌红苔薄黄脉弦。

中医诊断：视瞻昏渺（右）肝郁气滞；西医诊断：中心性浆液性脉络膜视网膜病变（右）。

方药：柴胡10g 当归12g 党参15g 茯苓15g 白芍15g 薄荷6g 白术10g 甘草6g 丹皮12g 栀子10g 丹参30g 车前子15g 泽泻15g 茵陈30g

陈皮 6g。14 剂，水煎服。

半月后复诊，右眼视力：1.0，眼底黄斑区水肿减轻。上方继服 14 剂，复诊，右眼视力：1.0，眼底黄斑区水肿消失。

例 2：明某某，女，56 岁。因左眼颞侧似有物遮挡，伴视物变形 3 月余。2018 年 10 月 23 日来诊。

曾在外院 OCT 检查示"左黄斑区神经上皮下浆液性水肿"诊为"中浆"，治疗 2 月余未见明显好转。

眼部检查：右眼 0.8，矫正 1.0；左眼 0.4，矫正 0.6。左外眼无明显异常。眼底：黄斑区水肿环，中心反光 (-)，舌淡有瘀痕，苔薄黄，脉细数。

方药：柴胡 10g、当归 12g、白芍 15g、白术 10g、茯苓 15g、薄荷 6g、丹皮 12g、炒栀子 15g、远志 15g、枸杞子 15g、菊花 10g、陈皮 6g、郁金 15g，水煎服，日 1 剂。

二诊：2018 年 10 月 30 日，视物变形较前好转。眼部检查：右眼视力 1.0，左眼视力 0.6，舌脉同前。方药：前方加生地 15g，白芍改赤芍 15g，水煎服，日 1 剂。

三诊：2018 年 11 月 6 日，视力明显好转，视物变形消失，舌脉同前。眼部检查：右眼视力 1.0，左眼视力 0.8。复查 OCT：左黄斑区神经上皮下浆液水肿消失，残留少许色素上皮下水肿。方药：前方继服 14 剂。

例 3：李某，男，35 岁，2015 年 2 月 2 日来诊。因疲劳又加气恼后，"右眼出现视物模糊、视物变小五十余天"。

眼部检查：右眼视力：0.1，矫正无助，眼前节未见明显异常，眼底：视乳头边界清，色可，动、静脉血管正常，黄斑区轻度水肿，中心区呈暗红色，黄斑中心凹反光消失。左眼视力 1.2，眼部未见异常。

中医诊断：视瞻昏渺（右），肝郁气滞；西医诊断：中心性浆液性脉络膜视网膜病变（右）。

治法：治疗疏肝解郁，养血明目。

方药：逍遥散加减：柴胡 9 克、当归 12 克、白芍 15 克、云苓 12 克、白术 12 克、车前子 15 克、丹皮 15 克、草决明 15 克、枸杞子 9 克、郁金 9 克、甘草 6 克，水煎服。

服十二剂后，右眼视力：0.3，眼底黄斑区水肿消退。继服十五剂后，视力恢复至 0.5，黄斑区轻度色素紊乱，中心反光恢复。出院后又守方二十余剂，右眼视力恢复至 1.0。

2016 年 3 月 5 日因疲劳又复发，来诊检查，右眼视力 0.8，眼底：黄斑区水肿，中心凹反光消失。原方继服 14 剂后视力提高至 1.0，黄斑区水肿消退，中心反光恢复。

按语：以上三例病人中，例 1、例 3 皆因工作过于疲劳加之着急生气所致。过度的疲倦可直接耗伤气血，在气血初损之时如稍注意身心休养，便可恢复正常。但此二例患者在身体劳累疲倦之时又着急生气，致使肝郁气滞，肝气横逆，乘于脾土，脾虚不运，营血生化无源，进而肝血不足，目失所养而致眼病。例 2 无任何诱因，全身亦无不适，舌质红，脉细弦数。此患者为老师，日常多喜看书学习，思考问题，《内经》说："久视伤血""思虑伤脾""思则气结"，故此患者亦从脾虚肝郁辨之，舌红脉细弦数为肝郁化火之征，故用丹栀逍遥散而获效。三例患者虽眼疾不同，但追其病源皆为脾虚肝郁，故均以逍遥散化裁治愈。

近年来报道用逍遥散治愈的眼疾有急性球后视神经炎、视乳头水肿、视乳头炎、视神经萎缩、癔病盲、皮质盲、眼底出血、角膜炎、眼外肌麻痹、中心性视网膜炎、色素膜炎等十余种，而用以治视神经网膜病变的效果为佳，作者在临床实践中亦有同感。视神经、视网膜在祖国医学中属经筋，经筋在脏属肝，视神经、视网膜病变属于肝郁脾虚型者用此方疗效较好。另据现代医学药理学研究证实，逍遥散中的药物有改善血液循环、抗菌、增强机体免疫功能、调节新陈代谢、促使增生病灶转化吸收的综合作用，故用来治疗多种眼病均可获得较好疗效。

五、视网膜脱离

视网膜脱离，是视网膜内九层与其色素上皮层之间的分离而引起视功能障碍的眼病。因脱离的部位、范围、程度及伴发症状之不同，中医将本病分别归入神光自现、云雾移睛、视瞻昏渺、暴盲中。

视网膜脱离有原发性与继发性两大类。本节所述为原发性孔源性视网膜脱离。

【病因病机】

1.禀赋不足或劳瞻竭视，精血暗耗，肝肾两虚，神膏变性，目失所养。

2.脾胃气虚，运化失司，固摄无权，水湿停滞，上泛目窍。

3.头眼部外伤，视衣受损。

【治疗】

原发性孔源性视网膜脱离，应尽早手术治疗。

可根据病情采取巩膜外垫压术、巩膜环扎术或玻璃体手术。术前术后应辅以中药治疗。

1.辨证论治

①脾虚湿泛证

症状：视物昏朦，玻璃体混浊，视网膜脱离；或术后视网膜下仍有积液者，伴倦怠乏力，面色少华，或有食少便溏；舌淡胖有齿痕，苔白滑，脉细或濡。

辨证要点：脾虚失运，湿浊停聚，故辨证以视衣脱离及倦怠乏力等全身症状为要点。

治法：健脾益气，利水化浊。

方药：补中益气汤合四苓散加减，积液多者加苍术、苡仁、车前子以除湿利水。

②脉络瘀滞证

症状：头眼部外伤或术后视网膜水肿或残留视网膜下积液，结膜充血、肿胀；伴眼痛头痛；舌质暗红或有瘀斑，脉弦涩。

辨证要点：头眼部外伤或术后脉络受损，气血失和，故辨证以外伤或术后出现上述眼证及舌脉为要点。

治法：养血活血，祛风止痛。

方药：除风益损汤加减。可于方中加刘寄奴、泽兰、三七以加强祛瘀活血之功；残留积液者，宜加茯苓、赤小豆、白茅根以祛湿利水；头目胀痛甚者，加蔓荆子、菊花、石决明以祛风镇痛。

③肝肾阴虚证

症状：久病失养或手术后视力不升，眼见黑花、闪光；伴头晕耳鸣，失眠健忘，腰膝酸软；舌红少苔，脉细。

辨证要点：肝肾阴虚，目失濡养，故辨证以术后视力不升，眼见黑花及舌脉等全身症状为要点。

治法：滋补肝肾。

方药：驻景丸加减方加减。眼前黑花及闪光者，宜加麦冬、太子参、当归、川芎、赤芍等以滋阴益气补血。

2. 外治

根据视网膜脱离的具体情况，选择不同的手术方法，使视网膜复位。

①选用激光光凝、冷凝或透热电凝，使裂孔周围的视网膜、脉络膜产生炎症，从而令裂孔封闭。

②在经上述治疗的同时，可采用巩膜外硅胶垫压、巩膜环扎、玻璃体腔内充填惰性气体或硅油，或行玻璃体切割等。

【典型病案】

患者李某，男，22岁，因"打球时被撞伤后右眼视力下降2天"以"孔源性视网膜脱离 od"收入院。患者既往高度近视病史。入院后完善检查，行"巩膜外环扎+垫压+视网膜复位术"，术后网膜下少许积液。

方药：除风益损汤+五苓散加减：当归15g、白芍15g、熟地15g、川芎6g、藁本15g、前胡15g、防风15g、桂枝12g、白术15g、茯苓15g、猪苓15g、泽泻15g、薏苡仁30g、枸杞子15g、茺蔚子15g，7剂，水煎服，日一剂。7剂后网膜下积液明显减少，效不更方，上方继服，7剂后复诊，网膜下积液已完全吸收。

按：对于视网膜脱离复位术后，网膜下积液残存的患者，除风益损汤+五苓散加减方可以养血活血、利水渗湿，利于积液吸收。后期可以予四物五子汤补益肝肾、养血明目，以提高患者视力。

六、高风雀目

眼外观如常，暗处不见，亮处复明，"惟见顶上之物"（《秘传眼科龙木论》）为主要症状的内障眼病。其病"生成如此，并由父母遗体"而来（《沈氏尊生书》）。常双眼罹病，病程较长，症状随病程延长而加重，有遗传特点，后期可发展成青盲等病。类似于今之原发性视网膜色素变性。

【病因病机】

1. 多由先天禀赋不足，命门火衰所致。因阳衰不能抗阴，故昼明而夜晦暗，人生之阴阳盛衰与天地之阴阳消长相应，天地之阴阳变化为子时阳气生，午时阳气盛，午后阳气渐衰，阴气渐盛，至酉时日没阴极。当体内阳气虚衰时，不能抵抗入暮后阴盛之势，阳气陷于阴中，故每至黄昏之后，不能视物，而至天明之时，阳气重生，得天地之阳气，来补助内乏之阳，方可视物。

2. 肝肾两亏，精血不足，目失濡养，因阴精亏损，则阴阳不济，阳气亦不能为用，每至日落，为天地之间阳衰阴盛之时，阴盛则蔽阳，故入暮不见。

3. 脾胃受伤，阳气下陷，不能升清阳于目，降浊阴于脏器，阴气上腾，则暮视罔见。

【辨证论治】

1. 内治

眼部改变同上，惟以全身兼证为主进行辨证。

① 先天禀赋不足，命门火衰

证候：夜盲多年。全身兼见面色淡白，形寒怕冷，四肢不温，腰痠胫软，夜尿频而清长，舌质淡，脉沉弱。

治法：温补肾阳。

方药：肾气丸或右归丸加减。

② 肝肾两亏，精血不足

证候：夜盲多年，眼干涩不适。全身可兼见头晕耳鸣，腰膝痠软，或夜热盗汗，舌红少苔，脉细数。

治法：滋补肝肾。

方药：左归丸或驻景丸加减方。

③ 脾胃虚弱，阳气下陷

证候：夜盲多年。全身可兼见神疲乏力，懒言少食，腹泻便溏，舌淡苔白，脉细弱。

治法：健脾益气、升阳。

方药：补中益气汤加减。

④ 中成药：杞菊地黄丸。

2. 外治

① 针刺疗法：取睛明、承泣、瞳子髎、攒竹、肝俞、肾俞、足三里、三阴交等穴，每次选 3~4 穴，每日 1 次，10 次为一疗程。

② 耳针：取目 1. 目，2. 肝、心、胆、肾，每次选 3 穴，留针 30 分钟以上或埋毫针，1 周 1 穴。

③ 穴位注射疗法：用维生素 B_1 或 B_2，或复方樟柳碱注射液，双侧肝俞、肾俞交替注射，每穴注射 0.5ml，隔日 1 次，15 次为一疗程。

七、视神经炎

中医之"目系"相当于视神经，归属水轮，为肾所主。目系与全身脏腑气血均有密切关系，气、血、精、津等均上濡目窍，滋养目系。

【病因病机】

本病多由六淫外感侵扰，上攻目系；或情志内伤，五志化火，灼伤目系；或气滞血瘀，壅阻目络；或肝肾亏损，久病体虚，产后等造成气血精亏，目系失养所致。

【中医治疗】

1. 辨证论治

① 风邪袭目证

证候：视力骤降，常见于外感之后或外感之中，或有目珠胀痛不舒，或目珠转动疼痛；眼底见视乳头充血水肿；舌红，苔薄黄或薄白，脉浮数或浮紧。

治法：散风清热，开窍明目。

方药：银翘散加菊花、细辛。热象不显，或有表寒者，去淡竹叶，加防风、藁本以祛风散寒；眼球转动痛明显者，加牡丹皮、红花、鸡血藤以通络止痛。

② 肝经实火证

证候：眼症同前；口苦，便秘，溲赤；舌红苔黄，脉弦数。

治法：清泻肝火，通络开窍。

方药：龙胆泻肝汤加减。加菊花以助清热明目之力；视网膜出血较多者，加三七粉化瘀止血；眼痛明显者，加川芎、丹参、陈皮通络行气止痛。

③肝郁气滞证

证候：视力骤降，眼球隐痛或胀痛，发病前后常有情绪波动，平素情绪抑郁，胸胁胀满，善太息，头晕口苦，食欲不佳；眼底见视乳头水肿、充血，或视网膜水肿；舌红苔薄白或薄黄，脉弦。

治法：疏肝解郁，行气活血。

方药：丹栀逍遥散合桃红四物汤加减。兼腹泻、纳呆者去山栀，加山药健脾益气；热象明显者，加青葙子、决明子、蒺藜以助清肝热之力。

④气血两虚证

证候：哺乳期或久病、失血之后，眼症同前；面白无华，唇舌色淡，少气乏力；舌淡苔白或少，脉沉细无力。

治法：益气养血，开窍明目

方药：八珍汤加减。酌加鸡血藤、菊花、枸杞开窍明目。气虚甚者，重用人参，加炙黄芪以益气；血虚甚者，加鹿角胶、龟板胶等。

2. 针刺治疗

主穴：风池、睛明、球后、太阳。配穴：合谷、百会。

主穴：完骨、天柱、上睛明、承泣。配穴：头维、手三里。

交替应用各组穴位，采用平补平泻法，留针30分钟，每日1～2次。

【典型病案】

例1：患者，张某，男，12岁，2014年1月20日首诊。

主诉：左眼视物不清六月余。

病史：在当地治疗未见明显好转，来我院门诊诊为"视神经视网膜炎"。

眼部检查：左眼视力：0.1，结膜无充血，角膜下方小片状薄翳，房水清，晶状体、玻璃体未见混浊，眼底视乳头色红润，边界欠清晰，静脉充盈，后极部视网膜反光强，黄斑区轻度水肿，中心凹反光消失，视网膜未见出血、渗出。右眼视力 1.5，眼部未见异常，舌红苔薄白，脉细弦数。

诊断：暴盲。脾虚肝郁有热。

治法：疏肝清热明目。

方药：丹栀逍遥散加减：丹皮 9 克，栀子 9 克，柴胡 6 克，当归 12 克，赤芍 12 克，生地 12 克，白术 9 克，云苓 9 克，石决明 15 克，菊花 6 克，陈皮 6 克，甘草 3 克，水煎服，日一剂。

复诊：服十剂后左眼视力提高至 0.5，守方三十余剂，左眼视力：1.0，眼底：视乳头色泽正常，边界清晰，静脉略充盈，黄斑区水肿消退，中心反光恢复。痊愈出院。

例 2：患者张某，女，22 岁，2015 年 1 月 5 日就诊。

主诉：双眼视力下降 2 月余。

病史：2 月前因"急性扁桃体炎"高热后突然双眼视力下降，在当地医院诊为"急性视神经炎"，住院用"激素""抗生素"等药物治疗月余，右眼视力恢复正常，而左眼仍视物模糊，伴有重影，要求中药治疗。查颅脑及眼眶 CT 均无异常。

眼部检查：视力：右眼 1.0，左眼 0.5，双外眼无异常。左眼瞳孔直接光反应稍迟钝，屈光间质清晰，眼底：双眼视乳头色红润，边界模糊，无明显高起，视网膜静脉充盈，网膜后极部反光强，黄斑中心反射存在。舌质暗，苔薄黄，脉弦数。中心视野检查：右中心旁暗点，左生理盲点扩大，近扇形缺损。

诊断：急性视神经炎（双）。

治法：清热解毒，疏风泻火，活血化瘀，通络明目。

方药：野菊花 20g、银花 30g、蒲公英 30g、紫花地丁 20g、柴胡 15g、白芷 12g、黄芩 15g、丹皮 10g、赤芍 15g、川芎 12g、丹参 15g、生地 20g、葛根 20g、泽泻 15g、猪苓 20g、枸杞子 15g、当归 10g、枳壳 10g，水煎服，日 1 剂。

复诊：服 6 剂后左眼视物较前清晰，视力：右 1.0，左 0.8，眼底：视网膜静脉充盈较前减轻，余同前，舌淡苔薄白，脉弦数。上方加大黄 6g、黄柏 12g 清泻余热。又服 12 剂后左眼视力恢复至 1.2。

八、缺血性视神经病变

本病是供给视神经的血管发生阻塞、缺血，从而引起筛板前后的视神经供血不足，产生梗塞。临床分前部、后部缺血两种，后者较少见，故本节以讨论前部缺血为主。本病属中医学"暴盲"（《证治准绳》）"视瞻昏渺"（《证治准绳》）等范畴。

【病因病机】

《审视瑶函·暴盲症》中谓本病若"……病于阳伤者，缘忿怒暴悖，恣酒嗜辣，好燥腻，及久患热病痰火人得之，则烦躁秘渴；病于阴伤者，多色欲悲伤，思竭哭泣太频之故；伤于神者，因思虑太过，用心罔极，忧伤至甚。元虚水少之人，眩晕发而盲瞀不见。能保养者，治之自愈，病后不能养者，成痼疾。"后世多沿此说。结合临床归纳为：

1.六淫外感或五志过极，肝火内盛，循肝经上扰，灼伤目系而发病。

2.悲伤过度，情志内伤，或忿怒暴悖，肝失条达，气机郁滞，上壅目系，神光受遏。

3.热病伤阴或素体阴亏，阴精亏耗，水不济火，虚火内生，上炎目系。

4.久病体虚，或素体虚弱，或产后血亏，气血亏虚，目系失养

【辨证论治】

1.肝郁气滞证

证症：患眼自觉视力骤降，眼球后隐痛或眼球胀痛，眼部检查同前；患者平素情志抑郁或妇女月经不调，喜叹息，胸胁疼痛，头晕目眩；口苦咽干；舌质暗红，苔薄白，脉弦细。

治法：疏肝解郁，行气活血。

方药：逍遥散合桃红四物汤加减。若视乳头充血明显或视网膜静脉迂曲粗大者，宜加丹皮、栀子以清热凉血散瘀；头目隐痛者加石决明、菊花以清肝明目。

2.阴虚火旺证

症状：眼症同前；全身症见头晕目眩，五心烦热、颧赤唇红，口干；

舌红苔少，脉细数。

治法：滋阴降火，活血祛瘀。

方药：知柏地黄丸加减。方中加丹参、毛冬青以助活血化瘀。若耳鸣耳聋较重者，酌加龟板、玄参、旱莲草以增强滋阴降火之力；若口渴喜冷饮者宜加石斛、天花粉、生石膏以生津止渴。

3. 气血两虚证

症状：病久体弱，或失血过多，或产后哺乳期发病。视物模糊，兼面白无华或萎黄，爪甲唇色淡白，少气懒言，倦怠神疲；舌淡嫩，脉细弱。

治法：补益气血，通脉开窍。

方药：人参养荣汤加减，可在方中加丹参、石菖蒲、鸡血藤以活血养血。心悸失眠者，加酸枣仁、柏子仁、夜交藤以养心宁神。

专方专药

①口服：血府逐瘀胶囊。

②静脉滴注：葛根素注射液或复方丹参液

3. 针刺治疗

主穴：风池、完骨、天柱、上睛明、承泣、球后。

配穴：太阳、头维、合谷、四白、百会、攒竹、上星。

方法：每次选主穴 2~3 个，配穴 3~4 个，交替应用，每日 1 次，平补平泻，留针 30 分钟。

【典型病案】

患者刘某，女，67 岁，初诊日期：2018 年 8 月 21 日。

主诉：右眼视物不清，眼前似有物遮挡 1 月余。

现病史：右眼 1 月前突然视力下降，伴眼前似有物遮挡。在当地医院诊断为"缺血性视神经病变"多方治疗未见好转。在外院查视野，右眼上方视野缺损。

眼部检查：右眼：0.4 矫正 0.5，左眼 0.5 矫正 0.7，双眼晶状体混浊，右眼底：视乳头下方边界高起、模糊，盘沿可见片状出血，视网膜静脉稍充盈，网膜在位，黄斑中心反射消失。舌绛苔薄，脉弦细。

中医诊断：目系暴盲（右）气滞血瘀；西医诊断：1. 前部缺血

性视神经病变（右）2.老年性白内障（双）。

方药：黄芪30g、郁金15g、当归12g、川芎10g、葛根30g、菊花10g、枸杞子15g、地龙15g、玄参15g、茯苓15g、远志15g、知母10g、乌梢蛇10g、草决明15、g陈皮6g。水煎服，每日1剂，14剂。

配合针灸治疗：球后，精明，赞竹、瞳子髎、百会、太溪、复溜、光明、足三里、合谷、太冲、内关穴，以上穴位分两组，交替针刺，10天1疗程。

二诊：服药配合针灸1月，自觉视物较前清晰，视野较前扩大。检查：右眼：0.4矫正0.6，左眼0.6矫正0.8，视野复查：视敏度提高。方药：前方去草决明、远志，加麦冬15g、乳香6g、没药6g。嘱1月后复诊。

三诊：服药配合针灸1月，自觉视物较前清晰，视野较前扩大。检查：右眼：0.5矫正0.8，左眼0.6矫正0.8，视野复查：视敏度较前明显提高，仅有颞下方小片状视野缺损。右眼底：视乳头边界清，盘沿出血已吸收，视网膜血管走形可，网膜在位。

四诊：患者坚持服药4月余复诊，视力右眼矫正0.8，左眼矫正1.0，后改服中成药祛障明目片巩固疗效。

九、视神经萎缩

眼外观如常，而自视不见，谓之青盲。《证治准绳·七窍门》指出："目内外并无障翳气色等病，只自不见者，是……夫青盲者，瞳神不大不小，无缺无损，仔细视之，瞳神内并无些少别样气色，俨然与好人一般，只是自看不见。"可由视瞻昏渺、高风雀目、青风内障、暴盲等疾演变而成。类似由各种原因，如脉络膜、视网膜、视神经的炎症、视网膜色素变性、视网膜中央动脉阻塞、头眼外伤等引起的视神经萎缩的晚期以及视网膜黄斑变性、先天性视乳头或黄斑缺损的重症等。

【病因病机】

1.因先天禀赋不足，或肝肾亏损，精血不足，不能上荣于目，目窍萎闭，神光不得发越于外。夫肾藏精，精化气，气化神，阴精不足，无以化气，无以生神，故目视不明。

2. 因久病体虚、气血不足，不能上荣空窍，目失濡养，神光衰微。

3. 七情郁结，肝失条达，玄府郁闭，气血不行，光华不能发越，故目暗不明。

4. 头眼外伤，目系受损，脉络瘀滞，玄府闭阻，精血不能上运于目所致。

【辨证论治】

1. 内治

① 肝肾亏损。证候：可为精血不足引起，眼症同前。全身可兼见头晕耳鸣，腰膝痠软，咽干颧红，五心烦热，舌红少苔，脉细数。治法：滋养肝肾，填精补髓。方药：左归丸，或明目地黄丸加猪脊髓。

② 肾阳不足引起。证候：多伴形寒畏冷，四肢不温，夜尿频数，舌质胖嫩，舌苔薄，脉沉细。治法：温补肾阳。方药：肾气丸或右归丸加减。

③ 气血不足。证候：多伴面色㿠白，或萎黄，心悸少眠，气短懒言，脉细弱。治法：气血双补。方药：人参养荣汤加减。

④ 肝气郁结。证候：多伴目昏头胀，气急暴躁，胸胁胀满，口苦咽干，脉弦或数，苔白或薄黄。治法：疏肝解郁。方药：逍遥散加石菖蒲、远志、丹参、郁金、枳壳之属，以开窍活血行气。

⑤ 头眼外伤。证候：常有外伤史。治法：活血祛瘀，继以滋养肝肾。方药：桃红四物汤加减。

⑥ 禀赋不足。证候：可见眼底视乳头或黄斑缺损。治法：滋养肝肾。方药：驻景丸加减方。

2. 外治

① 针灸疗法：取穴：睛明、球后、风池、太阳、养老、臂臑、肝俞、脾俞、肾俞、足三里、足光明、三阴交等，远近配合，每次选用3~4穴，按病情采用针或灸，或针灸并用，10次为一疗程。

② 穴位注射疗法：用毛冬注射液或复方丹参注射液，按上列穴位注射治疗，一次2~3穴，5~10次为一疗程。

③ 头针疗法：取视区，每日或间日一次，10~15次为一疗程，后休息3~5天，继续第二疗程，一般作3~4疗程。

【典型病案】

例 1：患者向某，男，40 岁，3 个多月前因车祸致右额部受伤，继则发现视力下降，在外院诊断为"视网膜震荡""外伤性视神经萎缩"，经多方治疗但视力恢复不佳，现仍时常头痛，要求中药治疗。

眼部检查：右眼视力 0.3，屈光间质清晰，眼底：视乳头色淡，边界清晰，后极部网膜可见散在点、片状陈旧出血，黄斑区色暗红，中心反射消失。舌暗红，苔薄黄，脉弦细。

诊断：中医诊断：青盲（右）气血瘀滞，郁而化火；西医诊断：外伤性视神经萎缩（右），视网膜震荡（右）。

治法：清热凉血，活血化瘀，养阴明目。

方药：生地 20g、菊花 15g、金银花 30g、蒲公英 30g、小蓟 30g、仙鹤草 40g、大黄炭 12g、丹皮 6g、白芍 10g、当归 10g、车前子 15g、麦冬 6g、沙参 30g、枸杞子 20g、女贞子 12g、陈皮 6g、白芷 12g、葛根 20g。水煎服，每日 1 剂。服 18 剂后视力恢复至 0.4，眼底出血基本吸收，遗留大片淡黄色机化物，黄斑中心反射仍不见。上方去小蓟、仙鹤草，加红花 10g、玄参 10g、昆布 15g。又服 24 剂后头痛消失，视力恢复至 1.0，眼底机化物大部分吸收，黄斑中心反射隐约可见，上方去银花、蒲公英、白芷，加五味子 12g、黄芪 30g、制首乌 12g，又服 18 剂后视力恢复至 1.2，后停药观察 3 月余视力稳定于 1.2。

按语：外伤性眼底出血日久不吸收，多因气血瘀滞日久化火灼目伤络，故出血久积不消或反复出血，此时不宜大量用活血化瘀药，而应在清热凉血基础上加用凉血活血止血药。本方用仙鹤草量较大，因仙鹤草凉血止血，对于虚实寒热、外伤内疾各种出血均有效，并能益气补虚，加配大黄炭可止血而不留瘀，活血而不致出血；加当归、麦冬、玄参、枸杞子诸药养阴明目。服 18 剂后眼底出血基本吸收，遗留机化物时加用红花、昆布活血化瘀软坚散结。在眼底出血机化物吸收后则减清热药，加五味子、女贞子、黄芪、制首乌以补气养阴，以扶正固本，强身增视。

例 2：患者王某，女，23 岁，1975 年 5 月 27 日就诊。双眼视物模糊 3 月余，伴眼球隐痛不适、头晕目眩、口干咽燥、纳少乏力。病前有过劳及焦虑史。曾在当地医院以"球后视神经炎"收入院，曾用激素、维生素、扩血管剂等药物无效。既往患"贫血"及"慢性鼻炎"。

眼部检查：查视力右眼 0.1，左眼 0.2。双眼外眼无异常。眼底：视乳头颞侧色苍白。眼球转动时眼球深部钝痛，舌质淡、苔薄白，脉沉细无力。检查血红蛋白 7.59g/L。

诊断：球后视神经炎继发视神经萎缩（双）。中医辨证：肝肾不足，气血亏损。

治法：补肝肾，益气血，佐以活血明目。

方药：四物五子汤加减：熟地、女贞子、桑葚子、菊花各 15g，白芍、当归、葛根、枸杞子、菟丝子、党参各 12g，麦冬、川芎、五味子各 10g，生黄芪 18g，丹参 30g，陈皮 6g。水煎服，日 1 剂。

服药 6 剂，双眼及全身症状减轻，两眼视力增至 0.4，加枳壳 9g。服 6 剂，视力右眼 0.5、左眼 0.6，眼球转动时痛感消失。再服 6 剂，视力为右眼 0.8、左眼 0.9。继服原方共 30 剂后，两眼视力达 1.5，眼底无改变，血红蛋白 10.5g/L。3 年后随访，两眼视力仍保持在 1.5。

按语：此患者气血素虚，加之病久元气衰惫，肝肾不足，故目窍失养，神光衰微。因目为肝窍，瞳神属肾，凡瞳神内部的慢性疾患，多数应以补益肝肾、益气养血为主，故常以四物五子汤为基础加减化裁。方中熟地、白芍、枸杞子、五味子、菟丝子、女贞子、桑椹子、麦冬滋补肝肾，益精养血；菊花清热明目；川芎、当归、丹参、葛根行气活血；党参、黄芪、陈皮健脾益气。

例 3：患者张某，女，12 岁，因"左眼视物模糊 4 月余"来诊。兼有眼球、眼眶涩痛不适，头晕神烦，口干舌燥。在外院诊为"球后视神经炎"，用激素、抗菌素、维生素等治疗数月无效。

眼部检查：视力：右 1.5，左 0.1。左外眼无异常，瞳孔对光反应略迟钝，眼底视乳头颞侧色苍白，眼球压痛。舌质红，无苔，脉细数。

诊断：球后视神经炎（左），继发视神经萎缩。证属肝肾阴亏，虚火上炎。

治法：滋肾养肝，降火明目。

方药：生熟地、菊花、黄柏、首乌、丹皮各 12 克，白芍、女贞子、枸杞子、山药、当归、知母、石斛、黄芩、陈皮各 9 克，石决明 20 克。服 6 剂，眼球、眼眶涩痛减轻，眼球无压痛，左眼视力 0.4。又服 6 剂左眼视力达 0.6，全身症状减轻，寐差，便干，上方加炒枣仁 20 克，决明子 9 克。再服 6 剂，全身诸症皆除。继服原方 40 剂后，视力达 1.5，眼底仍同前。1 年后复查视力仍保持 1.5。

按语：本例患者系学龄期儿童，小儿脏腑娇嫩，形体不足，气血未充，功能不全，一旦染疾，极易累及脏腑，伤及气血，加之病程较长，且久服激素类药物，使机体阴阳失调，代谢紊乱，必致肝肾阴亏，虚火上炎而伤津耗液，使精血不能上荣于目。故应施以滋养肝肾，降火明目之法。方中熟地、女贞子、枸杞子、首乌、菊花、石斛补肝益肾，滋阴明目；当归、山药、白芍、陈皮调补脾胃，益气养血；生地、知母、黄柏、黄芩、丹皮清热凉血，滋阴降火，石决明镇肝潜阳，治疗小儿眼病颇注意其生理病理特点，既治疗眼病，又兼顾全身，故疗效颇佳。

第十节　屈光不正

一、近视

以视近清晰，视远模糊为特征的眼病名近视。相当于西医之近视眼。

本病名见《目经大成》卷 2。又称近觑（《证治准绳·七窍门》）、能近怯远症（《审视瑶函》）、视近怯远症（路际平《眼科临症笔记》）。由于近视程度较重者，常喜眯眼视物，因而民间又有觑觑眼之称。历代医籍对本病病因病机多有论述，如《诸病源候论》认为，目不能远视乃"劳伤脏腑，肝气不足"所致。王海藏则谓："不能远视，责其无火，法当补心。"（《此事难知》）至于《审视瑶函》，除继前人不能远视为阳不足之说而外，还指出近视可因"肝经不足肾经病"，并提到了"禀受生成近觑""久视伤睛成近觑"等，其认识更为全面。

【病因病机】

病因

1. 先天遗传，形成近视。

2. 青少年学习工作环境光线昏暗，书写阅读体位不正，目标距眼不适中，持续近距离使用目力，竭视劳瞻引起近视。

病机

1. 心阳衰弱，阳虚阴盛，目中神光不能发越于远处，故视近尚清，视远模糊。

2. 肝肾两虚，目失濡养，神气虚弱，发用衰微，以致光华不能及远而仅能视近。

【主证】

一般外眼无明显异常，近视力良好，远视力减退，视远处目标模糊不清。若近视程度较高，每觉眼前黑花飘动，蚊蝇飞舞。高度近视者，远视力明显减退，黄庭镜曾形容远视力极差者，"甚则子立身边，同为谁氏，行坐无晶镜，白昼有如黄昏"（《目经大成》卷2），为使视物清晰，不得不移近所视目标。外观目珠，常微向前突，喜眯眼视物。容易并发某些内障眼病。甚至近视力亦受严重损害。

【辨证论治】

1. 心阳衰弱证

症状：视近怯远，全身可无明显不适，亦可伴有面白神倦，或心悸气短，舌淡脉弱等。

治法：补心益气，安神定志

方药：定志丸加减。

2. 肝肾两虚证

症状：视近怯远者，眼前黑花渐生。全身若伴头昏耳鸣，失眠多梦，腰膝酸软，舌红脉细。

治法：滋养肝肾。

方药：可选用杞菊地黄丸或补肾磁石丸加减；若面白头昏，夜寐多梦，腰膝酸软，舌淡脉细，又宜补肝肾，益精血，用驻景丸加减方加减。

【其他疗法】

1.针刺疗法：可选下列四组穴位：①承泣、翳明；②四白、肩中俞；③头维、球后；④睛明、光明。每天针刺一组，轮换使用。

2.配镜矫正视力

3.去除病因：近视虽有上述疗法，但效果尚不理想。故医治后天形成的近视，还应注意消除造成近视的因素，纠正不良用眼习惯。对于禀受生成近视者，治之尤难，所以《眼科百问》指出："其有生成即近视者，又非医药所能及也"。

【预防】

1.大力做好预防青少年近视的宣传教育工作。

2.室内学习、工作、照明适度，光线不可过暗。

3.讲究用眼卫生，阅读、书写时坐姿端正，眼与注视目标保持约30厘米的距离。需要长时间近距离使用目力时，注意劳逸结合，避免使眼过度疲劳。

4.不在行走时或舟车运行之中阅读书报。

5.注意锻炼身体，坚持做眼保健操。

6.对青少年定期检查视力，发现视力下降者，及早查明原因，尽可能给予治疗。

二、视疲劳

持续注视近距离目标，使眼过劳而出现眼胀、头痛等症状，因目为肝窍，故名肝劳。相当于西医之视疲劳。

本病名见《千金要方》。《医学入门》谓："读书针刺过度而（目）痛者，名曰肝劳，但须闭目调护"。大体目窍于肝，生于肾，用于心，究其病机，亦主要与肝、心、肾有关。如马莳云："久视者必劳心，故伤血。"（《黄帝内经素问注证发微》）《审视瑶函》则进一步阐述说："心藏乎神，运光于目，凡读书作字，与夫妇女描刺，匠作雕銮，凡此皆以目不转睛而视，又必留心内营。心主火，内营不息，则心火动。心火一动，则眼珠隐隐作痛"。而且指出："若肾无亏，则水能上升，可以制火。水上升，火下降，是为水火既济，故虽神劳，元气充足，亦无大害。惟肾水亏弱之人，难以调治"。

【病因病机】

1. 久视劳心伤神，损血耗气，目失所养。

2. 劳瞻竭视，肝肾精血亏耗，不能濡养目窍。

本症常见于远视、老花眼及近视患者。此外，素体虚弱、气血两亏或肝肾不足者，易发本病。

主证

近距离学习或工作，时间过久，眼干不适，目珠胀痛，头额闷痛，甚至头晕，心烦欲呕，休息之后，症状缓解。若不及时休息，则诸症明显加重。

【治疗】

1. 因学习或近距离工作，持续过久而引起本症者，应及时休息。一般可不服药，待眼的疲劳消除时，诸症自行缓解。

2. 好发本病或病情较重者，若伴有心血亏虚，心神不宁之全身症，治宜滋阴养血，补心宁神，用天王补心丹加减；若伴有肝肾不足之全身症，宜补养肝肾，可选用杞菊地黄丸或驻景丸加减方加减；若素体虚弱，气血两亏，又宜益气养血，用八珍汤加减。

3. 患远视、老花眼或近视而并发本症者，除注意休息，消除眼的疲劳外，应着重治疗原发眼病。

【其他疗法】

1. 针刺

2. 耳穴压豆

3. 推拿按摩

4. 视觉训练

暗语：根据多年临床经验，我院根据患者病因病机，自制药视疲宁（药物组成：炙黄芪、当归、熟地、白芍、柴胡、桑葚子、菟丝子等）用于治疗视疲劳，收到较好效果。

第十一节　其他眼病

一、炎性假瘤

眼眶假瘤是一种非特异性慢性增殖性炎症的眼病，因具有真性眶肿瘤的症状而得名。本病多见于青壮年男性，单眼发病者多，但亦可为双侧性。起病较急，发展缓慢，屡有复发性炎症史。本病既往多归属于中医学"突起睛高"及"鹘眼凝睛"范畴。

【病因病机】

1. 多因风热毒邪侵袭，上犯于目，壅滞目眶，脉络瘀阻，致珠突出眶。

2. 因热毒日久不解，热盛伤阴，阴液亏耗，致目眶气血涩滞，使珠胀而欲出。

3. 由于七情内伤，肝气郁结，疏泄失常，气机阻滞，血行不畅为瘀，水湿停滞为痰，痰瘀互结，阻于眶内，致珠突眶外。

【辨证论治】

1. 风热毒壅证

症状：眼珠突出，转动不灵，胞睑及白睛轻度红赤水肿，复视，流泪；伴头痛；舌红苔薄黄，脉浮数。

治法：清热散风，解毒散结。

方药：疏风清肝汤加减。可加大青叶、蒲公英、夏枯草以增强清热解毒散结之力；头痛重者，加僵蚕、蔓荆子以祛风止痛。

2. 血瘀气滞证

症状：眼珠突出，运动受限，眼睑肿胀，白睛红肿，复视；口苦而渴，便秘溲赤；舌质紫暗苔黄，脉涩。

治法：活血化瘀，行气散结。

方药：血府逐瘀汤加减。可加莪术、花粉、生牡蛎破气软坚散结；咽干口燥者，加玄参、麦冬养阴润燥；大便秘结者，加决明子、大黄通便泄热。

3. 痰瘀互结证

症状：眼珠外突，运转受限，白睛暗红，复视，流泪；胁肋胀满，胸闷不舒；舌暗苔黄，脉弦。

治法：疏肝理气，化瘀祛痰。

方药：逍遥散合清气化痰丸加减。若热象不显著者，可去黄芩；可加郁金、川芎、桃仁以行气活血化瘀；加生牡蛎、海浮石以软坚化痰散结。

【其他治法】

1. 应用广谱抗生素合并皮质类固醇激素以及抗凝剂、碘剂等治疗。

2. 深部 X 线放射治疗，用于早期细胞结构尚未纤维化者。

3. 慎重施行开眶术。

【典型病案】

某男，34 岁，1979 年 5 月 20 日就诊。双眼球突出，右眼 1 年，左眼 2 月余，伴反复眼红、疼痛、怕光、流泪、视力下降。病前有恼怒及劳累史。在外院行"B"超及 X 线摄片检查，诊为"眶内假瘤"，用激素、抗生素治疗有效，但停药后即复发。

眼部检查：右眼 0.5，左眼 1.0。眼突计检查：右眼球突出度 24mm，左眼球突出度 17mm，双眼眶眶距 90mm。右眼睑青紫、肿胀，睑裂闭合不全，球结膜高度充血、水肿，角膜下方轻度混浊浸润，眼底无异常。眼球向正前方高度突出，眶内下方触及质地坚硬、边界不清的肿块，眶压高，眼球运动受限。左眼睑略红肿，睑裂尚能闭合，球结膜轻度充血，角膜透明，眼球轻度外突，眶内未触及明显肿块，眼球运动尚可。舌红、苔白腻，脉滑数。

诊断：眶内假瘤（双）。肝经湿热，气郁痰结，脉络瘀阻。

治法：泻肝清热，利湿化痰，破瘀散结，佐以解郁行气。

方药：泻肝破瘀汤（自拟）：龙胆草 10g、柴胡 15g、黄芩 15g、银花 30g、连翘 15g、地丁草 30g、半边莲 20g、夏枯草 15g、露蜂房 12g、半夏 10g、橘红 10g、胆南星 6g、当归 12g、生地 15g、川芎

10g、赤白芍各 12g、泽泻 15g、木通 6g、车前子 15g、猪苓 20g、陈皮 6g。水煎服,每日 1 剂。

服药 12 剂,眼突明显减轻,右眼球已能转动,局部炎症基本消失,视力右眼 0.7、左眼 1.2。因胃部不适,去龙胆草、木通,加元胡 15g、茯苓 12g。再服 12 剂,视力右眼 0.8、左眼 1.5,右眼球仅轻度外突,左眼球突出消失,去黄芩、地丁、猪苓,加丹参 20g、红花 10g。36 剂后,视力右眼 1.0、左眼 1.5,眼突计检查:右眼球突出度 16mm,左眼球突出度 14mm。双眼球转动灵活,去露蜂房、半夏、南星,加佩兰 10g,枸杞子 15g,菟丝子 12g,嘱再服 12 剂以巩固疗效。半年后复查,病情未再复发。

按语:眶内假瘤是发生于眼眶的慢性非特异性增殖性炎症,病因不明,多见于中年男性,以反复的眼突,运动障碍,伴眼红、疼痛,视力下降为其特点。目前无特效疗法。本病属中医"鹘眼凝睛病"范畴,病因多与火热毒邪上扰,或痰湿、瘀血闭阻脉络有关。本例患者发病与情志有关,病程较久且有反复,致热毒蕴积,痰湿阻络,气血郁滞,故方中龙胆草、黄芩、夏枯草泻肝降火、清利湿热;柴胡疏肝解郁;银花、连翘、地丁、半边莲、露蜂房清热解毒;泽泻、木通、车前子、猪苓利水消肿;半夏、橘红、南星、陈皮化痰散结,加赤芍、当归行气活血,祛瘀通络;生地、白芍滋阴养血、扶正祛邪。

二、甲状腺相关眼病

甲状腺相关眼病(thyroid associated ophthalmopathy, TAO)是一种与甲状腺功能相关的器官特异性自身免疫性疾病,是成人眼球突出最常见的原因,占成人眼眶病的 20%。患者多为中青年女性,男女比为 1:4,大多伴有甲状腺功能亢进,但也有正常或减退,甲状腺功能正常而眼球突出者占 25%。本病以眼球突出、眼睑退缩和上睑迟落为主要临床特征。

甲状腺相关性眼病归属于中医学"鹘眼凝睛"(《秘传眼科龙木论》)的范畴,又名"鹘眼凝睛外障"(《秘传眼科龙木论》)"鱼睛不夜"(《目睛大成》)。本病起病较缓,眼珠逐渐突起,红赤凝定如鹘鸟之眼者，称为鹘眼凝睛。本病可单眼罹患，亦可双眼发病。古代医籍对其病因、证治的认识基本一致。如《秘传眼科龙木论》谓："此疾皆因五脏热壅冲上，脑中风热入眼所致"。《证治准绳·七窍门》记述较详，云："其状目如火赤，绽大胀于脾间，不能敛运转动，若庙塑凶神之目，犹鹘鸟之珠，赤而绽凝者，凝定也。乃三焦关格，阳邪实盛，亢极之害。风热壅阻，诸络涩滞，目欲暴出矣"。治之多主张内服外敷，针砭开导，综合治疗。

【病因病机】

1. 风热毒邪上壅头目，眼络滞涩，气血瘀阻所致。

2. 邪热亢盛，日久伤阴，阴液亏耗，血运滞涩，气血瘀凝所致。

【辨证论治】

1. 热郁痰凝证

证候：眼球逐渐突出，转动受限眼睑闭合不全；伴有情志不舒，急躁易怒，心悸失眠多汗，妇女痛经或闭经；舌苔薄腻或黄腻，舌质暗红，脉弦数或弦滑。

治法：清热解郁，化痰散结。

方药：丹栀逍遥散合二陈汤加减。气郁化火者，加夏枯草、青皮、草决明以清解肝经郁火；两手震颤者，加石决明、钩藤、僵蚕以平肝息风；还可加浙贝母、玄参、牡蛎加强化痰散结之功。

2. 肝经湿热证

证候：肝经湿热，气郁痰结，脉络瘀阻，眼珠胀起，突出眶外，不能转动，舌红、苔白腻，脉滑数。

治法：清肝泻热，利湿化痰

方药：龙胆泻肝汤加减。

3 风热壅盛证

证候：风热毒邪壅盛，眼络瘀阻者，除眼珠胀起，甚至高突出眶，红赤凝定，不能运转，有似鹘鸟之眼的主证外，尚伴有头痛项强，面赤身热等全身症。

治法：祛风散邪，清热解毒，活血通络。

方药：泻脑汤，酌加黄连、赤芍、当归、川芎等品。若有黑睛生翳，可于上方中再加石决明、夏枯草、白蒺藜，助其清肝明目退翳。

4. 阴亏血瘀证

证候：邪热充盛，日久阴亏血瘀者，眼症同上。全身可伴有头晕耳鸣，五心烦热，心悸失眠，形体消瘦，舌暗红，脉弦细而涩等。

治法：滋阴清热，化痰散结。

方药：通幽汤加减。若热盛阴亏甚者，方中去升麻；增强滋阴作用可加女贞子、旱莲草、龟板、鳖甲；增强清热散结作用可加夏枯草、牡蛎、海藻、昆布；增强破瘀散结作用，可加三棱、莪术、穿山甲等。

第七章　论文著作及科研

一、论文

（一）第一作者论文

1.逍遥散在某些眼病中的应用.王静波,山东中医杂志,1986,5; 20-21.

2.中西医结合治疗25例葡萄膜大脑炎分析.王静波,山东中医学院学报,1988,2;25-26.

3.中医药治疗青光眼的临床及实验研究进展.王静波,山东中医学院学报,1991,15（2）:51-54.

4.滋阴降火法治疗白塞氏综合征.王静波,郑新青,衣原良,中国中医眼科杂志,1992,2（1）:41-42.

5.中药治愈双眼Adie综合征1例.王静波,郑新青.中国中医眼科杂志,1992,2（4）:249.

6.衣元良老师治疗视神经萎缩经验.王静波,长春中医学院学报,1992,1;35

7.四物五子汤中微量元素测定.王静波,郑新青.中国中医眼科杂志,1993,3（2）:93-94.

8.衣元良老医师对小儿弱视治验总结.王静波,中西医结合眼科杂志,1993,2

9.衣元良应用四物五子汤治疗眼病经验.王静波,北京中医,1993,增刊;85

10.弱视图形视觉诱发电位改变与中药治疗的关系.王静波,郑新青,唐占府,王学萍.中国中医眼科杂志1994,4（3）:158-160.

11.中药治疗严重眼挫伤6例.王静波,山东医药,1994,2;57

12.眼科急诊后期治疗验案3则.王静波,郑新青.中国中医急症,1994:3（6）:281-282.

13. 中药治疗弱视疗效分析. 王静波, 郑新青, 王学萍, 秦胜萍, 中国中医眼科杂志, 1994, 4 (4); 203-205.

14. 中药治疗前后弱视患者图形视觉诱发电位的改变. 中国中医眼科杂志 1995, 5 (1): 21-24

15. 中西医结合治愈新生血管性青光眼 1 例. 中国中医急症, 1996: 12

16. 中药川白眼药水治疗春季卡他性结膜炎的临床研究. 王静波, 郑新青, 朱晓琳. 山东中医药大学学报, 2000, 24 (6): 442-443.

17. 同侧单眼先天性上睑下垂伴高度近视 1 家系. 王静波, 郝蕊, 中国中医眼科杂志 2003, 13 (1): 8

18. 弱视发病相关因素探讨. 王静波, 陈美荣, 郝永龙, 食品与药品, 2006, 8 (7): 41-43.

19. 26 例弱视儿童彩色图形视觉诱发电位的研究. 中医研究, 王静波, 陈美荣, 郝永龙, 2006, 19 (9): 28-31.

(二) 非第一作者论文

1. 祛障明目汤微量元素测定及分析. 郑新青, 王静波. 山东中医学院学报. 1992, 16 (3): 47-49.

2. 复明冲剂治疗中心性浆液性视网膜病变的临床观察. 闫玲, 张勇, 徐玉玲, 王静波, 刘国明, 张孝英. 中国中医眼科杂志, 1993, 3 (4): 219-221.

3. 祛障明目片防治实验性白内障初步观察. 郑新青, 王静波, 李贵海, 王学萍, 中国中医眼科杂志. 1994, 4 (4): 224-226.

4. 祛障明目片防治实验性白内障的实验观察. 郑新青, 王静波, 李贵海. 江西中医药. 1994, 25 (增刊): 51-52.

5. 中药治疗色素膜炎及其免疫学观察. 中西医结合眼科杂志, 1985; 2: 14

6. 衣元良老师治疗中心性浆液性脉络膜视网膜病变 37 例. 郑新青, 王静波. 陕西中医. 1993, 41 (2): 61-62.

7. 衣元良眼病验案, 郑新青, 王静波. 中医杂志, 1993, 34 (8): 469-470.

8. 衣元良治疗球后视神经炎验案 2 则 . 郑新青，王静波，山西中医，1993，9（2）：3-4.

9. 视网膜静脉阻塞的血液流变学指标测定 . 中西医结合眼科杂志，1986；1：39

10.1021 例正常人立体视觉调查 . 眼科新进展，1988：4；12

11. 单疱病毒性角膜炎中药治疗及泪液免疫球蛋白补体 C3 测定 . 中西医结合眼科杂志，1989；1：11

12. 中药治愈疼痛性眼肌麻痹综合征 1 例，郑新青，王静波，中国中医眼科杂志 1994，4（1）：48.

13. 弱视儿童血清微量元素的测定 . 郑新青，王静波，隋立里，王学萍，中国中医眼科杂志，1995：5（4），201-204.

14. 中医治疗儿童弱视及远视概况 . 郑新青，王静波，中西医结合眼科杂志，1996；14（3）：187-189.

15. 衣元良治疗视乳头血管炎验案，郑新青，王静波 . 山东中医杂志，1996，15（1）：38-39.

16. 复方丹参注射液在眼科的应用 . 孟倩丽，王静波，山东医大基础医学院学报；2001，15（5）：314-315.

17. 青光眼视功能损害的中医药治疗研究 . 汪辉，王静波，四川中医，2001；19（11）16-18

18. 中西医结合治疗急性视网膜坏死 1 例 . 孟倩丽，王静波，汪辉，中国中医眼科杂志，2002，12（4）：241.

19. 视明宝颗粒质量，标准研究 . 孙立立，孙敬勇，杨书斌，王静波，王菊，苏静 . 中成药，2002，24（8）；589-592.

20. 针刺治疗青光眼概况 . 任燕如，王静波 . 上海针灸杂志，2004；23（4）：42-45.

21. 眶内肿瘤误诊 1 例报道 . 陈美荣，王静波，郭承伟，中国中西医结合影像学杂志，2004，2（4）：316.

22. 润眼爽目汤治疗干眼病 119 例 . 初培莲，张丽彩，王静波，吉林中医药，2005，25（9）：38.

23.中医药治疗青光眼研究进展及视神经保护展望 . 宿艳，王静波，朱晓琳．吉林中医，2005，25（9）：59-61.

24. 昼夜眼压波动及其临床意义，高延娥，王静波，朱姝．中国中医眼科杂志，2008，18（5）：299

25.Leber 遗传性视神经病变一家系，宋杰，王静波，山西医药杂志，2009，38（5）：406

26. 益气养阴开窍法治疗中晚期青光眼临床观察，宿艳，王静波，邵磊，吉林中医药，2009，29（11）；965-966.

27. 益阴明目合剂对高眼压大鼠血浆内皮素及视网膜 SOD 等的影响，高延娥，王静波，陈美荣，田丽珍，宋杰，陕西中医，2009，30（11）：1560-1562.

28. 首诊眼科的动脉硬化闭塞症一例，高延娥，王静波，刘勇．中国实用眼科杂志，2009；27（8）897

29. 滋阴降火法防治激光性视网膜损伤的实验研究，田丽珍，郭承伟，王静波．山东医药 2009：49（51）45-46.

30. 中药结合激光治疗 RVO 的临床观察，李晋齐，王静波，赵靖，山东大学耳鼻喉眼学报，2010，24（5）；62-63，66

31. 弱视儿童色觉异常与五脏相关性临床研究，宋杰，王静波，赵守连，陈美荣，山东中医杂志，2011，30（9）：618-619.

32. 慢性闭角型青光眼一眼急闭急性发作 1 例分析，王高峰，王静波，中国误诊学杂志 2011，11（27）：6725.

33. 弱视治疗的现代中医文献回顾性研究，陈美荣，郝永龙，王静波，刘玲，山东中医杂志，2011，30（11）：775-777

34. 脏腑理论与昼夜眼压波动关系探讨，李寿庆，王静波．中国中医眼科杂志 .2012 年 2 月，22（1）：35-38.

35. 王静波教授治疗中晚期青光眼学术思想，陈美荣，郝永龙，王静波．中国中医眼科杂志 .2012，22（1）：59-60.

36. 益阴明目合剂治疗青风内障 20 例．田丽珍，王静波，山东中医杂志，2013，32（3）：172-173.

37. 视明宝颗粒对斜视性弱视猫视皮层超微结构研究，陈美荣，郝永龙，王静波，朱晓林，刘玲，辽宁中医药大学学报，2013，15（9）

50-51

38. 初探肾脑目系统，陈美荣，郝永龙，王静波，郭承伟，刘玲，中国中医眼科杂志，2014，24（1）：69-71

39. 络治法对 STZ 诱导的糖尿病大鼠视网膜 NF-KB 表达的影响，马栋，王静波，郭承伟，吕璐，中国中医眼科杂志 2015，25（2）：82-86.

40. 中药对斜视性弱视猫视皮质 NMDAR1 表达的研究，陈美荣，郝永龙，王静波，王高峰，中华中医药杂志，2014，29（1）：26-28

41. 视明宝颗粒对形觉剥夺性弱视猫视皮层谷氨酸受体（NMDAR1）表达的影响，王高峰，陈美荣，徐琨，王静波，中国中医眼科杂志 2016，26（4）：221-225.

二、著作

（一）主编、副主编

1.《新编中医五官科学》南海出版公司，1991 年 12 月主编

2.《中医五官科外治法》济南出版社，1999 年 6 月主编

3. 全国中医药专业技术资格考试 . 专业技能篇《中医眼科学》，上海科技出版社，2003 年 4 月主编

4. 全国中医药初晋中专业技术资格考试辅导用书《中医眼科学》中国中医药出版社，2005 年 10 月主编

5. 全国中医药初晋中专业技术资格考试辅导用书《中医眼科学》中国中医药出版社，2011 年 11 月主编

6.《中西医结合眼科急诊学》广州科技出版社，2001 年 8 月，副主编

7.《今日中医眼科》人民卫生出版社，2000 年 1 月，副主编

8.《今日中医眼科》人民卫生出版社，2011 年 2 月出版，副主编

9. 全国中医药初晋中专业技术资格考试辅导用书《中医眼科学》中国中医药出版社，2012 年 1 月 . 主编

（二）编委著作

1.《中医眼科学》山东中医药大学自编教材，济南出版社，1995 年 4 月，编委

2. 全国规划教材《中医眼科学》中国中医药出版社，2003年1月编委

3. 全国规划教材《中医眼科学》习题集，中国中医药出版社，2003年10月编委

4. 全国高职规划教材《中医五官科学》，人民卫生出版社，2005年10月

5. 全国高职规划教材《中医五官科学》习题集，人民卫生出版社，2006年2月

6. 全国中医研究生规划教材《中西医结合眼科学》中国中医药出版社，2010年1月出版，编委140万字

7. 全国中医研究生规划教材《中医眼科学》人民卫生出版社，2009年完成，编委

8.《中医眼科全书》第2版人民卫生出版社2011年4月第2版第2次印刷编委

三、主持参与科研

1. 国家自然基金，81503620，基于P13K/Akt信号通路对益阴明目合剂视网膜神经节细胞保护作用的研究，2015/01-2018/01，17万，在研，参加。

2. 山东省科技发展计划项目，2010GSF10257，视明宝对弱视猫视觉可塑性的研究，2010/09-2012/12，15万，已结题，主持。

3. 山东中医药科技发展计划项目，2009-054，视明宝颗粒治疗弱视猫视觉可塑性研究，2007/01-2011/12，已结题，主持，2015年获得山东医学科技奖奖励委员会，科技创新成果奖，三等奖。

4. 山东中医药科技发展计划项目，2007-043，弱视中医体质分型的规范化研究，2007/01-2011/12，2万，已结题，主持。

5. 山东中医药科技发展计划项目，2003-054，益气养阴明目法治疗中晚期青光眼的研究，2004/06-2007/10，2万，已结题，主持，2008年获得山东中医药科技奖励委员会，科技创新成果奖，三等奖。

6. 山东中医药科技发展计划项目，视明宝颗粒治疗弱视的研究，1999-2003，1.5万，已结题，主持，2004年获得山东省中医管理局科

技进步二等奖。

7. 山东中医药科技发展计划项目，中药川白眼药水治疗春季卡他性结膜炎的研究，1995-1998，自筹经费，已结题，主持，2000 年获得山东省教育科技进步三等奖。

8. 山东中医药科技发展计划项目，中药治疗弱视的临床研究，1991-1994，2 万，已结题，参加，1995 年获得山东省卫生科技二等奖。

9. 山东中医药科技发展计划项目，祛障明目片治疗白内障的临床及实验研究，2004 年获得山东中医药大学科技进步二等奖。